W0414419

Übersetzung des amerikanischen Originals "Sadhana Guidelines"

Inhaltsverzeichnis

YOGA
Die Ursprünge und Entwicklungen des Yogas und die Wissenschaft des Kundalini Yogas, wie es von Yogi Bhajan gelehrt wird 3

WAS IST YOGA? 12

KUNDALINI YOGA UND DIE MENSCHLICHE AUSSTRAHLUNG 25

GRUNDLAGEN 35
Einige grundlegende Atemtechniken 35
Asanas - Grundlegende Sitzhaltungen 37
Fundamentale Mudras(Handhaltungen) 44
Mantras 46
Bandhas - Grundlegende Körperschleusen 56

PRANA, APANA UND DIE 3 KÖRPERSCHLEUSEN 58

CHAKRAS - Eine erweiterte poetische Beschreibung von Erfahrung 64

SADHANA
Der morgendliche Sadhana, das Fundament eines spirituellen Lebens 69
Aufwachübung —
Wie man morgens am besten aufsteht 92

Einige nützliche Tips für einen besseren Schlaf 94

Sadhana-Modelle 96

Fragen, die oft zum Sadhana gestellt werden 100

KRIYAS
Inhaltsverzeichnis der Kriyas 107

WAS IST EINE KRIYA 108

MEDITATION
Inhaltsverzeichnis der Meditationen 177

KREATIVE MEDITATION (AUFSATZ) 178

MEDITATIONEN 184

Schlagwortverzeichnis 210

Einführung

von Mukhia Singh Sahib Gurucharan Singh Khalsa

Das gesamte Gedankengut, die Inspiration und die Methoden, die in diesem Handbuch dargestellt sind, verdanken wir Yogi Bhajan ji. In offenherziger Weise teilte er mit uns das Wissen und die Geheimnisse der Weisen, diese ewig-wahren, aus den Erfahrungen zahlloser Menschengeschlechter gewonnenen Erkenntnisse. Dies zeugt von seiner aufrichtigen Bescheidenheit und ist ein wahres Beispiel für den Geist des Zeitalters des Wassermanns. Möglicherweise auftretende Fehler sind dem Verfasser anzulasten, nicht dem Lehrer.

Yogi Bhajan sprach während des traditionellen Festes zur Wintersonnenwende im Winter 1973 in Orlando, Florida von Sadhana. Dieser Auszug aus einer informellen Rede ist eine Zusammenfassung des Wesentlichen und des Geistes der darauffolgenden Seiten. Nimmt man sich diese eine Aussage zu Herzen und setzt sie in die Tat um, werden alle anderen Fragen eine Antwort finden.

"Ein Sadhu ist ein menschliches Wesen, das sich einer Disziplin unterzogen hat. Sadhana ist die Methode, sich einer Disziplin zu unterziehen. Diejenigen, die im Sadhana eine Spaltung schaffen, haben die Barrieren im eigenen Geist und Ego noch nicht überwunden, die sie am Einssein mit anderen hindern. Ich werde es Euch an einem Beispiel erläutern. Ich weiß nicht , wie man so dumm sein kann, zu sagen, jemand könne sich durch den Sadhana selbst schreckliche Unannehmlichkeiten bereiten. In Wirklichkeit gereicht er ihm zum Segen.

Wir luden einst einen Lehrer in den Guru Ram Das Ashram ein; dieser beschloß, über Kundalini Yoga zu sprechen. Er sagte, ich solle an seiner Seite sitzen. Ich sagte 'Auf keinen Fall. Sie sind mein Gast, und nur <u>ein</u> Lehrer spricht zu einer gegebenen Zeit.' So bat ich ihn, Platz zu nehmen, und ich saß in dem für die Schüler bestimmten Teil des Raumes. Wir hörten uns 45 Minuten seine Rede gegen Kundalini Yoga an; wir blieben sehr gelassen und sehr ruhig, es machte uns garnichts aus. Am Schluß seiner Ausführungen bat er mich, einige abschließende Worte zu sagen. Ich stand auf und sagte: 'Gott segne Sie. Sie haben uns eine Gelegenheit gegeben, zu erfahren, wie treu wir uns bleiben.' Und das ist es....

Am Morgen, wenn Ihr zur Sadhana geht, habe ich das Gefühl, daß Ihr einst Sadhus werdet. Was macht es, wenn einer nur aufsteht und 'Hmm, hmm, hmm' sagt. Dieser Mensch tut es wenigstens. Er tut etwas; er schläft nicht; er tut etwas besseres als derjenige, der schnarcht. Versteht Ihr das?

Sadhana ist eine Willensanstrengung, mit der man beweist, daß man nicht zu faul ist, sich um seine endgültige Bestimmung zu bemühen. Wenn die Sonne frühmorgens aufgeht, stehen sogar Dummköpfe auf; gesegnet sind jene, die sich vor der Sonne erheben, um zu beweisen, daß sie Söhne jenes Allmächtigen sind. Klingt Euch das verständlich? Um 3.30 Uhr nachmittags steht Ihr wahrscheinlich auf; jedoch jene, welche den Mut haben, öffnen die Tore ihres Herzens um 3.30 vormittags, und sie werden ihren Herrn lieben und sie werden mit ihrem Gott in Verbindung stehen, und sie werden ihm sagen: 'Egal, ob Du zu uns gehörst oder nicht, wir gehören zu Dir'. Darum geht es.

Es ist eine Zeit und ein Vorgang, bei dem Menschen sich morgens erheben, dem Herrn ein Loblied zu singen, auf diese oder jene Weise, und dann ihren Tempel säubern. So geht Sadhana im Goldenen Tempel in Amritsar, Indien, vonstatten: Wir gehen zuerst zum Goldenen Tempel, um die Böden zu waschen. Wir räumen alles weg, säubern die Böden und geben dem Boden dann ein Milchbad. Wir säubern und polieren jede Ecke und dann schmücken wir ihn wieder. Um 3 Uhr morgens öffnen sich dann die Tore, und die Gemeinde darf eintreten.

Die Gemeinde singt dann dort von 3 bis 5 Uhr, und dann wird in einem goldenen Palki der* 'SIRI GURU GRANTH SAHIB" hereingebracht.
Um 7 Uhr folgt dann das Hukum. Jene die im Goldenen Tempel gewesen sind, wissen darüber Bescheid.

In Eurer eigenen Sadhana ist es genau so. Der Körper ist der Tempel Gottes, die Seele ist der göttliche Guru im Innern. So steht Ihr morgens auf, Ihr meditiert, Ihr chantet die Mantras, Ihr macht die Übungen, Ihr ruft Euren Geist an, Ihr reguliert Euren Atem und Ihr tut Euch im Gruppenbewußtsein zusammen, denn so helft Ihr einander. Das ist es, was Morgen-Sadhana und Gruppenbewußtsein bedeuten: einander helfen.

Wenn ich zu schlafen versuche, schläft ein anderer nicht. Wenn aus dieser ganzen Gruppe sich einer nur einmal Gott ganz öffnet, werden wir alle durch dieses Geöffnetsein gesegnet. Das ist es, worauf es ankommt. Wenn einer zur Sadhana kommt,

---

* Der SIRI GURU GRANTH SAHIB ist eine Sammlung von Lehren und Hymnen zur Lobpreisung Gottes und zur Führung und Unterweisung der Menschen. Überwiegend von den ersten fünf Sikh Gurus verfaßt, enthält er auch Texte von Heiligen anderer Glaubensrichtungen aus dem Zeitraum vom 12. bis 17. Jhdt. Kompiliert wurde der SGGS von Guru Arjan Dev. Seit dem Tode von Guru Gobindh Singh im Jahre 1708 wird der SGGS als der lebende Guru verehrt. Im Gegensatz zu den heiligen Schriften anderer Glaubensgemeinschaften werden diese Texte als das lebendige Wort der Verfasser angesehen.
Ein Hukam ist ein zufallsmäßig ausgewählter Vers aus dem SIRI GURU GRANTH SAHIB, der jeden Morgen bei der Zusammenkunft als Leitgedanke für den Tag verlesen wird.

der mit Herz und Seele im Gebet versunken ist, kommt es uns allen zugute. Das ist die Macht des Gruppen-sadhana. Alle sollten darum teilnehmen.

Aber Ihr wißt, daß uns noch immer Dinge aus der Vergangenheit anhängen. Wir zerbrechen uns den Kopf, wer Sadhana leiten sollte: 'Oh, der hat einen guten Sadhana gebracht, die des andern war ein Mißerfolg.' Wir erleben das Tag für Tag. Die Wahrheit ist, keiner macht sie zu einem Mißerfolg und keiner macht sie zu einem Erlebnis. Der Wille Gottes ist es, der durch die Seele wirksam wird.

Wenn Du ein Dienender bist und Dich als Übermittler göttlichen Willens ansiehst, wirkt dieser Wille durch Dich. Ist jedoch Dein Körper durch Stauungen im Nerven- und Kreislaufsystem oder durch schädigende Stoffe belastet, kann der Wille Gottes Dich nicht durchströmen. Das ist es.

Wenn jemand in der Morgen- Sadhana nicht Sikh ist (Sikh bedeutet "Wahrheitsuchender"), was kann ich Ihm da noch sagen? Wenn einer in der Morgen-Sadhana nicht die Schranken herablassen und dem Idealzustand des Einsseins näher kommen kann, ist da meiner Meinung nach keine andere Gelegenheit, bei der das geschehen könnte.

Einer für alle, weil alles für einen ist. Das ist das Prinzip."

Yoga,

Die Ursprünge und Entwicklungen des Yogas und die Wissenschaft des Kundalini Yogas, wie es von Yogi Bhajan gelehrt wird.

von Rama Kirn Singh
und Gurucharan Singh Fowlis

Yoga hat seine Ursprünge in menschlichen Erfahrungen. Seine Lebenstechniken für ein gesundes, glückliches und spirituell bewußtes Leben haben sich während vieler Zivilisationen bzw. Kulturen durch tausende von Jahren hindurch entwickelt.

Yoga nahm seinen Anfang mit dem Erscheinen des bewußten Lebens. Jemand entdeckte eine kleine Massagetechnik, Meditation oder Übung, die ein Problem erleichtern konnten. Das Wissen wurde daraufhin ein allgemeines Gemeinschaftshilfsmittel, das alle ausüben konnten. Vieles des frühen Gemeinschaftslebens wurde durch diese Bruchstücke des Wissens geformt. Kochen zB. war eine medizinische Kunst und nicht allein darauf abgezielt, die Geschmacksknospen (auf der Zungenoberfläche) zu befriedigen. Es wurde als lebensnotwendig betrachtet, gewisse Öle, Gewürze, Kräuter und Nahrungsmittel zusammenzustellen, um die Gesundheit aufrecht zu erhalten und selbsttätige (vegetative) längerfristige Ausscheidungs- und Heilungsprozesse des Körpers anzuregen.

Der Geschmack des Essens wurde als ein Faktor beim Kochen betrachtet, aber er war niemals das Ziel. Es gab Perioden in der Geschichte, als ganze Gebiete und kleine Kulturen ihr Leben um diese Techniken herum gestalteten: Im Gegensatz zu heute und der jüngsten Vergangenheit war ihr Leben lang, pulsierend und frei von Gewalt und Krankheit.

Die menschlichen Yogawissenschaften, so wird gesagt, wurden zuerst in ihrer entwickelten Form vor über 40 000 Jahren systematisiert und angewendet, lange vor dem Beginn geschriebener Geschichte. Sie wurden öffentlich gelehrt und ins tägliche Leben integriert. Es gab keine Geheimnisse, private Mantras oder Persönlichkeitskulte. Es gab nur weise Männer, respektiert für ihre Demut, Rechtschaffenheit und Wirksamkeit. Diese Männer verweigerten es, über die Massen erhoben zu werden. Wenn sie gepriesen wurden, verbeugten sie sich bloß und gaben jegliche Anerkennung den Leuten selbst zurück.

Von vielen dieser Yogis wurde behauptet, daß sie fähig gewesen wären, ihre physiologischen und wahrnehmungsmäßigen Fähigkeiten über die normalen Grenzen hinaus zu erweitern. Außer daß sie mit weniger Krankheiten länger lebten, übten sie eine natürliche Heilfähigkeit aus und empfanden parapsychische Phänomene als normal. Sie verstanden die menschliche Krankheit und Gesundheit als Ausdruck der grundlegenden Lebensenergie, indem sie den Menschen als eine organisierte Energieeinheit betrachteten, der empfinden, empfangen und das ganze Energiespektrum umwandeln konnte, welches mit dem Kosmos zusammenspielt und ihn durchdringt.

So wie sie auf den Körper eines Menschen schauten, war das, was sie sahen, eine Energiehülle oder Aura, die die höheren Energiekörper des Menschen widerspiegelt. Aus dieser Perspektive des direkt beobachtenden Wissens entwarfen sie weitere Techniken der Meditation und Heilung.

Es war ihnen keine mystische Aktivität zu eigen, ihre Arbeit basierte auf greifbaren Beobachtungen der Energie und den Auswirkungen von verschiedenen Aktivitäten und Verhaltensweisen auf das Gleichgewicht dieser Energieformen im einzelnen.

Zu dieser Zeit des großen Wissens wurden nur drei Arten von Yoga ausgeübt: Kundalini Yoga, Laya Yoga und Tantrik Yoga. Alle drei Formen wurden zusammen praktiziert. Alle wurden öffentlich gelehrt und ganze Dörfer nahmen zusammen daran teil. Kundalini Yoga bestand aus Übungen und Heilmeditationen und der Ausweitung der Fähigkeiten des Selbst. Es konnte einzeln praktiziert werden. Laya Yoga war die Technik der Veränderung des Bewußtseins und völliger Gesundheit unter Zuhilfenahme von Klang und Rhythmus. Es konnte einzeln praktiziert werden, hatte aber seine größten Erfolge, wenn es in einer großen, gut koordinierten Gruppe ausgeübt wurde. Manche Meditationen konnten nur in einer Gruppe praktiziert werden.

Tantrik Yoga wurde immer nur in Paaren von männlichen und weiblichen Personen ausgeübt. Es reinigte das Unterbewußtsein von allen Ängsten und psychologischen Problemen. Es wurde nur unter der Führung einer Person praktiziert, die Mahan Tantrik genannt wurde. Es gab nur eine solche Person in der Welt zu einem bestimmten Zeitpunkt. Dieses war die esoterischste und schwierigste aller Techniken. Alle Yogas konzentrierten sich darauf, die Energie im Menschen anzuregen und zu regulieren, die die wahre Essenz des Bewußtseins war und für das Nervensystem unabdingbar war um sich zu entwickeln und uneingeschränkt zu arbeiten.Diese Energie wurde KUNDALINI genannt.

So, wie es sich ursprünglich entwickelte, arbeitete jeder Yogaschüler an allen Aspekten seiner selbst. Er übte die psychische, schulte die geistige, analysierte und diskutierte die Welt intellektuell usw., aber alles mit der Bewußtheit seiner höheren Energien und des höheren Selbst. Yoga war umfassend, indem es in jede Ebene menschlicher Existenz eindrang, von einfachen Gewohnheiten des Essens und Schlafens zur Komplexität zwischenmenschlicher Beziehungen und religiöser Praktiken.

Im Laufe der Zeit wurden die Techniken abgeschwächt und gespalten. Sobald Einzelne für ihre verschiedenen Bedürfnisse und Persönlichkeiten sorgten, entschieden sie sich dafür, einzelne spezielle Teile des ganzen Yogasystems auszuüben. Einige bevorzugten schnelle körperliche Aktivität, andere langsame körperliche Arbeit, andere verstandesmäßige Dialoge usw. Yoga wurde grundsätzlich praktiziert, um die Charaktereigenschaften in jeder Person auszugleichen und sie abzustimmen, um die individuellen Talente und Fähigkeiten zu verstärken. Aber die Leute ließen das vollständige System außer Acht und begannen, einzelne Teile davon zu praktizieren. Einige entschieden sich dafür, die Übungen ohne das Mantra auszuüben, andere das Mantra ohne Atemkontrolle zu praktizieren.

Von der ursprünglichen Einheit des Yoga, eine Einheit im Selbst zustande zu bringen, bewirkten die Leute eine Teilung der Techniken und es begann der Verlust der Kraft und Effektivität. Dieses führte schließlich zu der Anerkennung von 27 verschiedenen Yogaschulen, welche der Reihenfolge nach studiert wurden. Diese Entwicklung wurde vereinheitlicht und das Konzept der Entwicklungsstufen in der Yogapraxis wurde eingeführt. um zu versuchen,die Kraft ursprünglicher einheitlicher Lehren wiederzugewinnen.

Die Klassifizierung des Yogas

Raja Yoga

Von der ursprünglichen Teilung in 27 Yogaschulen werden weniger als ein Dutzend Yogas noch weitverbreitet ausgeübt. Jede der unterschiedlichen Methoden des Yoga steht in Beziehung zu den Bedürfnissen der Einzelnen, die zu üben sie gewählt haben. Infolgedessen ist es heute so, daß wir ein Raja Yoga haben, das sich darauf konzentriert, den Willen und die geistigen Fähigkeiten zu entwickeln. Von Raja Yoga sagte Yogi Bhajan:

"Du konzentrierst Deine Willensenergie auf jedes Zentrum des Bewußtseins und hebst Dein Bewußtsein von Ebene zu Ebene zur höchsten Perfektion, zu der Deine Kundalini aufsteigen kann, zum tausendblättrigen Lotus." Das Zeitminimum, das benötigt wird, um diese Disziplin (Sadhana) zu vervollkommnen, beträgt 6 Jahre.

Hatha Yoga

Hatha Yoga konzentriert sich darauf, den physischen Körper zu vervollkommnen. Es ist ein Yoga, das 84 Stellungen (Asanas), 24 Mudras (Grund-Asanas) und 3 Maha Mudras (Haupt-Asanas) hat. Von Hatha Yoga sagt Yogi Bhajan: "Hatha Yoga ist eine Wissenschaft, bei der Sonnen- und Mondenergie direkt vereinigt werden, um die Kundalini aufsteigen zu lassen. Es verlangt 12 Jahre von Sadhana, unter einem gut ausgebildeten intelligenten Guru, um diese Disziplin zur Perfektion zu bringen. Und ohne eine solche Erfahrung ist ein Hatha Yogi nicht fähig, auch nur eine einzige Gruppe zu unterrichten.

Genauer gesagt, Hatha Yoga ist eine Methode, das höhere und das niedere Selbst zu neutralisieren. Durch die Atemregulierung wird die Sonne-Mond-Qualität des Pranas, welches durch den Körper ähnlich wie eine Flüssigkeit zirkuliert, gelenkt. Das Hauptproblem beim Hatha Yoga ist, daß es nicht immer korrekt gelehrt wird. Die Praxis der Bewußtseins- und Atemkontrolle muß mit den Körperübungen koordiniert werden. Einfach "leichtes Atmen" ist nicht genug.

Bhakti Yoga

Bhakti Yoga betont die völlige Hingabe, um das ideelle Selbst zu erreichen. Es ist die Ausübung der göttlichen Liebe oder der Liebe zum Guru, der eine menschliche Inkarnation des Göttlichen ist. Den Bhakti-Yoga betreffend sagt Yogi Bhajan: "Sei hingebungsvoll, lobe Gott. Vergesse alles andere, dann wird Dich irgendwann in Deinem Leben Gott segnen und Deine Kundalini wird aufsteigen und Du wirst erleuchtet werden; völlige Hingabe, Selbstlosigkeit ist der Schlüssel."

Das Bhakti Yoga übt für Gewöhnlich nicht die Körperübungen des Hatha Yoga aus. Seine völlige Hingabe ist eine der Liebe, des Herzens, bezüglich des Gegenstandes seiner Liebe - dem Gott, dem Guru, dem unendlichen Selbst.

Gyan Yoga

Gyan Yoga ist der Weg der intellektuellen und intuitiven Verwirklichung des Göttlichen, in der man Gott in allem sieht und in welchem die Verbundenheit aller Wesen so gegenwärtig ist, wie eine exakt errechnete mathematische Beweisführung. Der Fluß geht immer zwei Wege: Gott und ich, ich und Gott sind eins; in jedem ist das andere klar zu sehen.

"Im Gyan Yoga sieht man auf alles, untersucht es im einzelnen, bemerkt, daß die Ursache von allem nichts als Gott ist und konzentriert sich darauf. Durch Meisterung dieser Konzentration wird er die Gewohnheit, Gott in allem zu sehen, entwickeln und auf diese Weise wird sein Bewußtsein aufs höchste anwachsen."

Karma Yoga

Karma Yoga ist das Yoga der selbstlosen Tat. Ein Karma Yogi wird überall dienen und zu jeder Zeit selbstlos, ohne einen Dank für seine Arbeit. Die Philosophie des Karma Yoga ist traditionell in der Bhagavad Gita dargelegt, in der Arjuna von seinem Wagenlenker Krishna, einer Inkarnation des Gottes Vishnu, angewiesen wurde, daß es seine Pflicht sei, in den Krieg zu ziehen, obwohl seine eigenen Verwandten in den Reihen der Feinde kämpften. Arjuna hatte eine Aufgabe zu erfüllen und er war verpflichtet, sein Schicksal zu erfüllen; ohne Rücksicht auf seine eigenen Befürchtungen und Gefühle andererseits. Er hatte seine Verpflichtungen selbstlos auszuführen, ohne Verhaftetsein an das Ergebnis, die Früchte seines Handelns.

Die Lehre, die uns hier gegeben wird, ist nicht, daß es gut ist, in den Krieg zu ziehen. Was wir lernen ist, daß, um wahrhaften Dienst am Nächsten zu leisten, wir nicht danach streben müssen, uns selbst zeitweise oder materiell zu befriedigen. Die Quelle dieser Weisheit liegt in der Idee, daß alles, was sich in Zeit und Raum bewegt, vergänglich ist; das einzige, was immer lebt, ist der Geist. Wenn wir dem nach den Geist befriedigen ohne Rücksicht auf das Ego, erhöhen wir unser Niveau von einem endlichen zu einem unendlichen Bewußtsein.

Laya Yoga und Mantra Yoga

Laya Yoga und Mantra Yoga stehen in Beziehung zur gemeinsamen Entwicklung von Atem, Rhythmus und Klangprojektion. Im Mantra Yoga erzeugt und vibriert der Einzelne sehr spezifische Klänge, die eine Resonanz hervorbringen. Die Kombination von Klang, Resonanz und Rhythmus des Mantras bringt einen veränderten psychologischen Zustand mit sich, die, wennn sie mit der Absicht der Bewußtseinserweiterung angewandt wird, das gesteckte Ziel erreicht.

Zur Übung mit Mantras hat Yogi Bhajan gesagt: " Alles ist kein Mantra und alles ist ein Mantra. Mantra ist ein Klangstrom, der in Beziehung zu seinem Objekt steht. Mit welchem Bewußtseinsstand man in Beziehung treten will, entscheidet das Mantra. Aber auf welchem Bewußtseinsstand man sich befindet, davon hängt die Kraft des Mantras ab."

Mantra Yoga ist ein Zweig des umfassenderen und stärkeren Laya Yoga. Im Laya Yoga wird der Geist durch den Rhythmus ausgedehnt und alle Verhaftung an gewöhnliche Wünsche und materiellen Besitz wird abgebaut. Es ist das Yoga, bei dem sich alle Aktionen des Bewußseins im unendlichen Selbst auflösen.

Über Laya Yoga wird gesagt, daß es die stärkste und direkteste Methode ist, sich über die Dualität des Ego-Bewußtseins zu erheben durch die Zentrierung von Bewußtsein- Atem und Klang auf einen einzigen Punkt.

Tantrik Yoga

"Tantra" heißt 'weben'. Es bezeichnet die Präzision des Bewußtseins, wie es auf das genaueste in Einheiten der Länge und Breite gemessen wird. Tantrik Yoga ist der Weg der Vereinigung der männlich-weiblichen Polarität im individuellen Bewußtsein. Durch die Ausübung des Tantrik Yoga, das immer unter der direkten Kontrolle des Mahan Tantrik ausgeübt wird, werden alle unterbewußten geistigen Hindernisse zu einem vollständig entwicklungsfähigen Leben beseitigt.

Es gibt drei Arten des Tantrik Yoga: rot, schwarz und weiß.

Rotes Tantrik Yoga ist die körperliche Ausübung sexueller Vereinigung mit der Absicht der tatsächlichen spirituellen Vereinigung. Es wird nicht allgemein ausgeübt, weil die, die es praktizieren, oft im sexuellen Bewußtsein verhaftet bleiben und ihre ursprüngliche Absicht zu wirklicher spiritueller Vereinigung vergessen.

Schwarzes Tantrik Yoga ist im Grunde die Wissenschaft der schwarzen Magie und Mißbrauch des kreativen Potentials.

Weißes Tantrik Yoga ist das, was wir anfangs beschrieben haben - eine Methode, das Unterbewußtsein zu erhellen. Es wird stets in Gruppen von Paaren ausgeübt und erfordert den kontrollierten Gebrauch von Gruppen- und Individualenergie. Diese wird erzeugt durch das Aufrechterhalten einer Stellung (Asana), eines Mantras, durch Konzentration und Kommunikation zwischen den Einzelnen und der Gruppe unter der aufmerksamen Beobachtung und der schützenden Aura des Mahan Tantrik. Weißes Tantrik Yoga hat die besondere Errungenschaft, daß es prompt die Missetaten und Fehler des roten und schwarzen Tantras aufhebt, wenn diese falsch ausgeübt worden sind.

Kundalini Yoga

Kundalini Yoga ist die ursprüngliche Wissenschaft aller anderen Yogas. Warum? Weil es die Kundalini selbst ist, zu der aller yogischer Sadhana (Übungen) hinstrebt. Die Kundalini ist unser höchstes Potential. Ein Mensch kann nicht befreit oder spirituell werden oder irgendeine andere Form erhöhten Bewußtseins erlangen, ohne den Einbezug der Kundalini, weder direkt noch indirekt. Daher ist eine Wissenschaft und eine Technologie, die bewußt und gezielt auf die Kundalini hinarbeitet, gewiß eine tragfähige Basis für yogische Techniken.

Diese Wege des Yoga sind das Ergebnis eines langen geschichtlichen Entwicklungsprozesses. Sie waren vielen Wandlungen unterworfen, um sich den Bedürfnissen der Zeit anzupassen und den Leuten, die sie praktizierten. Viele der ursprünglichen Lehren und Übungen gingen zeitweilig verloren. Ein weiterer Blick auf die Geschichte wird uns die notwendige Perspektive geben, um die Wandlungen, die vollzogen wurden, zu verstehen.

Als die ursprünglichen Übungen des Kundalini-, Laya- und Tantrik Yoga ihre Zersplitterung erfuhren, gab es einige Eingeweihte, wissend auf all den Gebieten des ganzheitlichen Systems. Von den wenigen Wissenden, die das komplette System kannten, nahmen viele Zuflucht zur Verschwiegenheit und Isolation, um die Lehren zu schützen. Manche lehrten, obwohl sie nicht qualifiziert waren und einige, die wissend waren, weigerten sich, die gesamten Lehren herauszugeben, indem sie die wesentlichen Bestandteile für sich behielten. Zu dieser zugespitzten Lage kamen noch die Pandits und Intellektuellen hinzu, die versuchten, die Leute vor der Ausübung zu warnen, wegen der Gefahr des unvollständigen und fragmenthaften Wissens. Sie brachten Warnungen in die Schriften hinein und versuchten die Ausübung auf eine ausgewählte Gruppe zu beschränken.

Vieles wurde vergessen. Mit jeder Stellung (Asana) waren nur bestimmte Mantras verbunden. Diese Stellungen und Mantras wurden getrennt. Eine Stellung ohne Mantra ist nicht sehr wirkungsvoll. So behielten die Pandits (Brahmanen), die die Mantras kannten, diese vor allen geheim, außer denen, die sich den Preis der Enthüllung leisten konnten. Das Ziel der Selbstverwirklichung der ganzen Kultur war vergessen und trat in den Hintergrund durch persönlichen Eigennutz und den Lauf der Zeit.

Natürliche Katastrophen und Kriege verlangten auch ihren Zoll. In diesem Punkt der Geschichte, über 26 000 Jahre zurück, nahmen viele Seher, Schüler, Yogis und ihre Anhänger die Dokumente und gingen in die Berge Tibets. Dort blieben sie für über 2000 Jahre, in der Hoffnung das Wissen bewahren zu können. Viele Leute wurden Priester, deren einzige Tätigkeit es war, die Schriften auswendig zu lernen. Unglücklicherweise praktizierten sie sie nicht immer. Zuweilen kannten sie noch nicht einmal die Sprache. Sie lernten nur Klänge auswendig, ohne deren Bedeutung zu lernen. Was aus jenen Jahren der Menschheit übrig geblieben war, wurde wieder nach Indien und China eingeführt.

Der lange Prozeß des kulturellen Wachstums und persönlicher Entwicklung begann wieder, aber mit unklaren Botschaften, zerteilter Disziplin und Geheimnissen. Das ursprüngliche Kundalini Yoga überstand, aber es war eine geheime, mündliche Tradition geworden, um es vor völligem Verderben zu bewahren. Seine Techniken waren so wirksam, daß diese Lehrer sichergehen wollten, daß die Kräfte, die es seinen Schülern gab, nicht mißbraucht wurden.

Als über die Techniken des Kundalini Yoga geschrieben wurde, wurden sie in Metaphern und Analogien beschrieben. Sie wurden in der Terminologie der aktuellen täglichen Lebenspraxis diskutiert. Einige dieser alten Schriften wurden für den Westen übersetzt. Aber sie haben dazu beigetragen, die Menschen zu verwirren. Die tatsächlichen (Yoga-) Techniken wurden in diesen Schriften nicht preisgegeben. Ebenso ist der Schreibstil schwer für den westlichen Geist zu verstehen.

Etwa vor 500 Jahren kam es in Indien dazu, daß viele der Techniken gelernt oder wiederentdeckt wurden. Guru Nanak, Guru Gobindh Singh, Baba Siri Chand und andere integrierten diese alte Technik wieder in ihr derzeitiges Leben und ihre Praxis. Atem, Mantra, Meditation, Übungen und Gemeinschaftsleben wurde allgemein gelehrt. Dies ließ eine Gruppe entstehen, die als Sikhs bekannt waren und ebenso neue Gruppen von asketischen Yogis, die nicht auf das Leben eines gewöhnlichen Mannes, (der kein Priesterleben führt) herabsahen. Obgleich Kundalini Yoga in dieser Form wieder eingeführt wurde, ließen einige hundert Jahre Verfolgung diese Techniken wieder verlöschen. Ein Teil wurde bewahrt in der Art der Vergangenheit, der mündlichen Überlieferung.

Seit 1969 hat der Westen die einmalige Gelegenheit, die Meditationstechniken des Kundalini Yoga zu lernen, ohne Geheimnistuerei und Personekult. Yogi Bhajan, Meister des Kundalini Yoga und gegenwärtiger Mahan Tantrik, hat die uralten Techniken von all diesen Quellen gelernt, erfahren und gemeistert.

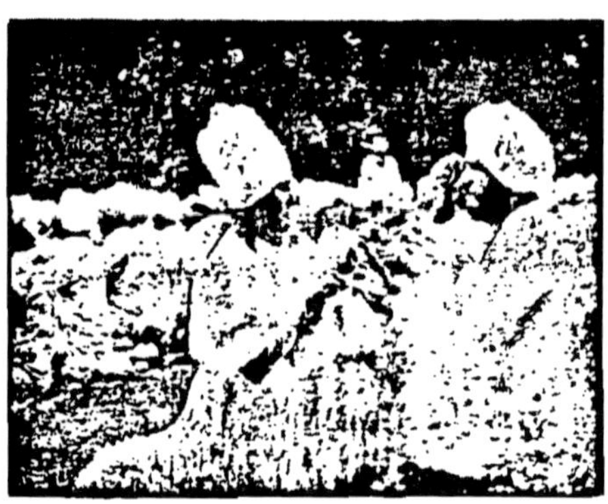

Yogi Bhajan

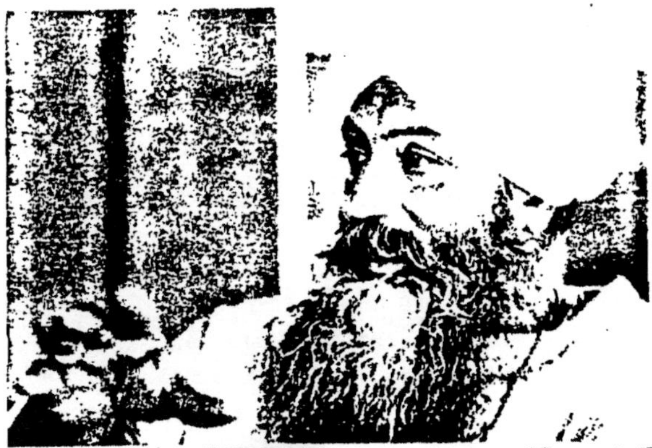

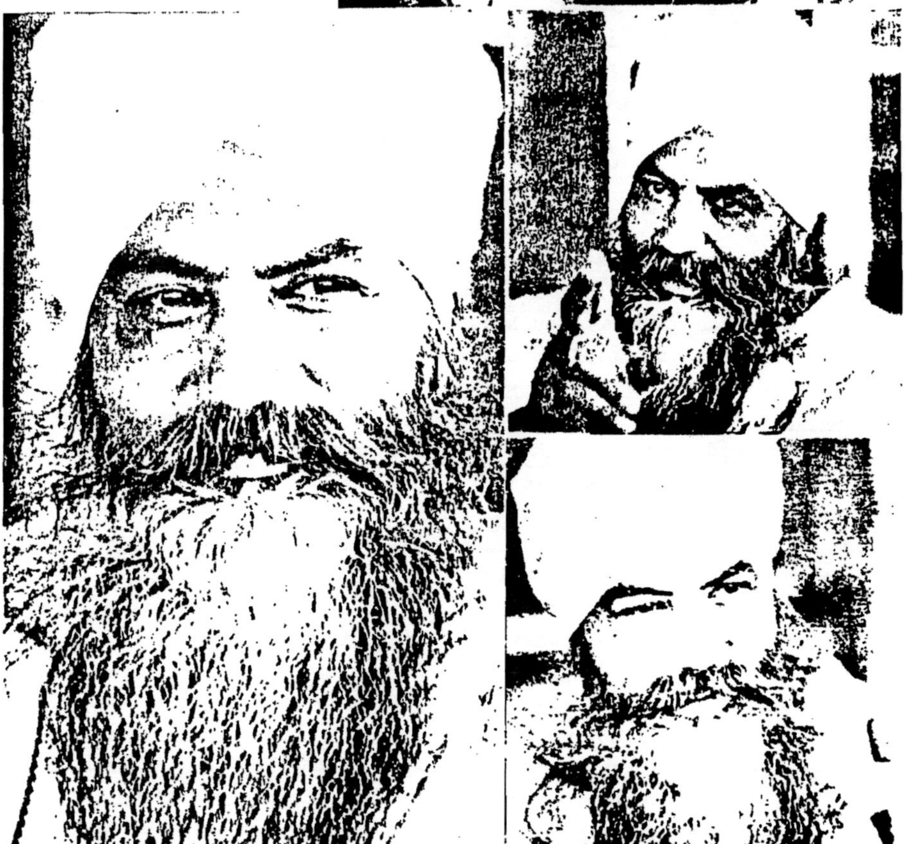

Was ist Yoga?

Ein Abenteuer des Bewußtseins

von Yogi Bhajan

Ich bin gerade von einer Reise zurückgekommen, die mich durch ganz Amerika führte. Auf dieser Fahrt viel mir auf, daß die Menschen gar nicht wirklich verstehen, was Yoga ist. Einige denken, Yoga sei eine Religion, andere denken, es fördere die Vitalität und die Gesundheit. Wieder andere meinen, es fördere die optimale Entfaltung ihrer Persönlichkeit. Aber dies ist ein falsches Verständnis.

Das Wort Yoga, wie wir es im Westen verstehen, ist von dem Wort "Joch" aus der Bibel abgeleitet. Das Originalwort in Sanskrit ist "jugit". Definiert als Yogi ist ein Mensch, der sich ganz auf das höchste Bewußtsein stützt, nämlich Gott.

Yoga ist die Vereinigung des individuellen Bewußtseins mit dem unendlichen Bewußtsein.

Im Grunde ist Dein potentielles Selbst unendlich, ob Du es weißt oder nicht. Tatsache ist, daß jeder menschliche Geist ein Bestandteil der Unendlichkeit und der Schöpferkraft ist. Aber er ist begrenzt in seiner praktischen Ausübung. Daher benötigt der Mensch ein gewisses technisches Wissen darum, wie er seine geistigen Fähigkeiten erweitern kann, um einerseits in einen Gleichgewichtszustand zu gelangen, um sein physische Struktur zu kontrollieren und andererseits sein unendliches Selbst zu erfahren. Sehr vereinfacht ist das alles, was Yoga beinhaltet.

Gerade in unserem Leben brauchen wir Yoga sehr. Heutzutage versteht kaum ein Mensch mehr, warum er ist oder was es heißt, ein Mensch zu sein. Über seine Unendlichkeit zu reden ist eine andere Sache als sie selbst kennenzulernen. Auf eine Weisheit allein kann man nicht bauen. Eine Weisheit wird erst zum Wissen, wenn Du sie selbst erfahren hast. Nur die Erfahrung des Wissens, gyan kann Dich stützen und Dir Halt geben. Etwas zu wissen oder für wahr zu halten, bedeutet noch lange nicht danach handeln zu können.

Aber wenn man die Wahrheit kennt und danach lebt, wenn man Segen, Erfolg und Erfüllung in sich selbst findet, kann einen keine Macht der Welt dazu bringen, falsch zu handeln. Wenn Du einmal das Gefühl der Freude jener Wahrheit empfunden und diese Schönheit genossen hast, bist Du schon auf dem richtigen Weg.

Hier kommt es oftmals zu Mißverständnissen. Viele Menschen sagen, daß es ausreicht, die Wahrheit zu kennen. Sie sagen, daß Weisheit zwar gut sei, aber Erkenntnis nicht. Aber Weisheiten werden durch persönliche Erfahrung zur Erkenntnis. Und das Einzige, nach dem Du Dich richten kannst und was Dir eine Stütze ist, ist die Erkenntnis.

Ein Guru kann Dir Weisheit geben,

aber nie die Erkenntnis. Und hier täuschen wir uns meistens selbst. Wir denken, daß dieser oder jener ein weiser Mann sei. Von Ihm zu lernen, ihm zu dienen und sich gut mit ihm zu fühlen wird schon alles in Ordnung bringen. Aber so geht es keineswegs. Er kann Dir das technische Wissen vermitteln, aber die Erkenntnis liegt bei Dir selbst. Er ist weise, infolgedessen spielt er in diesem Prozeß eine wesentliche Rolle, aber Dein eigener Anteil ist ebenso groß.

Der grundlegende Faktor für Dich als Mensch ist das Verständnis Deines Vehikels, des physischen oder grobstofflichen Körpers. Deine inneren Mechanismen sind höchst kompliziert. Es geht nicht nur um das Sichtbare - Fleisch und Knochen -, sondern um ein sehr systematisches Gebilde. Es besteht aus Drüsen, dem Blutkreislauf, einem Atmungsapparat, dem pulsierenden Herzen, dem Gehirn und einem weitverzweigten Nervensystem. Alle diese Systeme zusammen mit der Struktur aus Fleisch und Knochen bilden Dein körperliches System. Es ist ein funktionelles System und wie jedes funktionelle System erfordert es Reinigung und Pflege und gelegentliche Überholung. Dazu gehört auch die Überprüfung seiner Funktionsfähigkeit, seiner Entwicklungsmöglichkeiten und der Lebenserwartung. All dies muß zunächst beachtet werden.

Wenn sich jemand total durcheinander bringen will, braucht er sich nur zu überessen; dann wird er in 10 bis 15 Tagen im Krankenhaus sein. So einfach ist das. Auf einen solchen Fall traf ich in New York. Auf meine Frage, warum er Sozialempfänger sei, antwortete er: "Ich kann mich nicht im Griff behalten." Das überraschte mich. Sein Problem war es, zu viel zu essen. Er wurde dann regelmäßig krank und kam ins Krankenhaus. Bei der Entlassung wurde ihm immer dringend angeraten, sich vorzusehen und es nicht wieder zu tun. Aber er stopfte sich sofort wieder voll, wurde prompt krank und mußte wieder zurück. Der Zyklus begann von Neuem.

Der Körper ist der Hort, in welchem Du Dein Lebensglück deponieren kannst. Das muß Dir erst einmal klar werden. Solange Du jung bist, kanst Du Deinen Körper noch ausbeuten, aber im Alter wird Dein Körper Dich dafür büßen lassen. Da kommt niemand drum herum. Also mußt Du mit Deinem Körper haushalten, am besten mit dem Rechenschieber.

Angenommen, ich habe 100 Jahre zu leben. Also muß ich jetzt dafür planen. Wie soll ich mit diesem Modell Jahrgang 29 oder welches es gerade ist, umgehen? Von diesem Jahr an willst Du 100 Jahre leben. Wenn Du Dir 1970 für Dich allein ein Auto kaufst, kannst Du damit rechnen, daß es bei regelmäßigem Ölwechsel, Service etc. eine bestimmte Kilometerzahl erreicht. Wenn Du nicht vernünftig planst, wirst Du nach 2 Jahren das Auto austauschen müssen. Du bist froh, wenn Du das Auto wechseln kannst, weil es Dir gesellschaftliche Anerkennung verschafft. Und es darüber hinaus angenehm ist, ein neues Auto zu fahren. Nur ist es mit dem menschlichen Körper etwas anderes. So furchtlos seid Ihr nicht, daß Ihr nach 5 bis 10 Jahren sagen könnt:"Gut, ich kann ja den Körper wechseln, ich steige einfach in einen anderen um."

Euer eigenes Bewußtsein ist noch längst nicht zu einem kosmischen Bewußtsein ausgedehnt, daß Ihr das sagen könntet. Es gibt und gab Leute, menschliche Wesen, die das getan haben. So ungewöhnlich ist das nicht. Aber die meisten wissen nicht, wie man das macht. Deshalb ist es wichtig, das Beste aus dem zu machen, was man hat.

Im Verlauf dieses Kurses werden wir den menschlichen Körper im Hinblick auf die Yoga Therapie betrachten; ihn Euch verständlicher machen und Euch zeigen, wie man ihn optimal nutzen kann. Ihr solltet fähig sein, ihn immer auf der Bewußtseinsstufe zu halten, die ihr gewählt habt, damit er Euch ohne größere Schwierigkeiten immer besser dienen kann. Das ist das Äußerste, was Ihr tun könnt.

Der zweite Faktor in unserem menschlichen Leben ist unser Verstand. Wenn der Horizont des Denkens und Verstehens, der Toleranz und der Geduld begrenzt ist, wenn der Verstand nicht so wunderschön funktioniert, daß er das Unsichtbare sehen und die Konsequenzen des Handelns klar ermessen kann, ist es nahezu unmöglich ein glückliches Leben zu führen. Denn wenn Du keine Straßenkarte hast, ist es nicht möglich, sich zu orientieren. Was bleibt Dir dann anderes übrig, als einfach draufloszufahren? Das ist es was wir im Leben tun. Ich will Euch heute abend nicht auf den Arm nehmen. Ich möchte, daß Ihr Euch sehr glücklich und gut fühlt; aber ich muß Euch eine grundlegende menschliche Einschätzung und einen Überblick geben.

Was ist denn das Ziel in Deinem Leben? "Oh, ist schon alles klar." Was ist denn klar? Wen immer Du fragst, jeder hat 20 Klagen über sich selber. Warum? Wohin verschwindet die Zeit? Morgens gehst Du ins Büro und verdienst Geld. Samstags mußt Du Deine Rechnungen bezahlen und einkaufen. Am langen Wochenende müßt Ihr Euch um Eure Steuerabrechnung kümmern. Auf diese Art und Weise vergehen 365 Tage im Jahr. Immer nur alle 4 Jahre, im Schaltjahr, gibt es einen Tag extra dazu. Wir sind so stark von unserem Alltag in Anspruch genommen, daß wir uns gar nichts anderes mehr vorstellen können. Und wenn wir uns nichts besseres denken können, wie sollte es dann besser werden? Wir haben unsere Jahre in solcher Hast verbracht, daß wir gar nicht wissen, was uns am Leben hält, außer dem Segen Gottes.

Das funktionierende Gefüge der "menschlichen Maschine" ist vom Schöpfer so wunderbar gemacht, daß es sich von normalen Erschütterungen und Problemen erholen kann. Nur ein wirklich jedoch sehr seltener psychischer Schock kann Deine geistige Energie schädigen. Wenn Du ständig unter Druck stehst, keine Entspannung hast und keine Möglichkeit, Dir Luft zu machen, wenn das Leben nur aus Langeweile besteht oder einer Lücke des Wahrnehmungs- und Denkvermögens, führt das zu einem zerrütteten Verstand und dem Verlust der Freude. Dann mußt Du zu einem Psychiater gehen, einem Seelsorger oder Yogi; jedenfalls etwas tun. Du mußt Dich von jemandem abhängig machen. Jeder weise Mann wird dann einen Strick durch Deine Nase ziehen, an dem er Dich mitschleift. Davon halte ich aber nichts. Ich glaube, daß jeder Mensch ein Stellvertreter Gottes ist.

Das Wort "Gott" (engl.: God) steht für die drei Prinzipien des Erzeugens, des Erhaltens und des Zerstörens. Gott ist kein Typ, der im 7. Himmel jenseits aller Zeitrechnung steht und über Euch wacht, sondern er ist das schöpferische Prinzip, die Gesamtschöpfung, die Ewigkeit. Alles geschieht durch seinen ständigen Wandel. Aufgrund unserer Erziehung haben wir bestimmte Vorstellungen, deren Hintergründe und Zusammenhänge wir nun ganz genau verstehen lernen müssen.

Wir sagen immer, wenn ich bete, wird Gott zu mir kommen. Was ist denn ein Gebet? Habt Ihr jemals verstanden, was ein Gebet ist? Ihr ruft eine bestimmte Schwingung hervor, und diese beeinflußt die unbegrenzte Schöpferkraft, die um Eure Seele ist. Die Antwort kommt dann und findet ihren Ausdruck in der Energie einer getanen Arbeit. Dann sagt Ihr "Aha, das Gebet wirkt." Es ist nur Dein eigener Verstand, er hat die Macht, sich zu sammeln und gezielt mit dieser Schönheit zu arbeiten.

Denkt daran, daß Euer Wesen 3 Aspekte hat: das niedere Selbst, welches grobstofflich und physisch ist, das zentrale Selbst, das als existierendes Selbst bekannt ist, und das höhere Selbst, das sehr mächtig ist, sehr komplex und empfindsam. Auf allen Stufen könnt Ihr arbeiten; nach unten und nach oben gehen, aber Ihr müßt Euch dabei durch Eure eigenen Erfahrungen trainieren.

Wissen kannst Du von A, B oder C erlangen, das spielt keine Rolle. Von jedem Menschen könnt Ihr lernen es ist immer eine Bereicherung. Eine ganz besondere Freude ist es, wenn man einen Menschen findet, der einem beisteht und einen diese Erfahrung erleben läßt. Ihr seid gottbewußte Individuen, weil Ihr die Macht der geistigen Unendlichkeit habt.

Ich werde jetzt in zwei Sprachen zu Euch sprechen, einmal in wissenschaftlicher und einmal in mystischer Sprache. Auf diese Weise könnt Ihr beides verstehen. Wenn Du behauptest, Du seiest eine gottesbewußte Person, so heißt das nur, daß Du Deine geistige Fähigkeit und Möglichkeit wahrgenommen hast. Das ist alles, denn alles was Ihr habt, ist Euer Bewußtsein. Ob Dir jemand schön oder häßlich erscheint, beruht auf Deiner geistigen Einschätzung. Jemand mag Euch reich erscheinen, obwohl er Euch keinen Pfennig gibt. Für Euch ist er reich, weil Ihr ihn aufgrund Eurer Betrachtungsweise so einschätzt. Du kannst Dir einbilden, daß jemand arm ist, selbst wenn er gerade eine Million unter seinem Sitz hat. Wegen Deiner Einschätzung nennst Du ihn arm. Es ist alles nur eine Frage Eurer eigenen Betrachtungsweise. Das Problem mit Eurem Bewußtsein ist, daß Ihr seid, was Ihr von Euch denkt.

Wie kann man sein geistiges Potential so entwickeln, daß man alles richtig erfaßt? Ich möchte Euch dahingehend ausbilden, daß Ihr Euch glückliche Lebensbedingungen verschaffen könnt.

Der dritte Faktor des menschlichen Wesens ist die Seele, der Geist. So wie keine Lampe ohne Brennstoff brennen kann, so gibt es auch kein Leben ohne eine Beziehung zum innewohnenden lebendigen Geist. Der Begriff "Geist" hat viele Bedeutungen, Tönungen und Aspekte. Wenn es da einen Leitfaden gibt, so ist es der allgegenwärtige Strom kosmischer Energie. Der Katholizismus nennt es Gott, im Yoga nennen wir es die kosmische Energie. Beides bezeichnet dasselbe.

Ihr müßt Eure physische Beziehung zu jener unendlichen Energie verstehen und wie Ihr sie für Eure eigenen Zwecke nutzen könnt, damit Ihr ein gesundes, glückliches, heiles und ganzheitliches Leben führen könnt. Ein erfülltes schönes Leben führen könnt. Ein erfülltes schönes Leben, in dem es Euch vergönnt ist, eine tiefe innere Befriedigung über Euer Dasein zu erleben. Ihr solltet so zufrieden sein, daß Ihr einfach "Danke" sagen könnt, wenn Ihr von diesem Planeten scheiden müßt. Ihr müßt Dank sagen. Und wenn schlechte Zeiten kommen, sagt einfach "wunderbar" und in guten Zeiten sagt "fein".

Was ist denn letztlich das Leben? Es ist wie eine Welle. Das Licht muß der Nacht folgen, so wie die Nacht dem Tag folgen muß. Sonnenschein muß der Bewölkung folgen, die Wolken müssen dem Sonnenschein folgen. Nur Ihr meint, Ihr wäret etwas besonderes. Ihr wollt dauernden Sonnenschein haben. Wenn ein Mensch immer in der Sonne ist, verbrennt seine Nase und die Augen sind geblendet. Niemand kann in dieser Welt ununterbrochen mit Sonnenschein leben. Ist da jemand, der das wirklich will? Nein, denn die Höhen und Tiefen sind ja gerade das Schöne. Ununterbrochen glücklich sein ist ausgesprochen langweilig. So kann man auch nicht leben. Manchmal mußt Du erst ein wenig darauf gestoßen werden, wo Du stehst und wo Du eigentlich stehen solltest. Darum nennen wir dieses Leben eine Schwingung.

Was ist eine Schwingung? Das, was schwingt. Und was ist das? Ein Vibrationsstrom. Rauf und runter. Eine Welle. Wie sich eine Welle bewegt,

bewegt sich auch das Leben. Was erwarten wir vom Leben, was ersehnen wir? Wir wünschen uns einen neutralen Geist, der die Welle versteht.

Kennt Ihr Euch mit surfing aus? Bei starkem Wellengang gehen die Leute zum Wellenreiten. Sie lieben es. Andere drehen durch. Ein entwikkelter , artistischer und disziplinierter Geist reitet auf diesen Wogen des Lebens und genießt es. Wenn ein Mensch mit einem solchen Geist schwere Zeiten erlebt, kann er gelassen sagen: "Oh Gott! Wunderbar! Was schickst Du? Eine schlimme Zeit? Das macht mir gar nichts aus."

Er pflegt weiter Kontakte, redet und hat seinen Spaß. Er ist nicht aus dem Gleichgewicht geraten. Er weiß, daß nach dieser Nacht ein schöner warmer Tag folgen wird. Er wird viel Spaß haben. So schont er seine Kräfte. Er behält sich im Griff. Wenn die Zeit wieder reif für Expansion und Freude ist, kann er all seine Energie einsetzen und das Leben in vollen Zügen genießen. Diese Geisteshaltung muß man entwickeln. Man muß sie trainieren. Man muß sie erarbeiten und leben. Denk- und Wahrnehmungsfähigkeit müssen diesem Verhaltensschema angepaßt werden. Wenn das nicht möglich ist, dann ist nichts möglich. Dieser Vorgang ist ein weiterer wichtiger Aspekt des Yoga.

Eigentlich bedeutet Kundalini Yoga "Bewußtheit". Bewußtheit ist eine endliche Beziehung zur Unendlichkeit. Das bedeutet es. Diese latente Energie ist in Dir, und Du schöpfst Dein Potential nur bis zu einem gewissen Grade aus. Auch wenn es sich in die Unendlichkeit ausstrecken kann, bleibst Du trotzdem Du. Nur, in jenem Zustand fehlt es an nichts. Hier haben wir die fundamentale menschliche Struktur, den Rahmen, durch den wir wirken müssen. Wie gefällt Euch das? Stimmt Ihr dem zu? Ich werde jetzt auf diese Struktur und ihre Funktion eingehen. Ich weiß nicht, ob Ihr alle meiner Meinung sein werdet und ich will auch gar nicht, daß Ihr mir zustimmt. Merkt Euch eins: stimmt mir in keiner Sache zu. Wenn Ihr in irgendeinem Punkt nicht meiner Meinung seid sagt es frei heraus. Ich liebe Argumente, aber ich möchte, daß ein anderer den Anstoß dazu gibt. Ich möchte niemandem eine Frage in den Mund legen.

Wir alle wollen gesund sein. Manche Menschen glauben, daß wir krank werden, weil wir es nicht anders kennen. Ich bin da anderer Meinung. Ich glaube nicht, daß irgendjemand krank sein will. Ich glaube aber auch nicht, daß wir nie krank werden. Wir werden es, manchmal werden wir wirklich krank. Es gibt 2 Arten von Krankheiten: beabsichtigte und unbeabsichtigte. Beabsichtigt ist es, wenn wir genau wissen, daß wir krank werden und trotzdem weitermachen wie immer. Ich bekomme diese Art von Krankheit sehr oft und weiß das. Meint Ihr, daß ein Mensch auf meiner Bewußtseinsstufe ein Idiot ist, wenn er 18 Tage lang nicht schläft? Meint Ihr, ich wüßte nicht, daß ich dadurch eine Menge Probleme heraufbeschwöre? Von dem Tag an, als ich mich ins Flugzeug setzte,und meine Reise begann bis ich heute zurückkehrte hatte ich keine Gelegenheit zu schlafen, obwohl ich es wirklich versuchte. Der Arbeitsplan war automatisch, die Anforderungen waren hart: es ging von einem Termin zum andern, von einer Diskussion zur andern. Wir eröffneten unser Programm zur Rehabilitation Drogenabhängiger mit einer Pressekonferenz in Washington. Daraufhin wurde jederman neugierig und die Nachricht verbreitete sich schnell. Dann liessen die Leute uns nicht schlafen. Das Unterbewußtsein erlaubte uns nicht, den Sadhana auszulassen.

Und wir gaben jedem, der mit uns sprechen wollte, die Gelegenheit dazu. Wenn jemand etwas wissen will, müssen wir unser Wissen mit ihm teilen. Ihr fragt mich manchmal, warum ich den Leuten nicht von mir aus die Dinge sage. Das kann ich aber nicht. Ich hatte geglaubt, wir würden in Kanada 5 Tage Ruhe haben. Zu meiner Überraschung erwartete mich dort ein voller Terminkalender und ich sagte: "Na, dann gut. Wir richten uns nach keinem Terminplan. Jeder kann kommen." Nur so konnten auch alle Verpflichtungen eingehalten werden. Es war mir völlig klar, daß ich "absichtlich" krank werden mußte. Der Körper kann nur bis zu einem bestimmten Punkt gehen. Beim Reiten kann man ein Pferd antreiben und immer wieder schlagen. Aber es kann nur eine gewisse Anzahl von Kilometern laufen, dann bricht es zusammen. Das sind "beabsichtigte" Krankheiten.

Es gibt auch "unbeabsichtigte" Krankheiten, und mit den Erkrankten habe ich sehr viel Mitleid. Wir wissen nicht wie zu essen, wie zu verdauen, wie zu leben; wir wissen nicht, wie wir diesen Körper pflegen müssen und wir machen uns keine Gedanken darüber, ob unsere Drüsen richtig arbeiten und unser Nervensystem in Ordnung ist. Wir wissen nicht wie man prüft, ob die Reinigung gründlich genug ist, oder ob Ruhe und Aktivitäten in vernünftigem Verhältnis zueinander stehen. Das ist "Unbewußtheit". Und die läßt uns krank werden. Das ist das Grund übel. Das gilt besonders für unsere heutige Gesellschaft.

Heute morgen sprach ich im Fernsehen. Ich sagte, ich müsse mein Flugzeug erwischen und wirklich gehen. Sie sagten: "Sie können nicht so einfach wegfahren, wir müssen unbedingt mit Ihnen reden. Nicht alle Leute konnten zur Kirche kommen, um Sie zu sehen. Es waren nicht genug Plätze vorhanden. Nur etwa 500 Leute paßten hinein. Die Leute haben uns gedrängt, Sie kommen zu lassen, um im Fernsehen bestimmte Fragen zu beantworten." Ich denke, das Fernsehen ist der beste Weg, um ins Wohnzimmer zu gelangen ohne einzubrechen. Fernsehen ist schon eine feine Sache. Du steigst in den Kasten und redest über alles, was Du willst.

Als ich ins Programm kam, war gerade eine Diskussion unter Mitwirkung eines Psychologen im Gang, der sich gegen die Ehe aussprach. Seiner Meinung nach würde sie bald in den Ländern des Westens abgeschafft. Sie sei das nutzloseste Überbleibsel aus der Vergangenheit. Ich fragte Ihn: Warum reden Sie dann darüber?" Er sagte: "Ich glaube nicht, daß sie notwendig ist." Ich sagte:" Nun, Ihre Mutter muß Ihren Vater geheiratet haben, deshalb sind Sie heute hier und diskutieren dieses Thema mit mir. Ihre Existenz entspringt einer Handlung, die man normalerweise mit einer Ehe in Verbindung bringt." Und er sagte zu mir:"Ich möchte Ihnen eine Frage stellen." Ich sagte:" Gut, bitte. Sie sind endschieden gegen die Ehe und ich bin unbedingt dafür. Sie sind das Ergebnis und das Nebenprodukt einer Ehe. Darum können Sie sich nicht zu lautstark dagegen aussprechen." Wir führten 20 Minuten lang eine vergnügte und beschwingte Unterhaltung Ich amüsierte mich,und er amüsierte sich.

Später, als das Interview vorüber war, sagte er:" Ich bin ein großer Dummkopf. Ich habe vor ganz Kanada wie ein vollkommener Idiot geredet.(Dies war ein Programm, das landesweit ausgestrahlt wurde.) Was habe ich mir da bloß selber angetan. Ich glaubte, Sieseien ein einfacher Yogi und ich könnte mit Ihnen ganz einfach fertig werden." Ich sagte: "Ich bin sehr einfach, deshalb habe ich Ihnen sehr einfache Fragen gestellt. Sie glaubten, Sie könnten mich aus der Fassung bringen, indem Sie mir 2 bis 3 intellektuelle Fragen stellten. Aber das ist nicht möglich. Sie müssen erst Ihr Bewußtsein auf die gleiche Stufe mit meinem bringen, dann werden Sie solchen Situationen gewachsen sein. Aber wenn Sie dieses Bewußtsein nicht haben, sind Ihnen Grenzen gesetzt. Sie versuchen intellektuell von allen Seiten zu argumentieren; aber was ist die linke oder die rechte Seite der Wahrheit?"

Um Yoga in seiner Gesamtheit zu umfassen, muß man wissen, was leben bedeutet. Man muß wissen, was eine Beziehung bedeutet, und was dieses Leben einen an Werten zu bieten hat. Wenn man weiß, was man will, dann findet man es auch. Aber ohne jegliche Kenntnis - macht man da einfach die Augen zu und fängt an zu laufen?. Wohin willst Du gehen? "Ich gehe an den Strand" Du weißt es aber nicht, vielleicht landest Du auch in den Bergen. Man muß sich immer wieder selbst auf sein Ziel ausrichten.Der Der Kompaß muß einem sagen, auf welcher Höhe, Breite und Länge man sich befindet. Es ist ein zielgerichtetes Leben, denn das zweite Prinzip von "Gott" ist Organisation.

In unserem gesellschaftlichen Verhalten und unserer Kommunikation mißverstehen oder verleugnen wir oft unsere wahre Natur. Vor allem sind wir Menschen des Glaubens. Unser erster Impuls und unsere größte Fähigkeit ist der Glaube. Nehmen wir an, wir finden einen glücklichen Menschen. Wir wissen, daß er ein guter Mensch ist und immer die Wahrheit spricht. Wir glauben ihm. Wenn er etwas sagt, handeln wir dementsprechend und wir finden auch Glück. Dann lassen wir andere daran teilhaben. Aber normalerweise gehen wir so nicht vor. Anstatt dies einfach anzunehmen, sagen wir:" Ja, aber warum bist Du glücklich? Bevor ich zuhöre, überzeuge mich. Ich glaube Dir so einfach nicht."

Wir leben in ständiger Unsicherheit. Das können wir nicht verbergen. Wir können nichts mit einer Person diskutieren, ohne zuerst nach seiner Person zu fragen. "Wer bist Du, was tust Du? Wiekommst Du dazu, dies zu sagen?" Warum stellen wir diese Fragen? In erster Linie, weil wir nicht wissen, wer wir sind.

Es gibt zwei Arten, durchs Leben zu gehen. Wir können so handeln, als seien alle Leute Diebe, bis sich herausgestellt hat, daß alle Leute Heilige sind. Oder wir können so handeln, als seien alle Leute Heilige, bis sie sich als Diebe erwiesen haben. Welche Art Lebensauffassung Du hast, und wie Du handelst, hängt von der Stärke Deines Nervensystems ab. Menschen, die nach der einen Art leben, verhalten sich in jeder Lebenslage in der gleichen Weise. Auf die Frage: "Wie geht es Dir?" antworten sie: "Oh, mir geht es gut." Wenn ihnen möglicherweise Gefahren bevorstehen, sagen sie: "Oh, das stört mich nicht, Gefahren können mir nichts anhaben."

Die Menschen, die nach der andem Art leben, sind völlig anders. Wenn man sagt: "Die Strasse ist frei. Sie ist überprüft worden, sie ist wunderbar.", sagen sie: "Oh, das glaube ich nicht. Ich kann nicht mehr gehen. Ich kann nicht mehr weiter."

Diese fundamentale Unsicherheit in der geistigen Einstellung und Struktur bildet oft einen wesentlichen Bestandteil des menschlichen Bewußtseins. In Washington D.C. beriet ich einmal ein Ehepaar. Wir sprachen über alles mögliche, unter anderem auch über einen kleinen alltäglichen Ehekonflikt. Wir schafften ihn aus dem Weg. Aber der Mann sagte: "Ich verstehe, daß sie den Fehler eingesehen hat, und wenn sie etwas eingesehen hat, handelt sie niemals falsch. Aber trotz alledem kann ich Ihr nicht glauben." Als wir uns immer mehr in sein Wesen vertieften, ging mir auf, daß der Grund dafür, daß er der Frau nicht glauben konnte, auf die Erfahrungen mit dem Verhalten seiner Mutter zurückzuführen war.

Vier Stunden brauchte ich, um ihm klar zu machen: "Deine Mutter war Deine Mutter und diese Frau ist Deine Ehefrau." Er sagte: "Das ist mein Problem, ich kann es nicht immer glauben." Da sagte ich: "Was hast Du vor? Verstehst Du nicht, daß sie Deine Frau ist und nicht Deine Mutter? Warum willst Du diese Frau wegen Deiner Mutter bestrafen? Dann sagte er mir, daß er 1000$ ausgegeben hätte und von einem Experten zum anderen gelaufen sei und noch nicht schlauer geworden sei.

Ich sagte: "Nun gut. Ich werde Dir noch einen anderen Weg vorschlagen. Geh und kaufe Perlen." Also kaufte er am nächsten Tag Perlen. Ich sagte: "Wenn Du mit dieser Frau sprichst, halte Deine Perlen fest.Vergiß einen Augenblick lang, daß Du sprichst und erinnere Dich, daß Du etwas greifst." Er sagte: "wozu soll das gut sein?" Ich sagte: "Es wird Dir ins Gedächtnis rufen, Daß Du zu Deiner Frau sprichst und nicht zu Deiner Mutter. Ganz einfach, immer wenn Du zu dieser Dame sprichst, die deine Frau ist, lege die Hand auf die Perlen und erinnere Dich, daß Du nicht zu Deiner Mutter sprichst. Du sprichst zu Deiner Ehefrau. Du hast sie geheiratet. Sie ist Deine Lebensgefährtin." Er sagte "aber eine Frau ist eine Frau". Ich sagte: "Aber mit dieser Frau teilst Du Dein Bett. Mit Deiner Mutter nicht. Du warst ein kleines Kind, als Du dies tatest. Sei bitte erwachsen."

Ich mußte auf ganz praktische Weise vorgehen und mich ganz in das Innerste seines Wesens vertiefen, um ihn aus seiner krankhaften Verunsicherung herauszulösen. Danach konnte er ganz allein ein neues Leben beginnen.

In dem geistigen Gefüge eines jeden Menschen spielt das Unterbewußtsein eine große Rolle; doch wir sind uns dessen nicht bewußt. Wir alle glauben, wir kennen "meine Vergangenheit". Es gibt nicht so etwas wie "meine Vergangenheit". Diese Vergangenheit ist nur die Erfahrung, die Du im Unterbewußtsein hast, und die Dir nicht erlaubt, im Leben Fortschritte zu machen.

Im Kundalini Yoga "braten" wir dieses Unterbewußtsein. Wir machen Toast daraus und essen es. Es ist eines der besten Gerichte, die wir zubereiten. Wir haben das technische know-how, diesem Unterbewußtsein beizukommen, das hinter unserem Verstand sitzt und Unfug macht. Das bedeutet Unterbewußtsein. Es sitzt im Hintergrund und kann das Bild des menschlichen Lebens verzerren, indem es Erfahrungen wiederholt, die wir schon ausgekostet haben und die bereits im Unterbewußtsein verzeichnet sind. Also muß man sich um das Unterbewußtsein kümmern und muß es trainieren, damit es eine Lebenshilfe wird.

Ein anderes Verhaltensmuster, das wir im Kundalini Yoga angehen müssen, ist unsere Gewonheit, uns selbst herabzusetzen, und unsere Vorstellung, daß unseren Fähigkeiten feste Grenzen gesetzt sind. "Oh ich armes geringes Wesen, kann dies und das nicht tun. Ich fühle mich sehr elend." Wir können dieses Spiel gut spielen. Wir können es auf 3 verschiedene Arten spielen. Manchmal spielen wir es, um Mitleid bei anderen Menschen zu erregen, manchmal tun wir es, um jemanden auf uns aufmerksam zu machen und manchmal spielen wir es und fühlen uns auch wirklich so. Jeder tut dies. Es ist nur eine Frage des Ausmaßes. Einer spielt es zu 1%, ein anderer zu 100 %. Das bedeutet, daß Dein Bemühen um die optimale Verwirklichung Deines geistigen Potentials in gerade dem Ausmaß begrenzt ist. Du hast noch nicht eingesehen, daß Dein Bewußtsein einen unbegrenzten Horizont hat. Er hat tatsächlich kein Ende.

Heute solltet Ihr das eine verstehen: Es gibt keine 2 Menschen, die sich gleich sind. Sie sind sich weder geistig gleich noch physisch. Nur eines haben sie gemeinsam; denn für alle gilt das Gesetz: Input = Output auf der Ebene des Unendlichen. Und das ist das Einzige in uns, worauf es ankommt. Wir alle können diesen Zustand von Unendlichkeit, Seligkeit, Nirvana, erreichen. Es gibt ungefähr 200 Namen dafür. Du kannst es nennen, wie Du willst, der Name ist ohne Bedeutung. Aber das ist es.

Nun werde ich auf ein sehr umstrittenes Thema zu sprechen kommen. Egal, welcher Religion Du angehörst, egal, wie sie genannt wird, folgst Du etwas (einer Bewegung), was Dich zu Deinem Ursprung führen sollte, der die Unendlichkeit ist. Diese Religion sollte Dir helfen, Selbst - Herabsetzung und Begrenzung zu überwinden und Dich zu Deiner vollen menschlichen Kapazität emporzuheben. Stattdessen läuft dies gewöhnlich auf Vorurteile, Spaltung der Menschheit, Liebe und Haß aufgrund der Zugehörigkeit zu einer bestimmten Geistesrichtung oder bestimmter Gefühle oder Praktiken hinaus. Das hat der Menschheit mehr Leid zugefügt als Gutes, was die Religionen doch eigentlich beabsichtigen. Heutzutage verstehen wir nicht einmal mehr das Grundwort "Religion". Es stammt von "religio" und bedeutet "auf Deinen Ursprung zurückblicken." Und was ist Dein Ursprung? Das Seelische. Und was ist Dein Ende? Das Seelische. Also worüber streitet Ihr Euch eigentlich? Was soll diese Diskussion? Wenn Du beständig bist und unter allen Gegebenheiten Dich auf nur eine Sache beziehst - daß Du ein Teil der Unendlichkeit bist und daß Du Dich immer auf jene Kraft stützen kannst - dann wirst Du niemals unglücklich sein. Das ist eine praktische Erfahrung.

Wir haben unser Bewußtsein nie trainiert, unseren Ursprung, die Unendlichkeit, kennenzulernen. Statt dessen haben wir uns in Rituale geflüchtet. Alle Kirchen, Tempel, Synagogen und andere Stätten der Andacht hatten den Sinn, ein Gruppenbewußtsein aufzubauen. Wir fangen mit dem individuellen Bewußtsein an, dann entwickeln wir uns weiter über das Gruppenbewußtsein zum Universalbewußtsein. Diese religiösen Stätten wurden geschaffen, damit alle Menschen, die sich zu einer Richtung bekennen, zusammenkommen, gemeinsam den Herrn anbeten und sich so in eine gehobene Stimmung versetzen konnten. Das war der ursprüngliche Zweck. Aber heutzutage kommen Leute zusammen, um Wahlen auszufechten und darüber nachzudenken, wer in der Synagoge oder Kirche das Sagen haben soll. Es ist zu einem mechanischen Ritual geworden.- zu einem "systematischen System innerhalb eines Systems". Vergessen ist der ursprüngliche Zweck des Zusammenkommens, nämlich um Gruppenbewußtsein zu praktizieren, zu fühlen und zu erleben. Der Mensch ist verwirrt geworden. Denn wenn er kein ausgeprägtes individuelles Bewußtsein hat und dieses zu einem Gruppenbewußtsein entwickelt, kann er kein Universalbewußtsein erlangen. Es wird Grenzen geben. Und dies sind diejenigen Schranken, die den Menschen festhalten. Die Entwicklung des Gruppenbewußtseins im Erfahren der Unendlichkeit ist die Brücke zum Universalbewußtsein und bewirkt die Freisetzung des unbegrenzten Selbst.

Kundalini Yoga bietet alle erforderlichen Techniken, die Ihr braucht, aber wir haben eine psychische Krankheit: Wir führen keine Sache beharrlich durch. Wenn man sich jedoch zur Regelmäßigkeit erziehen kann, ständig praktiziert und sich dadurch mehr um sein eigenes Wohl bemüht und bessere Erfahrungen macht, dann genießt man sein Leben viel besser und verlängert seine Dauer. Ich hoffe, Ihr werdet Euer Bestes tun. Dieses Wissen und dieser Austausch schaffen eine Gemeinschaft; man kann sie eine gemeinsame Existenz nennen. Es gibt weder Groß noch Klein. Es ist ein Teilhaben. Es ist ein sehr intensives Teilhaben. Also wenn Ihr diese Art von Teilhaben, diese Art von Liebe, diese Art von Existenz erleben wollt, seid Ihr herzlich willkommen. Wenn nicht - sind wir glücklich - und Ihr seid glücklich. Ihr seid, wo Ihr seid und wir sind, wo wir sind. Dann ist alles in Ordnung.

Der Mensch existiert, um solchen zu helfen, die eine "Existenz" brauchen. Ich habe immer das Gefühl, daß anderen Menschen Wissen aufzudrängen dasselbe ist, wie Drogen aufzudrängen. Aufdrängen ist in jedem Falle aufdrängen; also ich will keiner sein, der jemandem etwas aufdrängt. Das habe ich noch nie in meinem Leben getan. Ich habe auch nicht vor, Euch Wissen aufzudrängen, aber ich möchte gern gewisse Dinge mit Euch teilen, damit wir bestimmte Dinge erleben können.

Im Kundalini Yoga ist die Erfahrung das Allerwichtigste. Deine Erfahrung geht direkt in Dein Herz. Worte kann man nicht gebrauchen, denn Dein Bewußtsein akzeptiert sie nicht. Dein Intellekt vielleicht, vielleicht auch nicht. Was wir wollen ist nur, Euer Bewußtsein zu erweitern, damit Ihr besser verstehen könnt, was Gnade und das Wissen um die Wahrheit bedeuten. Dann könnt Ihr Euer Leben in aller Gelassenheit planen und Eure Ziele beliebig weit stecken. Schöpferische Kraft und die Energie einer höheren Bewußtseinsstufe strahlen von Euch aus und wirken auf jeden Aspekt Eures täglichen Lebens.

Ich danke Euch für diesen Abend. Gott segne Euch.

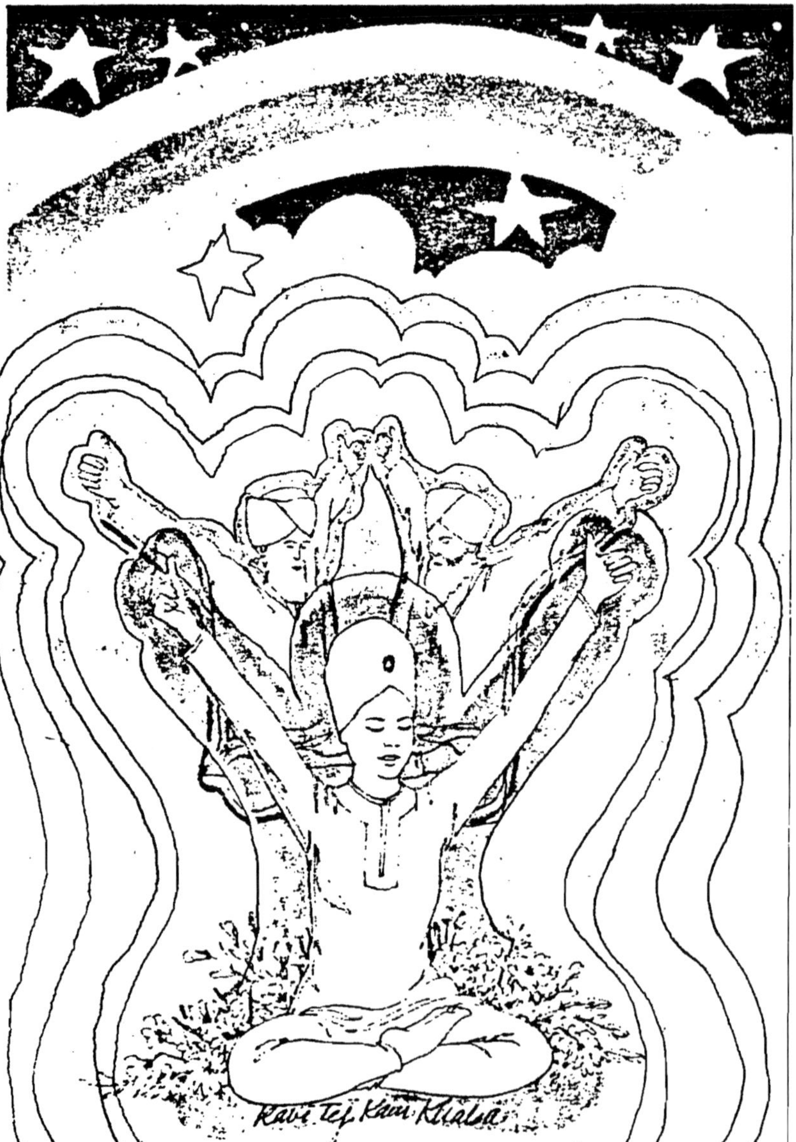
Ravi Tej Kaur Khalsa

Kundalini Yoga und die menschliche Ausstrahlung

von Yogi Bhajan

Ich hätte gern, daß Ihr mir heute abend beliebige Fragen über Kundalini Yoga, sein Wesen oder seine Geschichte, stellt.

Frage: Ich bin mit einem Psychotherapeuten befreundet. Im Rahmen seiner Behandlung lehrt er Hatha Yoga. Er sagte zu mir, Kundalini Yoga sei eine äußerst gefährliche Art des Yoga und könne möglicherweise zu Geisteskrankheiten führen, wenn es nicht richtig durchgeführt wird. Stimmt das?

Antwort: Es ist sehr bedauerlich, daß es Menschen gibt, die so etwas sagen. Erstens wissen sie nicht, wovon sie reden. Zweitens haben sie es nicht wirklich erlebt. Tatsache ist, daß Kundalini Yoga eine erneute Ganzheit von Menschen, Lehrern und Yogis hervorbringt. Ein Yogi ist ein Mensch, der die Vereinigung mit dem Allerhöchsten Bewußtsein erlebt hat. Einige Leute unterrichten Yoga so, als wäre es nichts weiter als eine Reihe von mechanischen Körperübungen, und sie haben kein Recht sich Yogis zu nennen. Wenn Biegsamkeitsstellungen die einzige Art von Yoga ist, dann sind Zirkusleute die besten Yogis.

Frage: Er hält sich nicht für einen Yogi. Er erwähnte nur, daß er geglaubt hätte, daß Kundalini Yoga ein sehr gefährlicher Aspekt von Yoga sei.

Antw.: Frage ihn, warum er all die Hatha Yoga Positionen praktiziert. Was ist der Zweck des Hatha Yoga? Der Zweck des Hatha Yoga besteht darin, das Bewußtsein zu erhöhen. Es ist eine Technik, mit deren Hilfe Prana und Apana, Sonnen- und Mondkraft, vereinigt werden, um durch den zentralen Nervenkanal zu höheren Bewußtseinsbereichen aufzusteigen. Mit anderen Worten ist das Endziel, die Kundalini zu erwecken. Das ist die Intention. Das Problem ist nur, daß es etwa 22 Jahre dauert, die Kundalini auf diese Art und Weise zu erwecken, auch wenn man beständig und gewissenhaft übt. Das ist eine langwierige Methode. Es ist also nur eine Zeitfrage. Der Zweck ist der gleiche.

Hatha Yoga und Kundalini Yoga zu unterrichten, ist etwas ganz Unterschiedliches. Zunächst ist es schwierig, Kundalini Yoga zu unterrichten. Hat jemand kein bestimmtes Maß an Ausstrahlungskraft in sich, so kann er es nicht unterrichten. Das ist eine grundlegende Voraussetzung. Du mußt einen gewissen Grad der Bewußtseinserweiterung erreicht haben. Es ist eine Frage der Bewußtseinsebene. Man sollte auf einer bestimmten festen Bewußtseinsebene sein, um die Menschen auf diese Stufe heben zu können. Darin besteht das eigentliche Problem. Du könntest zu mir kommen, und ich könnte Dir eine Reihe von körperlichen Übungen zeigen. Du würdest Dich danach gut fühlen, aber wenn Du mir Fragen über das Leben und die Menschheit stellst, und über die Quintessenz dessen, was ich zum Sinn des Lebens und zum höheren Bewußtsein zu sagen habe, dann mußt Du die magnetische Kraft spüren, die von mir ausgeht. Wenn ich Euch das nicht geben kann, gibt es nichts, was Euch zu dieser Ebene hinaufzieht. Das ist der grundlegende Unterschied.

Betrachten wir es jetzt einmal so: Es gab einen Gott. Er entfaltete sich, öffnete sich. Diesen Vorgang des Sich-Entfaltens oder die Manifestation dessen nennt man die Kundalini. Was ist daran gefährlich? Was sich in Dir entfalten wird, ist schon in Dir. Es ist eine unbegrenzte Kraft, und sie wird sich in Dir entfalten. Gefahr besteht nur, wenn etwas von außen künstlich in Dich hineingebracht wird. Aber Dein System ist schon so konstruiert, daß es die Kundalinienergie bereits mit einschließt. Du machst nur einfach keinen Gebrauch von ihr. Wenn Du nun anfängst, diese Energie zu nutzen, was ist daran gefährlich?

Dieses Gerede über Gefahr wird manchmal zu größten Gefahr und zu einem großen Problem. Alle diese Yogis lieben mich, aber fühlen sich unbehaglich in meiner Gegenwart. Sie lieben mich, denn es ist sehr schwierig, mich - als Meister des Kundalini Yoga - zu hassen. Es bedarf sehr viel Kraft, mich zu hassen. Als Gruppe sind wir eine sehr mächtige Organisation in den USA. Ein paar hunderttausend Menschen gehören zu uns. Nenne mir eine große Stadt und Du findest gewiß ein Zentrum in der Nähe. Dieses Wachstum hat sich in drei Jahren vollzogen (1969 bis 1972; dieser Vortrag wurde 1972 gehalten). Es ist einfach schwer, jemanden mit einer derartigen Anhängerschaft und einer solchen Persönlichkeit abzuwerten.

Wo ist die Wurzel des Mißtrauens, woher rühren diese Warnungen? Warum ist man gerade gegen Kundalini Yoga? Entweder aus Unwissenheit oder einfach, weil ich es lehre. Es ist vorher noch nie öffentlich gelehrt worden. Aus einem Gefühl von Loyalität gegenüber dem Ursprungsland oder der Rasse möchten die andern Yogis das Geheimnis um Kundalini Yoga gewahrt sehen. Ihr müßt bedenken, daß Indien von den Briten, von Christen, erobert wurde. Dadurch wurden die niederen Klassen und die Arbeiterklasse zum Christentum bekehrt. Von der Tradition her wird diese Klasse von Menschen "unberührbar" genannt. Die Mehrzahl der Christen kam aus den Reihen der "Unberührbaren". Folglich ist in ihren Augen und ihrem Gefühl nach ein Christ bis heute noch immer "unberührbar". Sie sind der Meinung, daß dieses allerheiligste Geheimnis Kundalini Yoga nur den angesehensten Brahmanen vorbehalten sein sollte.

Nun hat dieser Yogi Bhajan dieses geheime Wissen erlangt, und nun dreht er durch und gibt es an jeden Amerikaner weiter, ohne Ansehen der Person. Das ist sehr gefährlich. Es ist gefährlich im kulturellen Sinn.

Als ich nach Indien zurückkehrte, wo ich 39 Jahre gelebt hatte, stellte man mir überall die gleiche Frage: "Was tust Du? Was willst Du in diesem Land? Warum lehrst Du die Leute dort?"All meine Freunde waren bestürzt oder verstimmt deswegen. Als ich ihnen sagte, die Amerikaner hätten das Potential, die Unendlichkeit zu erfahren, sagten sie:" Oh nein, nein, nein! Was ist nur mit Dir los?" Als sie anfingen, mich auszufragen, zog ich mich zurück und sagte: "Es ist schon gut; ich bin mit meinem Guru glücklich, also was soll's. Es ist meine Bestimmung."

Es gibt gewisse Dinge in meinem Leben, die ich nicht überwinden kann. Sie liegen in meinem Schicksal. Ich kam keineswegs aus freien Stücken in dieses Land. Ich hatte gar nicht die Mittel, all die Menschen zu erreichen, die ich dann schließlich erreicht habe. Die Leute sind zu mir gekommen. Und ich habe niemals auch nur einen Augenblick daran gedacht, daß ich selbst dafür verantwortlich sein könnte. Ich habe das Gefühl, daß diese Seelen, denen es bestimmt ist, zu mir zu kommen und von mir zu lernen, schon wiedergeboren sind. Ich habe bereits das Wissen, an dem ich sie teilhaben lassen soll; also bin ich im Endeffekt der Postbote, der ihnen ihre Briefe überbringt. Wenn meine Posttasche leer ist, kann ich mich zur Ruhe setzen. So denke ich darüber.

Was ist eigentlich Kundalini Yoga? Man erfährt es, wenn die Energie des Drüsensystems sich mit dem Nervensystem verbindet, um so eine Sensibilität hervorzurufen, daß das Gehirn in seiner Gesamtheit Signale empfängt und sie zu integrieren vermag. Dann versteht man den Zusammenhang zwischen Ursache und Wirkung in ihrer richtigen Sequenz. Mit anderen Worten, der Mensch wird total und vollkommen bewußt. Wir nennen es "Yoga der Bewußtheit". So wie alle Flüsse im Ozean münden, ist das Endziel allen Yogas die Aktivierung der Kundalini im Menschen. Was ist die Kundalini? Sie ist das schöpferische Potential im Menschen. In einem Jahr haben etwa 135 000 Menschen Kundalini Yoga praktiziert, und wir haben keinerlei Klagen gehört.

Es könnte sein, daß jemand aus Neid oder Unwissenheit spricht, aber darauf brauchen wir nicht zu reagieren. Was ist Gottesbewußtsein? Was ist christliches Bewußtsein? Was Ihr christliches Bewußtsein nennt, nennen wir Kundalini. Wenn ein Mensch sein Potential entfaltet und zum Wirken bringt, das ist es.

Als ich anfing, Kundalini Yoga zu lehren, sagten alle zu mir: "Das wird sich nicht durchsetzen; sie sollten mit Hatha Yoga anfangen." Ich bin ein guter Hatha Yogi. Wenn die Hatha Yogis krank werden, behandle ich sie. Ich bin auf Yogatherapie spezialisiert und verwende gewisse Hatha Yoga Übungen und bestimmte Mudras und Kriyas. Aber ich beschloß, nicht nur Hatha Yoga zu unterrichten. Als ich in dieses Land kam, mußte ich mich entscheiden, "werde ich es für mich selbst tun, oder werde ich es für diese Menschen tun?" Ich spürte, daß die die Menschen hier eine Methode brauchten, die ihnen nach sehr kurzer Zeit ein positives Ergebnis bringen könnte.

Es gibt meines Wissens keine bessere Methode als Kundalini Yoga. Die Raja Yoga Methode ist sehr intellèktuell und erfordert eine umfassende Vorbereitung des Schülers. Das Schöne an Kundalini Yoga ist, daß man einfach dasitzt, seine Atemübungen automatisch macht und dadurch seinen Geist fixiert. So erreicht man umgehend ein vollkommenes Gleichgewicht im physischen, geistigen und spirituellen Sinne in einer einzigen Kriya. Darum ist Kundalini Yoga schon nach kurzer Zeit so wirksam. Unabhängig davon, mit welcher Methode man dem Universalbewußtsein entgegenstrebt, muß man dazu die Kundalini aufsteigen lassen.

Um das zu können, ist ein bißchen Technik und Wissenschaft nötig Etwa um die Zeit, wenn ein Kind das 8. Lebensjahr voolendet hat, sondert die Zirbeldrüse nicht mehr in vollem Umfang Sekrete ab. Sie braucht die Reserveenergie, die im Bereich des Bauchnabels gespeichert wird, am Nabelpunktzentrum. Die Energie, die Dich schuf und Dir diese Gestalt gab und Dich auf diese Erde brachte, läßt überhaupt keinen Rückstand. Es ist reine Energie. Versteht Ihr, was ich meine? Diese reine Energie ist noch vorhanden. Alles, was Ihr zu tun habt, ist, sie zu entfalten und eine funktionierende Verbindung mit Eurer Zirbeldrüse herzustellen.

Sobald diese Hauptdrüse, der Sitz der Seele, angefangen hat, Sekrete abzusondern, wird sie Dir die Fähigkeit zur Selbstverwirklichung in Beziehung zum Universalbewußtsein geben. Wissenschaftlich ausgedrückt ist dies der Vorgang, der stattfinden muß.

Aber einige Menschen sind noch unwissend. Wenn ich vor hundert Jahren über die Atomkraft gesprochen hätte, hätten die Menschen gesagt, "Oha, das ist gefährlich. Es ist unmöglich. Wer will so etwas?" Erstens wußten sie nichts vom Atom. Das ist ein Problem der Menschheit im Allgemeinen, nicht ein Problem des Einzelnen. Ohne über eine Sache Bescheid zu wissen und ihre Bedeutung zu verstehen, bilden wir uns eine Meinung über sie; und wir haben nicht nur Meinungen, sondern feste Ansichten!

Gelegentlich findet man ein erweitertes Bewußtsein ganz besonderer Art bei gewissen Menschen, die wohl nicht Kundalini Yoga praktizieren, aber die für ihren 6. Sinn bekannt sind. Diese Fähigkeit ist ihnen angeboren. Sie haben ein gewisses Maß an Intuition, das ihnen zB. sagt, daß die Folgen, die sich aus einer bestimmten Handlungsweise ergeben, im Endeffekt verhängnisvoll sein werden. Wenn diese intuitive Beziehung zwischen dem individuellen Bewußtsein und dem Universalbewußtsein besteht, weißt Du, was jemand sagen will, ehe er es gesagt hat. Was er wirklich sagt, ist unwichtig. Man weiß, was er sagen will und was er meint. Es ist nicht sehr schwierig. Jemand kommt zu Dir und Du läßt ihn vielleicht gar nicht erst reden. Du sagst einfach: "Nun, Du bist gekommen und Du wirst mich am Ende um 100$ bitten, aber mein Freund, ich habe sie nicht."

Ich habe das manchmal gemacht, aber dann fingen die Leute an zu erzählen, ich sei ein großer Hellseher und das ist ein sehr zweifelhafter Ruf, also lasse ich mir jetzt nichts mehr anmerken.

Diese intuitive Kraft ist natürlich. Man wird für die Ausstrahlung der Aura des andern empfänglich. Wenn Du das Signal empfängst, mußt Du es nur verarbeiten und schon weißt Du, wovon er redet. Seine Worte sind ohne Bedeutung. Du weißt schon, was er meint. Die meisten Menschen wissen gar nicht, daß ihnen diese Fähigkeit innewohnt. Mit ein wenig geistiger Arbeit kann man es erreichen.

In unserem Leben heutzutage gibt es ein grundsätzliches menschliches Problem. Folgendes ist zu verstehen: A ist A, B ist B, C ist C. Weil C nicht versteht, was C ist, kann er auch nicht verstehen, was A und B sind. Das ist der Hauptkonflikt der heutigen Welt, es ist eine Ursache für das menschliche Unglück. Wenn C jedoch versteht, was C ist, wird durch dieses Verstehen sein Verhältnis zu B und A sehr klar und es wird keinen Platz für irgendwelche Zweifel geben. Da C jedoch nicht versteht, was C ist, versteht er auch nicht B, will aber etwas über B und A aussagen; dies kann aber nur irreführend bleiben, weil kein klares Verständnis dem zugrunde liegt. Das ist der Grund dafür, daß die Welt uns zu einem Rätsel geworden ist.

Eigentlich ist der Aufbau der Welt sehr klar. Wir Menschen leben alle zusammen auf diesem Planeten; wir sollen, in Liebe verbunden, miteinander leben, unsere Arbeit als einen Dienst an Gott ansehen und uns auf dem Pfad der Rechtschaffenheit bewegen, um unser Leben so durch den Zeitzyklus menschlicher Energie der Unendlichkeit entgegenzutreiben.

Warum passen wir uns da nicht ein, da wir doch die Fähigkeiten dazu mitbringen? Nehmen wir den Fall eines ganz normalen Mannes, der ein durchschnittlicher Student an der medizinischen Fakultät ist. Ihm bieten sich glänzende Aufstiegsmöglichkeiten. Er läßt alle hinter sich und erreicht eine Spitzenposition. Dann ist da ein anderer, hochbegabter Medizinstudent, aber ihm bietet sich nie eine solche Gelegenheit.

Die Verwirrung setzt ein, wenn wir trotz unserer guten Voraussetzungen nicht zum Zuge kommen und den Grund hierfür nicht verstehen. Es gibt eine Möglichkeit, der Sache einen Sinn zu geben: durch Intuition. Wenn wir nach einer wissenschaftlichen Erklärung suchen, dauert es ein wenig länger.

Nach Auffassung der Yogis ist das Symbol des Menschen der "Lebensbogen", was wir eine Aura nennen. Die menschliche Aura ist der Lebensbogen. Sie ist weiß und strahlend. Die menschliche Existenz hängt von diesem Bogen ab. Die meisten Menschen können ihn nicht sehen und verstehen ihn nicht. Wenn man die Aura eines Menschen sehen kann, erkennt man sowohl seinen Gesundheitszustand als auch seine Fähigkeiten. So wie alle existierende Energie ihren eigenen Zyklus hat, so hat der Mensch auch seinen eigenen Zyklus. Darum ist der Mensch so einzigartig. Jedes magnetische Feld muß das magnetische Feld deiner Aura kreuzen. Von dessen Stärke hängt es ab, ob die anderen magnetischen Energie felder in dieses eindringen und eine Wirkung auf Dich ausüben können oder nicht.

Nun stellt sich die Frage: Gesetzt den Fall, eine positive Gelegenheit oder Schwingung kommt auf Dich zu. Wird Deine Aura sie reflektieren, so daß sie nicht eindringen kann? Nein. Diese positive Energie wird mit Deiner Aura verschmelzen und mit der Erde in Verbindung treten. Sollte die Energie negativ sein, dann wird sie am Lebensbogen neutralisiert. Jeder Mensch, dessen geistige Schwingung eine starke Aura mitsich bringt, wird alle schwachen Bereiche in seinem Wesen mit dieser starken Aura schützen.

Wenn das magnetische Feld stark ist, reagierst Du unterschiedlich auf Emotionen. Es steht Dir frei, Dich mit jemandem auseinanderzusetzen oder Dich seinem Einfluß zu entziehen. Wenn Deine Ausstrahlung stark ist und Du sie auf jemanden richtest, wird er mit Dir reden wollen, trotz großer Differenzen oder schmerzhafter Zustände. Wenn jemand die Energie und durch seine Psyche die Macht hat, sich mit etwas auseinanderzusetzen oder es zu ignorieren, braucht er sich um nichts Sorgen zu machen. Die Projektion seines magnetischen Feldes wird die Strahlen seines Lebensbereichs so arrangieren, daß sein psycho-elektromagnetischer Kreis alle ihn umgebenden Felder auf sich abstimmen kann. Mit anderen Worten, die Umgebung arbeitet im Einklang mit seiner Absicht.

Laßt es mich in spiritueller Sprache sagen. Wenn die göttliche Quelle, die den Menschen durchdringt, das Licht Gottes projiziert, wird alle Finsternis weichen. Wo immer er hingeht, wird es Licht, Schönheit, Freigiebigkeit und Erfüllung geben. Diese beiden Darstellungen sind gleich, nur die eine sagt es in mystischer und die andere in wissenschaftlicher Sprache. Kundalini Yoga ist die Wissenschaft, die es sich zur Aufgabe macht, die Ausstrahlungskraft des Menschen zu ändern und zu stärken und ihm dadurch die Erweiterung seines Lebens und seiner Fähigkeiten zu ermöglichen.

Ich werde Euch in beiden Sprachen ein Beispiel zum Verständnis menschlichen Verhaltens geben. Wenn das individuelle Bewußtsein, während es ausstrahlt, einen Einbruch oder ein Abfallen (der Energie) in der Aura verspürt, wird die versuchte Verbindung nicht vollständig sein. Wenn es einen Einbruch gibt, kann man nicht richtig ausstrahlen und der Energiekreis kann nicht zu einer kreativen Handlung führen. Was ist ein Einbruch? Ein Einbruch ist eine Teilung von Energie.

Frage: Nun, was könnte einen solchen Einbruch verursachen?

Antw.: Ich komme gleich darauf zu sprechen. Wir alle unterliegen bestimmten festen Verhaltensmustern, auf denen das Muster unseres Bewußtseinszustandes basiert. Auf diesen Mustern beruht unsere Persönlichkeit. Ein Hindu zB. kann kein Rindfleisch essen, weil er es in seinem Bewußtsein als Sünde empfindet. Ein Mohammedaner kann kein Schweinefleisch essen, weil er es in seinem Bewußtsein als Sünde empfindet. Ein Christ ißt beides, denn nach seinem Bewußtsein ist das keine Sünde. Dein Bewußtsein muß ein Strömungsmuster bilden. Wenn Du Muster und Frequenz dieser Strömung einmal festgelegt hast, kannst Du nicht ausstrahlen, wenn Deine Wünsche im Widerspruch zu diesem Muster stehen. Deshalb können manche Leute Dir nicht in die Augen sehen und sprechen und andere Dir nicht gegenübertreten. Was ist da nicht in Ordnung? Nichts, nur ein Strömungsmuster ist festgelegt worden. Eine Kombination von sozialem Umfeld und innerer Welt bildet dieses Muster. Diese Muster bilden Hohlräume in der Aura. Ein Hohlraum in der Aura bedeutet Dualität. Wir handeln, wissen aber gleichzeitig, daß wir nicht darüber nachdenken. Immer wenn Dein Intellekt, von dem die Gedanken ausgehen, nicht mit Deinem Verhaltensmuster übereinstimmt, hast Du ein Problem.

In der Kirche würde man sagen, daß dies der Konflikt eines sündigen Menschen sei. Was passiert, wenn Du zu einem Priester zur Beichte gehst? Was gibt er Dir? Hat er eine Art "Schlüssel", um Dich wieder in Ordnung zu bringen? Du schüttest ihm Dein Herz aus und er sagt, Dir ist verziehen worden. Ihm gegenüber hast Du ein festgelegtes Muster des Vertrauens; darum kannst Du ihm glauben, und es geht für Dich weiter. Immer, wenn Dich etwas quält, gibt es nur einen Weg, da wieder herauszukommen. Du mußt einen Kapitän haben, Du mußt eine Person haben, die Dein Vertrauen nicht mißbrauchen wird und Dir raten wird, wieder auf den Pfad der Rechtschaffenheit zurückzukehren.

Mit anderen Worten, sie sollte den Fluß der psychischen Energie mit dem Dich umgebenden magnetischen Feld in Übereinstimmung bringen. In mystischer oder spiritueller Sprache sagen wir, ein Sünder kommt und beichtet im Hause Gottes, und Gott erhört seine Gebete und gewährt ihm die Segnung seines Lichtes. Er lebt erneut in einer bereicherten Welt. Die beiden Erklärungen sagen genau das gleiche aus. Wenn Menschen in unserer modernen Welt ein Problem haben, gehen sie zum Psychiater, der Kaffee trinkt und die Geduld aufbringt, ihnen zuzuhören.und sie zum Reden zu ermutigen. Aufgrund seiner Erfahrungen sagt er Ihnen dann, daß sie das ganze Problem mit Vorsicht angehen müssen. Während er ein Honorar von mehreren tausend $ einnimmt, macht er dem Patienten klar, daß er an irgendeinem Punkt seine Probleme selbst lösen muß. Dafür muß er eine Anstrengung unternehmen, und das ist seine Motivation. Es ist nicht der Psychiater und es ist nicht der Priester in der Kirche.

Es geht darum, daß Du das Verhalten Deiner Umwelt tolerierst, die Notwendigkeit verspürst, Dich auf Deinen Ursprung zu besinnen und Du anfängst zu verstehen, daß Du die schöpferische Quelle und der Atomkern des gesamten Schwingungskreises bist, in dem Du lebst. In dem Moment, wo Du es begreifst, gibt es dieses Problem nicht mehr.

In dem Augenblick, da Du weißt, daß Du Du bist, ist das Problem gelöst. Wenn Du begreifst, wer und was Du bist, wird Deine positive Strahlungskraft in das kosmische Energiefeld projiziert und Du belebst Deine ganze Umgebung mit schöpferischer Energie. Die Ansprechbarkeit des Bewußtseins, die Verbindung zwischen dem endlichen und dem unendlichen Selbst zu bekräftigen, ist das Geschenk der Kundalinikraft.

Worin besteht die Problematik zwischen Vater und Sohn? Gibt es irgendeinen Vater, der seinen Sohn verurteilen will? Nein. Wenn er es aber dennoch tut, was veranlaßt ihn dazu? Irgendeine Handlungsweise des Sohnes. Wenn ein Vater seinen Sohn anerkennen will, was macht den Sohn am meisten anerkennungswert? Eine Handlung. Aber eine Handlung auf welcher Ebene? Die Handlung muß der Bewußtseinsebene des Vaters entsprechen.

Angenommen, der Vater ist Jäger und Fischer und der Sohn geht fischen und bringt viele Fische nach Hause, wird der Vater sagen: "Das ist ja sehr beachtlich!" Aber nehmen wir an, daß stattdessen der Sohn nach acht Stunden wiederkommt und nur zwei Fische mitbringt; wenn er dann dem Vater sagt: "Fischen ist nicht gut. Man tötet sinnlos das Leben im Ozean. Tu es nicht. Du kannst nicht einmal einen einzigen Fisch erschaffen, aber zerstörst so viele wie Du an die Angel bekommen kannst. Wie kannst Du nur diese armen schönen Tiere im Ozean zerstören?". Der

Vater würde ärgerlich werden und sagen: "Nun gut. Laß mich damit in Frieden und verschwinde. Verdiene Dir Dein eigenes Brot und verlasse mein Haus. Ich will nichts mehr von Dir hören." Er wird so reagieren, weil er den Standpunkt des Sohnes nicht verstehen kann.

Was ist unser Verstehen? Es ist unser Verhaltensmuster. Was ist ein Verhaltensmuster? Es ist die Frequenzrate und Strahlungskraft der Psyche und des magnetischen Feldes in Beziehung zur universalen Psyche und zum universalen magnetischen Feld. Wenn Du die richtige Beziehung zu dieser universalen Strahlungskraft findest, so daß Strahl und Projektionsfrequenz klar sind, dann stehst Du in Kommunikation mit dem Universum und es wird Dich unterstützen, wie ein glücklicher Vater seinen Sohn, sein Geschöpf, unterstützt.

Diese Beziehung des(individuellen)Bewußtseins zum unendlichen Bewußtsein ist eines der grundlegenden Erfordernisse des Lebens und das Ziel des Yoga.

Es war einmal ein Geschäftsmann, der einen Mann als Geschäftsführer für seine Läden finden wollte. Er inserierte und jeder, der sich meldete, brachte viel Berufserfahrung und Referenzen mit. Zum Schluß interviewte er einen Mann, der keinerlei Erfahrung hatte. Der Geschäftsmann sagte: "Warum haben sie keine Referenzen?", der Mann entgegnete ihm: "Wenn sie jemanden mit Referenzen anstellen wollen - Sie haben ja bereits eine ganze Menge von Bewerbern interviewt - entscheiden Sie sich doch für einen. Sollten Sie aber jemals einen Menschen suchen, denken Sie an mich und rufen Sie mich an. Vielen Dank." Er ging mit einem Lächeln fort. Der Geschäftsmann begann darüber nachzudenken. Ist ein Geschäftsführer ein Mensch oder ist ein Mensch ein Geschäftsführer? Dieses Problem beschäftigte ihn eine ganze Woche lang und er kam schließlich zu einem Ergebnis. Ein perfekter Geschäftsführer mußte nicht unbedingt ein Mensch sein dem Verhalten nach.

Er beriet sich aber mit einem seiner Freunde. Der Freund sagte:" "Wovon redest Du? Dieser Mann sagt einfach,'Ich bin ein Mensch' und Du glaubst ihm gleich. Wie steht es mit seinen Referenzen? Die anderen haben bereits als Geschäftsführer gearbeitet." Der Besitzer sagte: "Sie sind alle Geschäftsführer von Läden, aber keiner von Ihnen konnte mir sagen, er sei ein Mensch. Ich möchte es mit diesem Mann versuchen" Also rief er ihn an. Er sagte: "Gut. Sie leiten meine Läden." Der Mann sagte: "Da ist ein Problem. Es stimmt, ich bin ein Mensch. Wenn Sie einen Geschäftsführer aus mir machen, werde ich die Geschäfte führen. Mein Problem ist, daß ich nur ein Mensch bin und noch kein Geschäftsführer." Der Geschäftsmann sagte: "Wie kann ich Ihnen alle diese Fähigkeiten beibringen?" Der Mann antwortete:"Das ist kein Problem. Wenn Sie nur 15 Tage lang als Geschäftsführer arbeiten, werde ich Sie beobachten, und dann werde ich es auch können." Also arbeitete der Geschäftsmann 15 Tage lang und dieser Mann eignete sich alles an. Er war perfekt.

Einige Zeit später saßen sie zusammen und der Geschäftsführer fragte: "Ich möchte nur eines wissen. Wie kann es angehen, daß sie mein vollstes Vertrauen besitzen und ich der festen Überzeugung bin, daß Sie alles perfekt machen? Sie sind kein hochqualifizierter Mann. Ihr einziges Training bestand darin, mich 15 Tage lang arbeiten zu sehen." Der neue Geschäftsführer sagte: "Sie müssen eine Sache verstehen. Ich weiß nur eines: 'Ich bin, ich bin.' In meinem Bewußtsein ist die Bedeutung dieser Worte sehr klar: 'Ich bin, ich bin'. Wenn ich mir über irgendetwas Sorgen mache, sage ich mir nur eines: 'Ich bin, ich bin', und packe das Problem an. In dem Augenblick, wo Sie wissen, daß Sie Sie sind, gibt es kein Problem mehr."

Die kleinste Einheit Deines Wesens ist gleich der Summe Deiner Ausstrahlung plus Deiner Aktivität. Die Ausstrahlung ist das Bewußtsein und das Handeln ist das Stoffliche. Laßt es mich im mystischen Sinne verdeutlichen. Wenn die Seele das Herz öffnet, wird der Mensch göttlich. Du kannst es sagen, wie Du willst. Der Mensch muß seine Beziehung zum Universum verstehen. Wer dies versteht, kennt die Wahrheit. Die ganze Welt um Dich herum wird wunderbar, wenn Du verstehst, daß Du DU bist. Auf all-Deinen Wegen im Leben denke daran, Du bist Du.

'Ich bin, ich bin' - das ist das Mantra. Kundalini und Kundalini Yoga sind ganz natürliche Elemente, die Dich in kürzester Zeit zu dem machen, was Du schon von Natur aus bist; sie verschaffen Dir die praktische Erfahrung der Unendlichkeit.

GRUNDLAGEN

Grundlagen

Bevor Du eine Übungsreihe oder Meditation beginnst, setze Dich in den Schneidersitz, nimm die Hände vor der Brust zusammen und chante mindestens dreimal ONG NAMO GURU DEV NAMO (siehe ADI Mantra auf S. 49) Dieser Vorgang bereitet den Geist darauf vor, sich der Unendlichkeit zu öffnen. Wenn Du Kundalini Yoga unterrichtest, denke daran, daß die Schüler nicht mehr als eine Stunde lang üben sollten.

Es gibt einige Atemübungen (Pranayam), Körperhaltungen (Asanas), Handhaltungen (Mudras), Tonströme (Mantras) und Körperschleusen (Band has), die im Kundalini Yoga immer wieder benutzt werden. Mach Dich mit diesen Grundlagen vertraut, indem Du diesen Abschnitt gründlich liest und alle Pranayamas, Asanas, Mudras und Mantras bewußt erfährst. Auf diese Weise werden sie Dir schon geläufig sein, noch bevor Du mit der Ausführung der Übungsserien beginnst.

Einige grundlegende Atemtechniken

Kundalini Yoga bedient sich einer großen Anzahl von Atemtechniken. Sie sind umfassender und verfeinerter als in irgendeiner anderen Yogaform Der Atem, sein Rhythmus und seine Intensität werden auf die unterschiedlichen Gemüts-, Gesundheits- und Bewußtseinszustände abgestimmt. Kundalini Yoga bedient sich des Atems, um auf wissenschaftlicher Basis Energiezustände zu verändern. Es gibt einige grundlegende Atemtechniken, die man beherrschen sollte, um die Kriyas mühelos ausführen zu können.

a) Tiefer Atem

Die einfachste der Yoga Atemtechniken ist langes, tiefes Atmen, was unserem Kulturkreis allerdings fremd ist. Wir haben die Angewohnheit, unregelmäßig und oberflächlich zu atmen. Das führt zu einer gefühlsbetonten Lebenseinstellung, chronischen Verspannungen und schwachen Nerven. Die Lunge ist das größte Organ im menschlichen Körper. Sie kann durchschnittlich auf ein Volumen von beinahe 6 l erweitert werden. Außer der Sauerstoffversorgung des Körpers und der Entfernung von Kohlendioxid hat sie die Aufgabe, im Körper das Gleichgewicht im ph-Haushalt (sauer-basisch) zu bewahren und Wasserdämpfe, Wasserstoff und kleine Mengen von Methan auszuscheiden.

Normalerweise nutzen wir vielleicht 0,6-0,7 l dieser Kapazität. Wenn man die Lungen nicht auf volle Kapazität vergrößert, können die kleinen Lungenbläschen, Alveoli genannt, ihre Schleimhäute nicht richtig säubern. Daher bekommt man auch nicht genügend Sauerstoff und toxische Reizstoffe führen zu Infektionen und zur Entwicklung von chronischen Krankheiten.

Beim langen tiefen Atmen atmet man ein, indem man zunächst den bauch völlig entspannt. Dann dehnt man die Brust. Beim Ausatmen läßt man zunächst die Brust einsacken, dann zieht man den Bauch vollständig ein. Das Zwerchfell sinkt herab um die Lungen zu dehnen und zieht sich nach oben hin zusammen, um die Luft wieder auszustoßen.

Durch langes, tiefes Atmen kann man die Lunge auf das achtfache ihrer Kapazität erweitern. Wenn man sich angewöhnt, lang und tief zu atmen, wird man langsam Geduld und Ausdauer entwickeln. Wenn man die Zahl der Atemzüge auf weniger als 8 pro Minute reduzieren kann, beginnt die Hypophyse mit voller Kapazität Sekrete abzusondern. Wenn die Zahl der Atemzüge auf weniger als 4 pro Minute reduziert wird, beginnt auch die Zirbeldrüse mit voller Kapazität zu arbeiten, und eine tiefe Meditation ist automatisch die Folge.

b) Feueratem

Dieser Atem wird durchweg in den Kundalini Yoga-Kriyas angewandt. Den Feueratem zu praktizieren und zu beherrschen ist für den Schüler von großer Bedeutung. Beim Feueratem konzentriert sich der Energiestrom am Nabelpunkt. Dieser Atem geht ziemlich schnell (2 bis 3 mal pro Sekunde), ununterbrochen und kräftg ohne Pause zwischen dem Einatmen und dem Ausatmen.
Beim Ausatmen wird die Luft ausgestoßen, indem der Bauchnabel und der gesamte Bauch so weit wie möglich zur Wirbelsäule hin angezogen werden. Bei dieser Bewegung ist die Brustgegend ziemlich entspannt. Beim Einatmen nutzt man das Herausstoßen der Nabelgegend, um Luft in die Lungen zu pumpen. Dieser Atem ist sehr ausgeglichen, ohne Nachdruck auf Aus- oder Einatmen; beidem wird gleiche Bedeutung beigemessen.

Der Feueratem ist ein Reinigungsatem, der das Blut reinigt und alte Giftstoffe aus den Lungen, den Lungenschleimhäuten, Blutgefäßen und Zellen entfernt. Regelmäßiges Üben erweitert die Lungen rasch.

Man kann mit drei Minuten Feueratem anfangen und bis zu 20 Minuten verlängern. Beginne abwechselnd mit 3 Min. Feueratem und 2 Min. Entspannung, im ganzen 5 mal hintereinander

c) Sitali Pranayam

Diese Atmung wird oft angewandt, um Blutdruck und Fieber zu regulieren und Verdauungsstörungen zu beheben. Um so zu atmen, rollt man die Zunge zusammen und streckt sie bis kurz über die Lippen hinaus, indem man den Atem durch die eingerollte Zunge in den Mund einzieht, und atmet durch die Nase aus (s. SITALI Kriya)

d) Pfeifender Atem

Bei dieser Art von Pranayam formt man eine kleine Öffnung mit den Lippen, indem man sie spitzt. Man at-

---

*Bezüglich detaillierter Informationen über den Feueratem siehe: "Summer Solstice Issue", 1975, K.R.I. Pomona. (In Englisch)

met ein und macht dabei einen hohen Pfeifton, dann atmet man durch die Nase aus. Eine andere Variante ist, durch die Nase einzuatmen und mit einem Pfeifton durch die Lippen aus zuatmen. Lausche dem hohen Ton während des Atmens.Dieses Atmen verändert den Blutkreislauf und aktiviert die höheren Drüsen, wie zB. Schild- und Nebenschilddrüsen.

e) Periodisch unterteiltes Atmen

Es gibt eine große Anzahl von Atemanweisungen dieserArt in den Kriyas. Hierbei werden Ein- und Ausatmung in Abschnitte unterteilt, die untereinander in einem besonderen Verhältnis stehen. Jedes Verhältnis hat eine besondere Wirkung. Einige typische Verhältnisse für den Zyklus : Einatmen-Halten-Ausatmen-Halten sind wie folgt: (1:4:2:0), (4:0:1:0) und (1:8:1:8).

Als Beispiel nehmen wir einmal die Proportion 4:1. Diese Atmung benutzt man, um sich selbst zu heilen und Depressionen zu überwinden. Man atmet in 4 gleichmäßigen Etappen ein. Jeder Teil ist ein kurzes, schnüffelndes Einatmen, das die Nasenflügel leicht zusammenfallen läßt. Man atmet in einem Stoß durch die Nase aus. Es ist wichtig, die Aufmerksamkeit auf das Gleiten des Atemstroms zu richten und die Abschnitte des unterteilten Atems gleichmäßig lang zu halten.

Es gibt noch viele andere Arten der Atmung, aber dies sind die Grundbestandteile der meisten Atemarten, denen man begegnet.

Asanas - Grundlegende Sitzhaltungen

Jede Übung in einer Kundalini Yoga-Kriya gibt genau an, welche Sitzhaltung man einnehmen soll. Manchmal ist die Instruktion für die Sitzhaltung in einer Übung oder Meditation nicht festgelegt. Es mag verlangt werden, daß man in irgendeiner Meditationsposition oder mit gekreuzten Beinen sitzt oder in einer bequemen Sitzhaltung.

In diesen Fällen ist die Hauptvoraussetzung, daß das Rückgrat gerade ist und der ganze Körper im Gleichgewicht. Jede der hier aufgeführten Positionen würde diesen Anforderungen gerecht werden. Wenn man eine Sitzhaltung für die Meditation einnimmt, ist es wichtig, das man sich im Gleichgewicht und fest auf dem Boden sitzend fühlt.

Wenn man sich nach einer Seite neigt oder in den Knien oder Fußgelenken große Schmerzen hat, kann man nicht meditieren. Wenn man die Meditation in einer unausgewogenen Haltung beginnt, riskiert man, daß die Energie und der Blutkreislauf, die durch die Kriya aktiviert wurden, fehlgeleitet werden. Z.B. auf einem Stuhl sitzend zu meditieren ist für jene Kriyas, die dies erlauben, völlig in Ordnung. Wenn man jedoch die Beine baumeln läßt oder wenn der Druck auf die Füße ungleichmäßig ist, wird das Blut in der Bekkengegend in Bezug auf die beiden Körperhälften ungleichmäßig verteilt.

Dies kann wiederum den Nabelpunkt verschieben, was zu Kopfschmerzen, Unregelmäßigkeiten im Menstruationszyklus, Verdauungsschwierigkeiten und einer Reihe von unbedeutenderen Beschwerden führen kann, für die sich nur schwer eine Ursache finden läßt.*)

Bedenke, daß alle Teile des Körpers miteinander in Verbindung stehen und einander beeinflussen. Deine Sitzhaltung sollte Dir bequem und ausgewogen erscheinen. Sie sollte Dir einen Eindruck von Harmonie vermitteln. In gewissen Tiefenmeditationen kann es geschehen, daß der Bewußtseinszustand sich in dem Maße verändert, daß man vorübergehend das normale Körperbewußtsein verliert. In diesem Falle muß die Körperhaltung so ausgeglichen sein, daß es für den Körper ein Leichtes ist, sie automatisch ohne bewußtes Bemühen beizubehalten.

Wenn man nicht im Gleichgewicht ist, kann es passieren, daß die Muskeln in Reaktion auf die Anspannung zucken und sich verkrampfen. Jede kleine Verkrampfung kann einen Wirbel leicht bewegen oder verschieben.

Als Yoga in diesem Lande noch relativ neu war, führten einige kühne Veranstalter Meditationen im Kopfstand ein. Das hatte eine gute Publikumswirkung und war eine reizvolle Neuheit; aber es gab viele verrenkte Nackenwirbel und mißglückte Meditationen. Mit diesen Hinweisen im Gedächtnis, wähle eine der nachstehenden Haltungen und setze Dich bewußt korrekt hin.

Der Boden, auf dem Du sitzt, darf weder zu kalt noch zu hart sein. Darum sitzen die meisten, die Yoga machen, auf einem Schafsfell oder einer Matte. Ein dickes Polster oder ein großes Kissen sind dafür ungeeignet, denn sie bieten der Wirbelsäule nicht die feste Unterlage, die sie für eine gerade aufrechte Haltung braucht. Ein Schafsfell hat genau die richtige Dicke.

Es sorgt auch für eine elektromagnetische Isolierung vom Boden. Dies verhindert Ermüdung und Energieverlust während der Meditation. Die nächstbesten Stoffe zum Draufsitzen sind Wolle, Baumwolle und Seide. Obwohl man von Natur aus mit einem natürlichen Sitzkissen ausgestattet ist, muß man doch etwas für eine gerade Wirbelsäule und für die elektromagnetische Ausgewogenheit im Nervensystem tun.

*Eine vollständige Analyse der Effekte eines nichtzentrierten Nabelpunktes und den Ansatz der Yogatherapie zur Korrektur solcher Ungleichgewichte findest Du im "K.R.I. Journal for the Study of Science and Consciousness", Juni 1975. (In Englisch)

a) **Lotussitz**

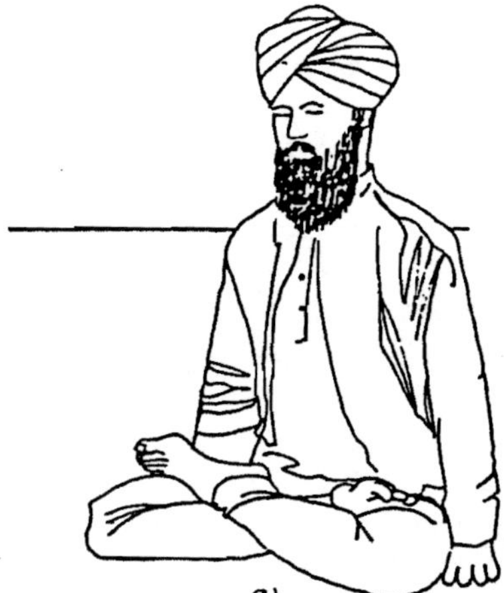

a)

Sitze mit ausgestreckten Beinen. Spreize die Beine. Beuge das linke Bein, so daß die linke Ferse in der Leistengegend ist. Hebe den linken Fuß auf den rechten Oberschenkel. Biege das rechte Bein so, daß der rechte Fuß überden linken Oberschenkel so dicht wie möglich zum Bauch kommt. Richte die Wirbelsäule auf Ziehe den Brustkorb hoch und drücke den unteren Teil der Wirbelsäule leicht nach vorn.

In dieser Stellung fühlt man sich wie "verankert". Solange Du in dieser Position bist, kannst Du tief meditieren und die Stellung hält sich selbst. Es gibt nur sehr wenige Übungen und Meditationen, die diese Position unbedingt voraussetzen. Aber sie wird als eine der besten Asanas für tiefe Meditation anerkannt.

b) **Sukasana oder Schneidersitz**

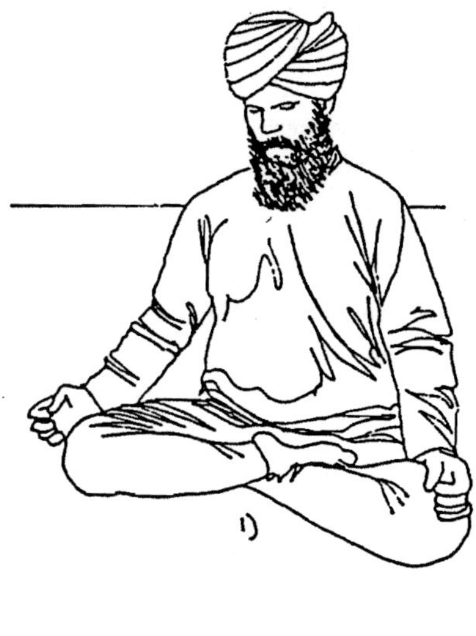

1)

Es gibt drei Variationen des Sukasana, die allgemein in Übungen und Meditationen angewandt werden.

Variation 1:
Sitze mit ausgestreckten Beinen. Ziehe den linken Fuß zur Leistengegend. Lege den rechten Fuß über das linke Fußgelenk, so daß er neben dem Unterschenkel ruht. Richte die Wirbelsäule auf. Man kann entweder den einen oder den andern Fuß nehmen.

Variation 2:

Eine sehr feine und wirksame Variation ist, in Sukasana die Ferse in die Nähe der Leistengegend zu ziehen. Bleibe etwa 5 bis 8 cm vom Körper entfernt. Lege den obenliegenden Fuß so hin, daß er unmittelbar auf der Wade liegt. Dabei ist das Fußgelenk des obenliegenden Fußes etwa 5 cm vom Fußgelenk des untenliegenden Fußes entfernt. In dieser Position muß man besonders achtgeben, daß der untere Teil der Wirbelsäule nach vorn gedrückt wird. Sie neigt dazu, zurückzufallen.

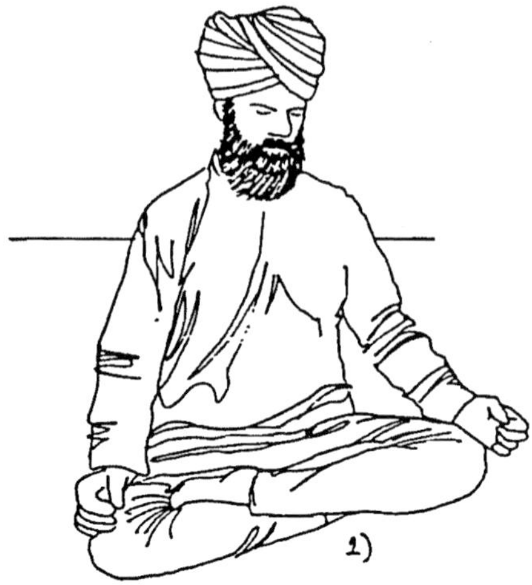

1)

Variation 3:

Wenn die beiden ersten Positionen zu anstrengend für Dich sind, versuche die folgende: Sitze mit ausgestreckten Beinen. Lege einen Fuß unter das entgegengestzte Knie und dann ziehe den ausgestreckten Fuß über das andere Knie. Richte Deinen Rücken auf und drücke die untere Hälfte der Wirbelsäule leicht nach vorn.

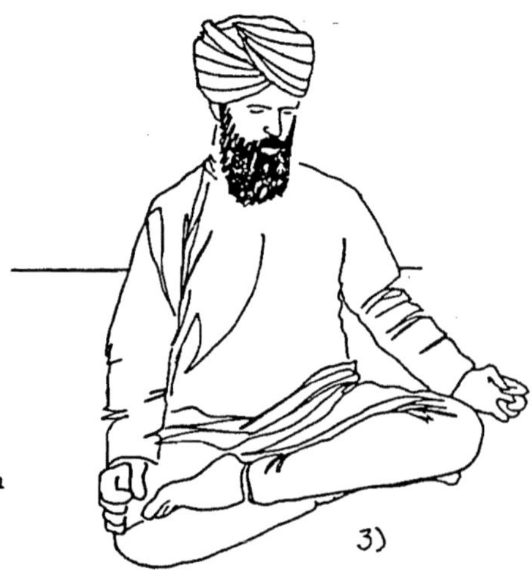

3)

Alle diese Positionen setzen weniger Biegsamkeit voraus und sind für die Knie einfacher als der Lotussitz. Der Nachteil ist, daß man sich bewußt darum bemühen muß, die untere Hälfte der Wirbelsäule nach vorn zu drücken, damit die obere Hälfte gerade bleiben kann.

c) Siddhasana (Perfekter Sitz)

Diese Position ist ausgezeichnet, um das Nervensystem anzuregen und die Sexualenergie des Körpers nutzbringend zu verwenden. Sie setzt viel Übung voraus, ehe man sie vervollkommnen kann. Aber wenn man sie beherrscht, verfällt man schon in Meditation, wenn man nur in dieser Position sitzt.

Strecke beide Beine aus. Beuge das rechte Bein und lege die Zehen des rechten Fußes in die linke Knie kehle. Danach ziehe die linke Ferse unter das rechte Bein bis unter das Geschlechtsorgan. Die linke Ferse sollte die Stelle am Becken zwischen Geschlechtsorgan und After berühren. Die Zehen des rechten Fußes sind in die linke Kniekehle eingebettet. Nur die große Zehe steht heraus. Richte das Rückgrat auf.

Als Anfänger sollte man diese Asana nur einige Minuten lang beibehalten; man kann dann allmählich die Zeitdauer beliebig lang ausdehnen.

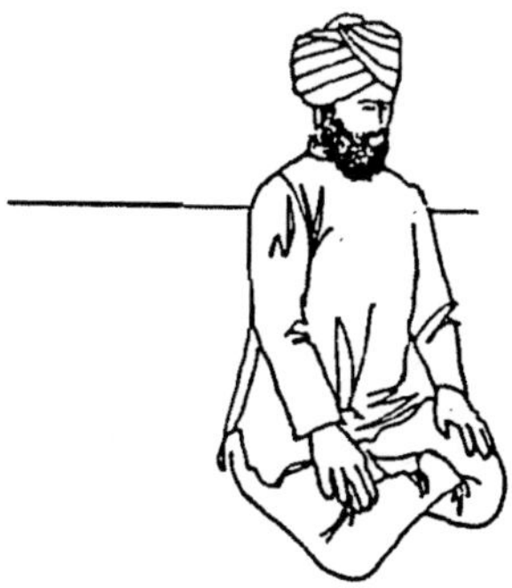

d) Vajrasana (Felsblocksitz)

Diese Asana ist wegen ihrer wohltuenden Wirkung auf das Verdauungssystem bekannt. Ihr Spitzname kommt von dem Gedanken, daß einer, der diese Position beherrscht, in ihr Steine verdauen kann. Auch macht sie einen stabil und ausgeglichen wie ein Felsblock.

Beginne diese Position, indem Du kniest, wobei die Fußrücken auf dem Boden liegen. Setze Dich auf die Fersen. Die Fersen üben dabei einen Druck auf die beiden Nervenstränge aus, die zum unteren Zentrum jeder Gesäßhälfte führen. Halte die Wirbelsäule gerade.

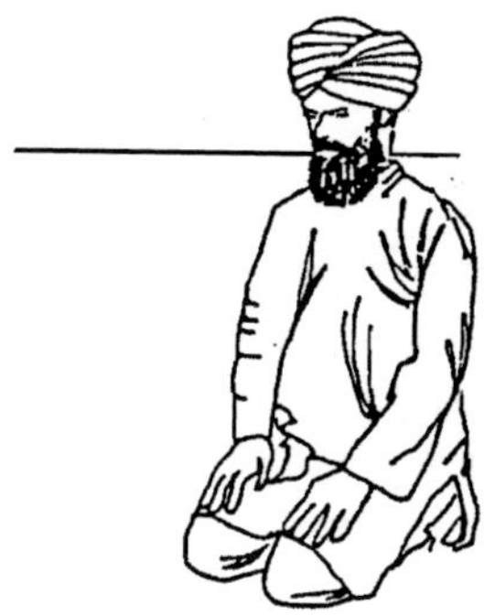

e) Halb-Lotus

Es gibt zwei Positionen, die man häufig Halb-Lotus nennt. Die leichtere ist eine Variation der Sukasana. Setz Dich in Sukasana. Ziehe den obenliegenden Fuß ganz über den Oberschenkel, anstatt ihn neben dem Fußgelenk zu lassen.

Die andere Halb-Lotus Position ist etwas schwieriger. Setz Dich in Vajrasana und strecke dann das rech te Bein aus. Beuge es, so daß der rechte Fuß auf dem linken Oberschenkel ruht. Du sitzt und balancierst auf der linken Ferse und dem rechten Knie. Oft wechselt man bei dieser Position von einem Bein zum andern, wenn es ausdrücklich verlangt wird.

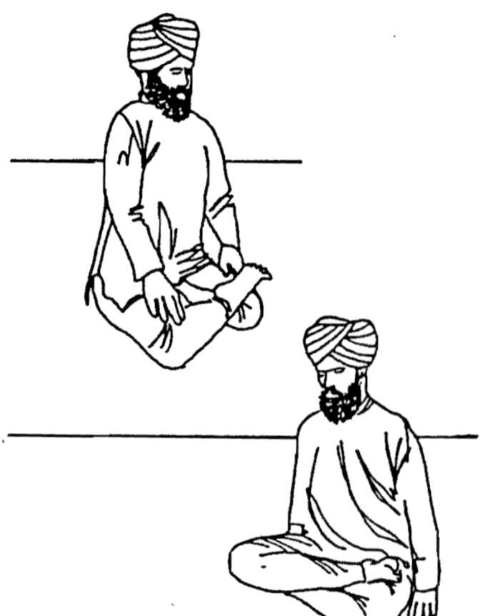

f) Auf dem Stuhl sitzend

Wenn keine dieser Positionen für Deine Meditation bequem ist, kannst Du auf einem Stuhl sitzen, wenn Du darauf achtest, den Stuhl mit Bedacht auszusuchen. Man neigt dazu, auf einem Stuhl vollkommen in sich zusammenzufallen.oder krumm zu sitzen. Wirke dieser Neigung entgegen, indem Du Dich daran erinnerst, daß Du Dich hinsetzt, um entspannt und vollkommen aufmerksam zu werden. Wähle einen Stuhl, der Dir einen festen Halt gibt. Ein großer weicher Sessel kann bei langer Meditation unbequem werden. Die Stuhllehne kann Dich stützen, wenn sie gerade ist. Ein weitverbreiteter Fehler ist es, die Beine baumeln zu lassen Esist erforderlich, mit gleichmäßig verteiltem Druck auf dem Boden zu stehen. Diese gleichmäßige Verteilung des Gewichts garantiert, daß der untere Teil der Wirbelsäule und die Hüften nicht aus dem Gleichgewicht geraten.

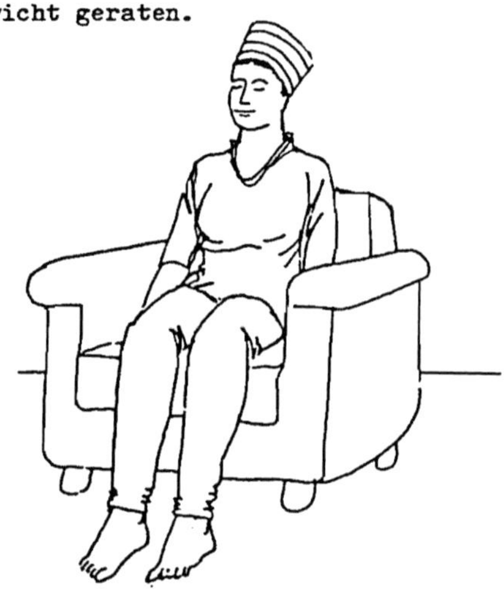

g) Gebundener Lotus

Diese Position ist nicht so grundlegend wie die vorhergegangene. Für viele Menschen ist sie schwierig. Wenn sie einem jedoch gelingt, ist sie eine ausgezeichnete Haltung für eine tiefe Meditation und ein ausgewogenes Drüsensystem.

Nimm den perfekten Lotussitz ein. Schiebe die Füße so weit wie möglich über die Oberschenkel. Lange mit beiden Armen um den Rücken herum und greife die Zehen. Die rechte Hand greift die Zehen des rechten Fußes, die linke die Zehen des linken Fußes. Drücke den fleischigen Teil der großen Zehen mit dem Daumen, um die Hypophyse anzuregen. Die Wirbelsäule ist nach vorn durch gedrückt. Das Kinn zieht man ein. Erzwinge diese Position nicht. Erarbeite Dir die notwendige Biegsamkeit allmählich, und übe zu Beginn nur einige Minuten pro Tag.

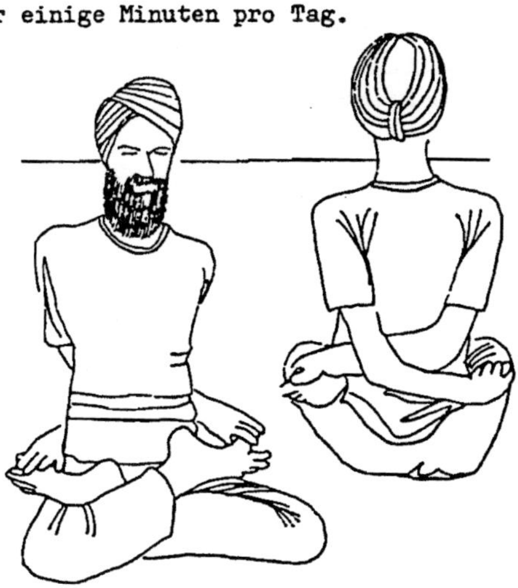

h) Die 30°-Neigung

Sitze im Schneider- oder Lotussitz. Lehne Dich aus der senkrechten 30° rückwärts, halte aber die Wirbelsäule gerade. Laß Dich nicht hängen. Dies bewirkt einen sanften Druck auf die 3. und 4. Lendenwirbel. Die Augen sind bei Meditationen in dieser Position normalerweise leicht geöffnet. Solltest Du plötzlich entspannen, würde sich das Rückgrat auf natürliche Weise zurückbiegen.

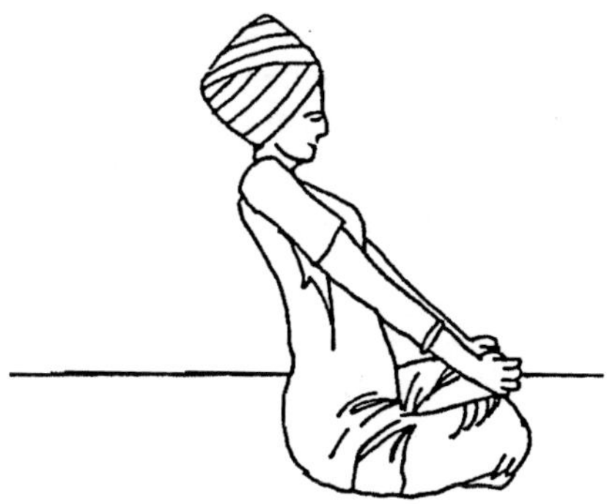

Fundamentale Mudras (Handhaltungen)

Die Hand ist sowohl magisch als auch funktional. Von den ersten Lebensjahren an dient sie der Entdeckung der Welt, indem wir Handgriffe ausüben und schöpferisch tätig sind. In jeder winzigen Bewegung verleiht die Hand unseren Stimmungen Ausdruck. Wenn man die Handflächen anschaut, kann man feststellen, daß die Handlinien faszinierende Muster bilden. Wenn man die Kodierung kennt, offenbaren sie eine Energiekarte unseres Bewußtseins- und Gesundheitszustands.

Die Yogis stellten die Bereiche der Handfläche und die mit ihnen assoziierten Reflexe dar. Jeder Bereich der Hand ist die Reflexzone für einen Bereich des Körpers oder des Gehirns. Jede Partie zeigt auch die verschiedenen Gefühlsbereiche und Verhaltensweisen auf. Durch Krümmen, Kreuzen, Strecken und Berühren der Finger mit anderen Fingern und Bereichen können wir wirksam Körper und Geist ansprechen. Die Hände werden zur Tastatur für Eingaben in unseren "Geist-Körper-Computer". Jede unten angeführte Handhaltung (Mudra) ist eine Methode, mit dem man dem Geist-Körper-Energiesystem unmißverständliche Nachrichten übermitteln kann.

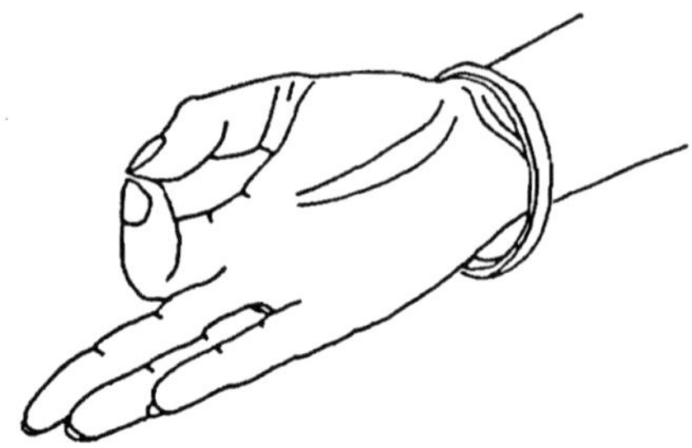

a) Gyan Mudra

In der Gyan Mudra-Handhaltung legt man die Daumen- und Zeigefingerspitzen aneinander. Dies wirkt anregend auf geistige Fähigkeiten und Kenntnisse. Die Energie des Zeigefingers wird oft durch Jupiter symbolisiert, den Planeten, der Expansion repräsentiert. Dies ist die am häufigsten angewandte Mudra. Sie vermittelt Rezeptivität und Gemütsruhe. Bei der Ausführung starker Pranayamas oder Übungen wird oft die "aktive" Form der Mudra angewandt. Dabei biegt man den Zeigefinger unter den Daumen, bis der Fingernagel das 1.Glied des Daumens unter dem Fingernagel berührt.

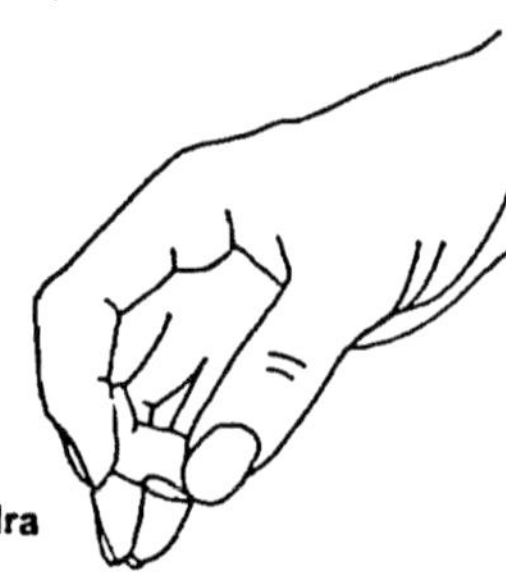

b) Shuni Mudra

Bei dieser Mudra legt man die Daumen und Mittelfingerspitzen zusammen. Von dieser Mudra sagt man, sie stärke Geduld und Urteilskraft. Der Mittelfinger wird oft durch den Planeten Saturn symbolisiert. Dieser repräsentiert den strengen Zuchtmeister und das Gesetz des Karma, Verantwortungsbewußtsein und den Mut zur Pflichterfüllung.

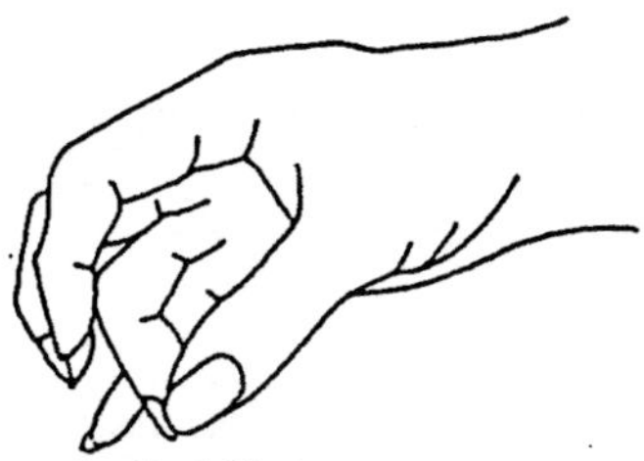

c) Surya oder Ravi Mudra

Bei dieser Mudra legt man die Spitze des Ringfingers mit der Daumenspitze zusammen. Ihre Ausübung aktiviert vitalisierende Energie, gibt Nervenkraft und Gesundheit. Die Eigenschaften des Ringfingers werden durch Sonne oder Uranus symbolisiert. Die Sonne repräsentiert Energie, Gesundheit und Sexualität; Uranus steht für Nervenkraft, Intuition und Wandlungsfähigkeit.

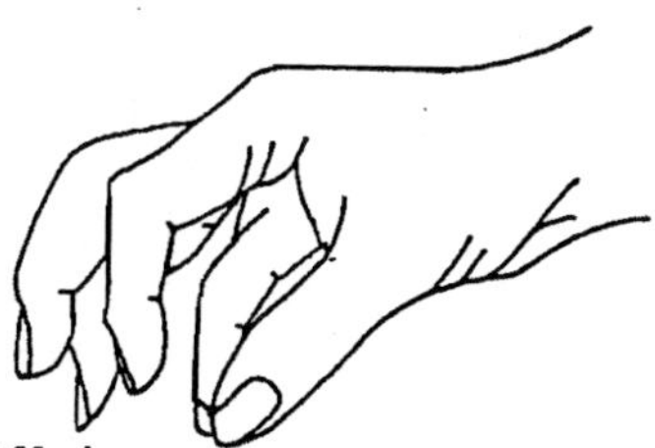

d) Buddhi Mudra

Bei dieser Mudra legt man die Spitze des kleinen Fingers auf die Daumenspitze. So wird man für eine klare und intuitive Kommunikation offen. Diese Mudra begünstigt auch die Entwicklung der Psyche. Der kleine Finger wird durch Merkur symbolisiert, der geistige Schnelligkeit und geistige Kräfte im Umgang mit andern bedeutet.

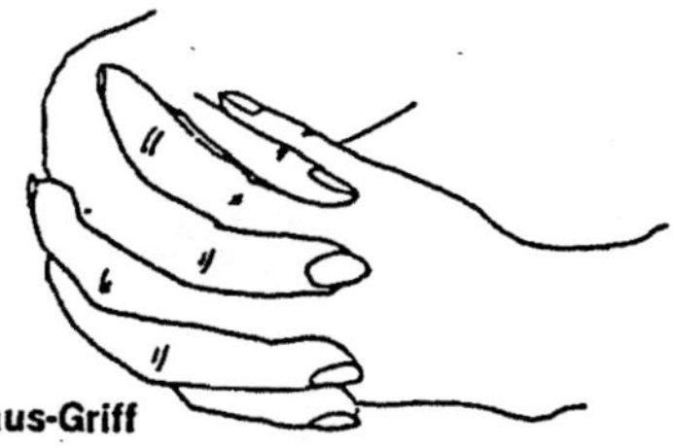

e) Venus-Griff

Diese Mudra wird häufig bei Übungen angewandt. Ihr Name leitet sich von der Tatsache ab, daß bei dieser Haltung die positive und die negative Seite des Venushügels der Handflächen mit den Daumen in Verbindung gebracht werden. Die Daumen repräsentieren das Ich. Der Venushügel ist der fleischige Teil unter der Daumenwurzel. Er wird durch den Planeten Venus symbolisiert, dem die Kräfte der Sinnlichkeit und der Sexualität zugeordnet sind. Diese Mudra lenkt die Sexualenergie und fördert das Gleichgewicht in der Drüsenfunktion. Wenn bei einer Meditation die Hände in dieser Mudra im Schoß ruhen, ermöglicht sie es uns, unsere Gedanken zu konzentrieren oder sie auf einen bestimmten Punkt zu richten.

Man legt die Handflächen aneinander und verschränkt die Finger ineinander, wobei der linke kleine Finger zuunterst liegt. Man legt die Spitze des linken Daumens genau über den Daumenansatz in die Haut zwischen Daumen und Zeigefinger. Die

Spitze des rechten Daumens drückt auf den fleischigen Hügel an der Wurzel des linken Daumens. Für Frauen ist die Daumenposition genau umgekehrt.

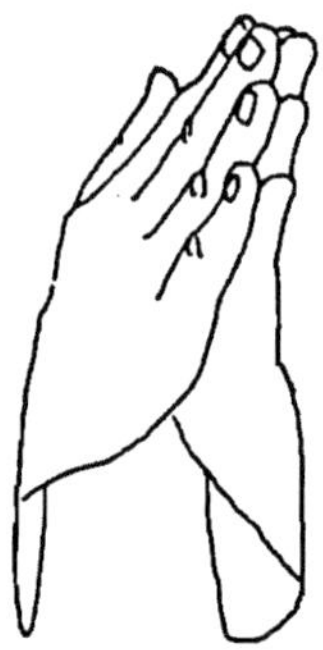

f) **Gebetsmudra**

Lege die Handflächen aneinander. Die positive Körperseite (rechts=männlich oder positiv) und die negative (links=weiblich oder negativ) werden neutralisiert. Dies wird immer dann getan, wenn man sich in Vorbereitung auf eine Kriya konzentriert.

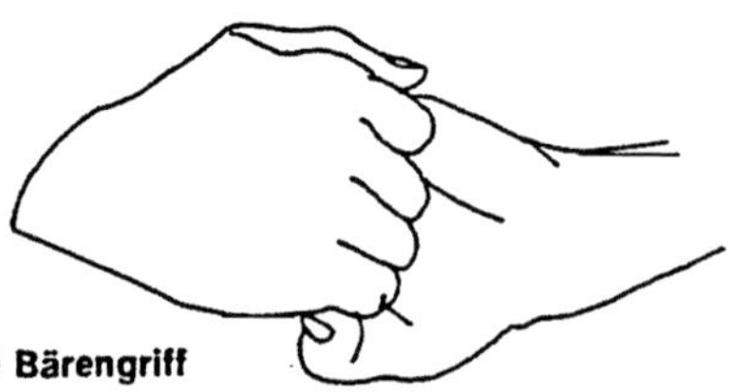

g) **Bärengriff**

Bei dieser Mudra dreht man die linke Handfläche in Brusthöhe nach außen, den Daumen nach unten. Die rechte Handfläche dreht man in Brusthöhe dem Körper zu. Man bringt die Finger zusammen und rollt sie ineinander, so daß beide Hände eine Faust bilden. Diese Mudra dient dazu, das Herz anzuregen und die Konzentration zu unterstützen.

h) **Die Hände im Schoß**

Eine weitere allgemeine Mudra bildet man, indem man die linke Hand in den Schoß legt, Handfläche nach oben. Dann legt man die rechte Hand in die linke, auch die Handfläche nach oben. Die Daumenspitzen berühren einander.

Die Frauen legen dagegen die rechte Hand zuunterst.

Mantras

Mantra bedeutet Projektion des Geistes. Es ist ein technisches Hilfsmittel zur Lenkung des Geistes. Es gibt viele Mantras; alle haben besondere Eigenschaften, Rhythmen und Wirkungen. Die Kombination von Klang, Resonanz und Rhythmus des Mantras erhöht den Bewußtseinszustand, der den Verlauf der Gedankengänge in bestimmten Bahnen reguliert. Mantra ist nicht nur eine willkürlich bestimmte Bezeichnung. Es ist ein Klangstrom, der mit seinem Objekt in Beziehung steht. Wir unterscheiden immer zwischen einer Sache und ihrem Namen, denn Bezeichnungen sind willkürlich.

Manche Sprachen bedienen sich der Klänge höheren Niveaus. Wenn die dem Klang innewohnende Vibration mit dem übereinstimmt, worauf sie sich bezieht, oder wenn sie es in irgendeiner Weise wiedergibt, ist sie eine heilige Sprache. Dies ist das Prinzip, auf dem Sprachen wie

Sanskrit oder Gurmukhi beruhen.

Wenn man diese uralten Silben chantet, stellt man auf die schnellstmögliche Weise eine Verbindung seiner Vibration mit der des Schöpfers her. Das Mantra bestimmt, mit welcher Bewußtseinsebene man in Beziehung treten will.

Die Kraft des Mantras ergibt sich aus dem Bewußtseinsstand des Einzelnen. Mantra Yoga ist die Methode, mit welcher der Einzelne an das Ganze "gejocht" wird. Dies kommt in der Vereinigung des Klanges des individuellen Bewußtseins mit dem des Universalbewußtseins durch die rhythmische Kraft des Mantras zustande.

Mantraworte, auf die Unendlichkeit projiziert, treten mit jener Frequenz in Beziehung. Wenn das ganze Denken und die Schwingungen eines Menschen darauf ausgerichtet sind, viel Geld zu verdienen, werden seine Worte dies widerspiegeln. Chanten ist unsere Fähigkeit, mit Schwingungen umzugehen, die den Einzelnen von seinem augenblicklichen Stand, seiner Entwicklungsstufe oder seiner Lebensweise zu einem vorausgeplanten oder gesteckten Ziel trägt. Das Mantra ist das Prinzip der Bekräftigung und des Probens für das Erreichen dieses letzten Ziels.

Im Mantra Yoga ordnen wir die Klänge nicht nur ihrer Wirkung gemäß in Kategorien ein, sondern auch ihrer Wirksamkeit und ihrem Ursprungsniveau entsprechend. Bakri bezieht sich auf Töne, die mit der Zungenspitze hervorgerufen werden. Es ist der hörbare Klang. Es ist das gesprochene Wort. Kanth ist der Klang, den man in der Kehle hervorbringt. Es ist der Ton des Geistes, des Denkens. Genau genommen ist es der Ton, der entsteht, wenn man leise liest, wobei man den unhörbaren Ton hört, als gäbe man ihn wirklich hörbar von sich. Hardhay ist der Ton, der im Herzzentrum entsteht. Es ist die Botschaft, die vom Herzen kommt. Es ist der Wunsch, den die Mutter ihrem Kind sendet oder der chela (Schüler) seinem Guru. Es ist die Verständigung in Gedankensprache. Nabhi bezieht sich auf den Ton, der am Nabel entsteht. Was am Nabel entsteht, ist äußerst wirksam. Die letzte Kategorie ist Anhatha, der Ton ohne Ende, der unbegrenzte. Es ist der "nicht angeschlagene" Ton, der tief in allen Ebenen des Bewußtseins und des Seins widerhallt.

In tiefer Meditation, wenn Körper und Geist sich mit dem Absoluten vereinigen, ist Anhatha der Ton, den man hört. Dieser anhad oder Tonstrom wird tatsächlich von Kindern wahrgenommen und seine höchste Bewußtseinsentfaltung erfolgt mit etwa 1 1/2 Jahren. In der modernen Gesellschaft, wo das Bewußtsein durch alle Eindrücke der Zivilisation und Technisierung überladen wird, rückt dieser Ton, den man eigentlich mit Leichtigkeit und Regelmäßigkeit wahrnehmen sollte, in den Hintergrund; und wird im Alter von

3 Jahren nicht mehr gehört und vergessen. Durch Praktizieren von Mantras und Erinnern an den Namen und den Ton der kreativen Unendlichkeit kann man das verloren geglaubte Potential wiederbeleben und wiederentwickeln.

Alle diese Ebenen des Tones werden in einem guten Sadhana über eine lange Zeitspanne hinweg entwikkelt und integriert. Letztenendes wird das Praktizieren des Mantras so vervollkommnet, daß jedes Mantra zu Japa wird. "Ja" bedeutet Ton, "Pa" Widerhall. "Japa" bedeutet das Mantra widerhallen zu lassen. Bei Japa wird das Mantra in den unendlichen Kosmos projiziert und zu einem zurückgeworfen. Man kann es hören, ohne das Gefühl zu haben, es selber hervorgebracht zu haben. Es ist das Gefühl, als würden Millionen von Stimmen das Mantra widerhallen lassen. Es ist schützend und kreativ.

Dieses Japa führt zu Tapa, der innerlichen übersinnlichen Hitze des Prana. Tapa ist es, was die Nerven erneuert und stärkt. Japa praktiziert man oft mit Hilfe eines Rosenkranzes (einer Perlenkette, Mala genannt).

Eine Mala wird mit einer bestimmten Anzahl von Perlen hergestellt (meist 108,54 oder 27). Bei jeder Perle wird das Mantra oder die Meditation wiederholt. Außerdem gibt es eine Guru-Perle oder Meru, die etwas größer als die andern ist und den Meditierenden daran erinnert, daß er einen vollen Zyklus des Mantras wiederholt hat. Die Guru-Perle wird nicht überschritten. Man dreht nur die Mala an ihr herum und geht in der gleichen Richtung weiter wieder zum Anfang.

Ursprünglich war die Mala benutzt worden, um die Zeitdauer der Meditationen zu messen. Anstatt eine Meditation 31 Minuten lang zu praktizieren, machte man vielleicht 25 Malas. Außerdem hilft die Notwendigkeit des Richtungswechsels alle 108 Wiederholungen, die Aufmerksamkeit aufrecht zu erhalten, welche nach vielen Wiederholungen der gleichen Wortgruppe oder des Mantras leicht nachläßt.

Die Mala scheint auch durch den fortwährenden Druck der Fingerspitzen auf die Perlen als Anreizquelle für das Nervensystem und Gehirn zu dienen. Die Perlen werden ohne Spalten hergestellt, um die Möglichkeit der Reibung herabzusetzen.

In allen Chants ist es wichtig, den Mund zu bewegen. Man neigt dazu, zu murmeln und undeutliche Mundbewegungen zu machen. Die volle Wirkung des Mantras beruht auf den Reflexpunkten auf der Zunge und im Mund; sprich also deutlich und bewege die Zunge präzise.

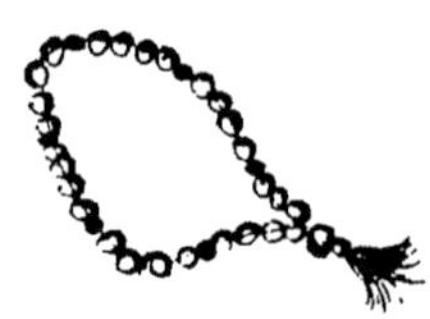

1. Adi Mantra:
ONG NAMO GURU DEV NAMO

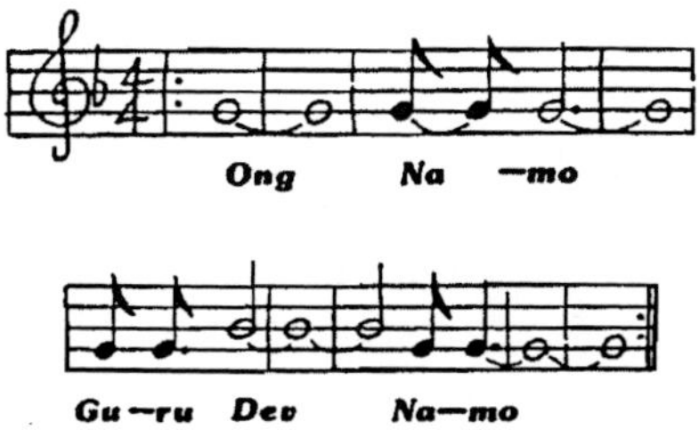

Dieses Mantra wird vor jeder Yogaklasse oder Übungsstunde für Kundalini Yoga gechantet. In alten Büchern über Yoga steht, daß Kundalini Yoga die wirksamste aller Yogaarten sei, aber daß sie sehr gefährlich sei. Tatsache ist, daß, wenn man es auf korrekte Weise ausübt, ein universales Nam chantet und sich vor dem Höheren Selbst oder Lehrer verneigt, es vollkommen sicher ist. Das ADI Mantra öffnet den schützenden Energiekanal für Kundalini Yoga.

ONG ist die unendliche kreative Energie, der man in Manifestationen und Aktivität begegnet. Es ist eine Abwandlung der kosmischen Silbe OM, mit der man Gott in seiner absoluten oder unmanifestierten Form bezeichnet. Wenn Gott schafft und als Schöpfer fungiert, wird er ONG genannt.

NAMO entstammt der gleichen Wurzel wie das Wort Nameste, das "verehrungsvolle Grüße" bedeutet. Nameste ist eine verbreitete Form der respektvollen Begrüßung in Indien, bei der man die gegeneinander gepreßten Handflächen an die Brust oder an die Stirn legt. Das soll eine Verbeugung zum Ausdruck bringen. Zusammen bedeutet ONG NAMO: "Ich rufe das unendliche kreative Bewußtsein an." Damit öffnet man sich für das universale Bewußtsein, das alle Aktivitäten lenkt.

GURU ist der Lehrer oder die Verkörperung der Weisheit, die man sucht.

DEV bedeutet göttlich oder von Gott, im nicht-irdischen, transparenten Sinn. NAMO an Schluß des Mantras bestätigt die demütige Verehrung des Anbetenden. Zusammengenommen bedeutet GURU DEV NAMO: "Ich rufe die göttliche Weisheit an.", wobei man sich vor seinem Höheren Selbst verneigt, daß es einen leiten soll bei der Benutzung des Wissens und der Energie, die vom kosmischen Selbst kommt.

Beim Chanten dieses Mantras sollte man mit gerader Wirbelsäule sitzen und die aneinandergelegten Handflächen so an die Brust drücken, daß die Daumen das Brustbein berühren. Das Mantra wird im allgemeinen mindestens 3 mal gechantet, jedesmal mit einem vollen Atemzug. Man atmet ein und chantet: ONG NAMO GURU DEV NAMO. Der Ton DEV wird anderthalb Töne höher gechantet als die anderen Töne. In Notenschrift würden alle Silben in C, DEV in Dis gechantet.

2. Ashtang und Bij Mantras

Es gibt 2 Arten von Mantras, die oft im Kundalini Yoga angewandt werden. Die erste ist das Bij Mantra, das einem Samen gleicht. Es ist der Name Gottes, der in Dir gesät wird, in Deinem Herzen, wo er wachsen wird und seine Strahlen Deine ganze Aura durchdringen. Aber bevor die Saat gesät werden kann, muß der Boden zubereitet werden. Und dafür benutzen wir ein Ashtang Mantra. Ashtang bedeutet "achtfach". So wie Spermatozoen das Ei achtmal umkreisen müssen, bevor sie eindringen, so muß das Bij Mantra innerhalb der achtfachen Vibration des Ashtang Mantras in das Herz gesät werden.

Die achtfache Vibration wirkt als Stimulant, der das gesamte Gehirn anregt. Nur ein Ashtang Mantra oder das Panj Shabad Mantra können Dein Potential in diesem hohen Maße entwickeln.

Adi Shakti Mantra:
EK ONG KAR SAT NAM SIRI WHA GURU

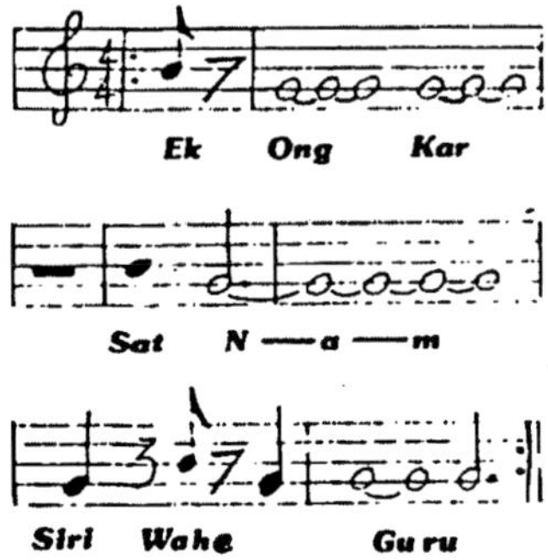

Es gibt viele Ashtang Mantras, doch das eine, das wir mit größter Regelmäßigkeit chanten, heißt Adi Shakti Mantra.

Es gibt zwei Möglichkeiten, das Göttliche zu finden. Eine Methode ist, das Sonnengeflecht zu aktivieren und die Energiezentren in dieser Gegend aufzuladen, um direkten Zugang zu vermitteln. Die andere Methode ist, durch Konzentration und Meditation den Shabad Ton in Deinen solaren Zentren zu entwickeln und so das göttliche Licht zu empfangen. Dieses Mantra umfaßt beide Methoden.

Das Mantra ist ein präziser Klang: EK ONG KAR SAT NAM SIRI WAHE GURU. Die Silben sind die Tasten, mit deren Hilfe Du Deine Botschaft zum unendlichen Selbst sendest. In Deinem ganzen Organismus ertönt es und diese Töne wirken auf jeden Teil Deines Wesens. Jeder Laut bringt ein anderes Chakra zum Schwingen und integriert sie zu voller Strahlung innerhalb Deiner Aura.

EK bedeutet eins. Es ist das Wesen all dessen, das Eins ist. ONG, wie schon oben erwähnt, ist die ursprüngliche Vibration, von der die gesamte Schöpfungskraft ausgeht. Man macht einen Vorstoß in Gebiete jenseits der einschränkenden Vorstellungen von der Welt und vom Selbst und dringt zum Kern der Schöpfung vor, der alles durch den Klang ONG aufrechterhält. Der Ton entsteht am oberen Gaumen und in der Nase. Er bringt den gesamten Kopf zum Schwingen und hat einen vollen nasalen Ton.

KAR bedeutet Schöpfung. SAT bedeutet Wahrheit. NAM bedeudet Name. Der Name des Einen Schöpfers, bekannt durch die ganze Schöpfung, ist kein Wort, sondern Wahrheit. Wenn Du SAT chantest, solltest Du ganz kurz den Nabel und die unteren Zentren zusammenziehen, um etwas von der inneren Schöpfungskraft freizumachen.

SIRI bedeutet groß und erhaben. WAHE ist der nicht zu übersetzende Ausdruck für ein unbeschreibliches Ereignis: man erlebt die allerhöchste Kraft des Schöpfers. Es ist Ekstase.

GURU bedeutet die Weisheit, das Verständnis für höhere Weisheit. Die acht Vibrationen sind demnach: EK ONG KAR SAT NAM SIRI WAHE GURU. Man könnte es übersetzen mit:

"Es gibt einen Schöpfer in der gesamten Schöpfung, dessen Name 'Wahrheit' ist. Unermeßlich groß ist die Ekstase angesichts jener allerhöchsten Wahrheit."

Das Mantra kann in drei Teile unterteilt werden. EK ONG KAR bedeutet: "Es gibt einen Schöpfer, der diese Schöpfung geschaffen hat." Hier erkennt man die Notwendigkeit einer bewußten Vereinigung mit der Unendlichkeit. SAT NAM bedeutet: "Wahrheit ist sein Name". Sat NAM ist der Name Gottes, mit dem wir in Beziehung stehen; es ist das Bij Mantra, der Same, den wir in unsere Herzen säen. Mit SAT NAM stoßen wir zum Kern der Wahrheit vor und verstehen die wahre Natur der Dinge. Der dritte Teil des Adi Shakti Mantras ist SIRI WAHE GURU. Es bedeutet "unbeschreiblich groß und jenseits aller Worte ist Seine Weisheit." Damit verleiht man der Wonne Ausdruck, die man über das Wissen über das Wahre Selbst empfindet. Der Siri Singh Sahib (Yogi Bhajan) sagte dazu: "Wenn Ihr dieses Mantra in diesen finsteren Tagen des Kali Yuga chantet, wird es Euch das Schloß öffnen, mit dem Ihr dem Gefängnis der Unwissenheit und der geistigen Blindheit entrinnen könnt. Es wird Euch befreien und mit dem Göttlichen vereinen. Wenn Ihr 2 1/2 Std. vor Sonnenaufgang, wenn die Kanäle am reinsten sind, dieses Mantra in harmonischer Atmosphäre singt, werdet Ihr eins werden mit dem Herrn. Es wird Euer Sonnengeflecht öffnen, was dann wiederum das Sonnenenergiezentrum auflädt. Das Sonnengeflecht wird mit der kosmischen Energie in Kontakt kommen, und Ihr werdet von dem Kreislauf des Karmas, das Euch an diese Erde bindet, befreit. Alle Mantras sind gut, weil sie das Göttliche in uns erwecken, aber dieses Mantra ist das Mantra für unsere Zeit. Es repräsentiert den Pfad zur schrittweisen Erlangung des spirituellen Wissens um unser innerstes Wesen."

Wenn wir dieses Mantra chanten, verbinden wir uns in uneingeschränkter Weise mit dem Unendlichen, das jenseits des Menschen und jeder begrenzten Form steht. Alle, die sich an einen Menschen binden oder an den Vertreter einer Idee, werden ihr Leben in seelischer Unausgeglichenheit beenden. Das Mantra vereinigt uns mit der "kosmischen Energie". Siri Singh Sahib sagt: "Sie gleicht Millionen und Milliarden von Sonnen. Wenn Ihr dieses Mantra rezitiert, wird der Tag kommen, an dem das Licht in Euch erstrahlt. Es wird Euch unvergleichlich erscheinen. Kein Vokabular und keine Zunge vermag zu beschreiben, wie hell die ses Licht ist. Aber denkt an jenes Licht, das Ihr sehen werdet. Es ist das einzige Licht, mit dessen Hilfe Ihr den Kreislauf des Karmas überwinden könnt. Dann wird nichts mehr Euer seelisches Gleichgewicht stören. Dann lebt Ihr ganz normal und werdet jenseits der Macht der Zyklen von Zeit und Raum stehen."

Geheimhaltung von Mantras und das ganze Getue darum sind vollkommen unnötig. Dieses Mantra ist allen zugänglich ohne Einweihungen und Kulte, und doch ist es grundlegend für das Erwecken und die Steuerung der Kundalini-Energie: die grundlegende Evolutionskraft in der gesamten menschlichen Psyche. Dieses Mantra kann man im 2 1/2 Atemzug-Zyklus chanten und damit seine optimale Wirkung erzielen oder mit irgendeiner Melodie als leichte Meditation chanten. Beim 2 1/2 Atemzug-Zyklus atmet man tief ein und chantet EK ONG KAR in einem Atemzug. Das EK ist sehr kurz, ONG und KAR sind gleich lang. Man atmet wieder tief ein und chantet SAT NAM SIRI. Das SAT ist kurz, NAM sehr lang und SIRI schlüpft einem gerade noch mit dem letzten kleinen Hauch von der Zunge. Dann nimmt man nur einen kurzen halben Atemzug und chantet WAHE GURU.WAHE ist kurz und GURU ist kurz.

Bij Mantra: SAT NAM

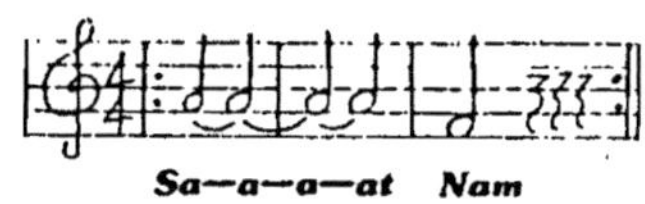

SAT NAM ist das Bij- oder Keim-Mantra, das im Kundalini Yoga am meisten angewandt wird. Es ist ein Universalmantra, das nicht auf Kundalini Yoga beschränkt ist. Es repräsentiert die Klangverkörperung der Wahrheit selbst: SAT(Wahrheit), die Realität dessen, was besteht. NAM (Name, Identität), die Vibration, die erschafft, was sie benennt. Die Bij-Form des SAT NAM wird meist auf folgende Weise gechantet: Der Atemzug für SAT ist 35 oder 8 mal so lang wie der für NAM.

Dieses Mantra kann man benutzen, um geistige Energie in glatte Bahnen zu lenken und ins Gleichgewicht zu bringen. Es vermittelt einem das Gefühl, die Wirklichkeit im wahrsten Sinne zu erleben. Man kann es auch benutzen, um Energie freizumachen.

Wenn Du dieses Mantra chantest, lasse Deinen Geist dem Unendlichen entgegenstreben und denke: Am Anfang war das Wort und das Wort war Gott. Dieser Gott, dieses Wort, lebt in Deinem Innern. Du bist eine Manifestation dessen. Stimme Dich auf jene Unendlichkeit ein. Sende einen Ruf aus von Deinem Herzen. Das Unendliche das Dich Schuf,ist nicht taub und lebt nicht weit weg von Dir. Die Kraft des Mantras ist die Fähigkeit der Verkörperung. Wenn wir ein Mantra in intensiver Reinheit wiederholen, wird sie Geist und Herz zur Quelle ihrer Herkunft, zur universalen Seele, tragen.

Ashtang-Bij Mantra

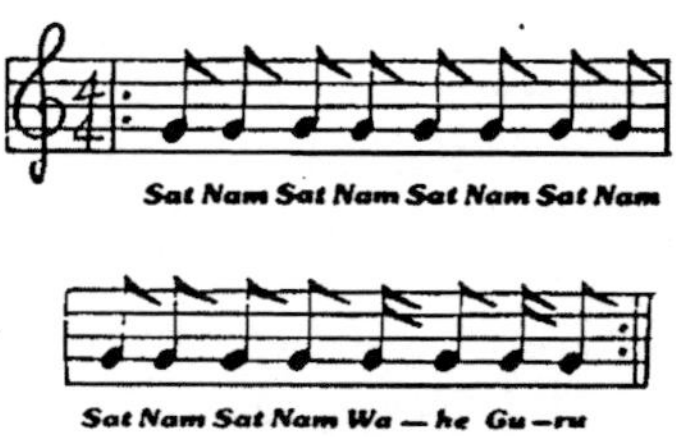

Dies ist ein Ashtang-Mantra, das sich nur der Bij-Mantras als Silben bedient. Eins der wirksamsten und am häufigsten gebrauchten Mantras ist SAT NAM, SAT NAM,SAT NAM, SAT NAM,SAT NAM, SAT NAM, WAHE GURU. Bei diesem Mantra ist die Zunge sehr aktiv. Bis Du den Rhythmus beherrschst, wird Deine Kehle sehr trocken sein. Es kann Deinen Worten die Macht des schöpferischen Klanges verleihen. Jedes SAT NAM zählt als ein Schlag in dem Rhythmus und WAHE GURU als 2 Schläge. Ein Zyklus dauert etwa 3 bis 4 Sekunden. Um den Rhythmus beibehalten zu können, atmet man nach jedem Zyklus kurz ein, etwa einen halben Schlag lang.

3. Panj Shabad: SA TA NA MA

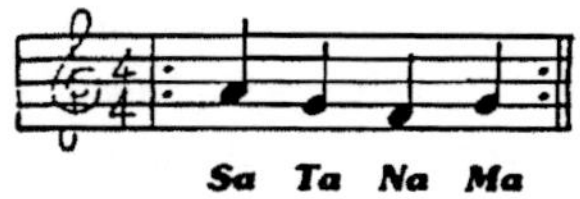

Dies ist die Kernform des Bij-Mantra SAT NAM. Hier wird jede Tonsilbe im Verhältnis zur anderen gechantet. Dieser Atemrhythmus macht das Mantra zu einer Form von Laya Yoga. Die 5 ursprünglichen Töne sind: SA, TA, NA, MA. SA bedeutet Unendlichkeit; TA Leben; NA Tod und MA Wiedergeburt oder Auferstehung. Der 5. Ton ist das gemeinsame A, was Kommen bedeutet. Diese 5 Töne nennt man PANJ Shabad.

4. Saruba Shakti Mantra

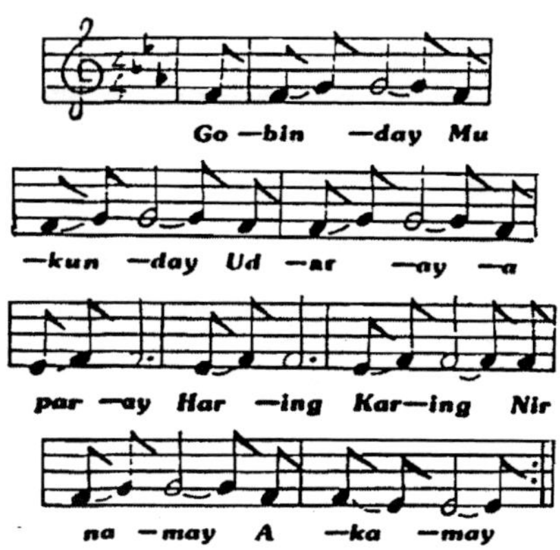

Dieses Mantra hat eine ganz besondere Eigenschaft: Es löst die Knoten und Belastungen von der Vergangenheit. Es klärt die Aura, so daß es leichter wird zu meditieren und mit der Unendlichkeit in Verbindung zu treten. Es wurde von Guru Gobindh Singh weitergegeben und steht im Werk dieses 10. Gurus, im "Jap Sahib". Es ist ebenfalls ein Ashtang-Mantra mit 8 Hauptteilen.

Wenn man dieses Mantra regelmäßig 31 Minuten bis 2 1/4 Stunden pro Tag praktiziert, werden einem alle okkulten Kräfte zu Diensten stehen. Übersetzt bedeutet es: " Erhalter, Befreier, Erleuchter, Unendlich, Zerstörer, Schöpfer, Namenlos, Wunschlos." Dieses sind 8 Aspekte oder Namen für die Gottheit.

Dieses Mantra läutert das Unterbewußtsein und erzeugt Shakti-Sonnenenergie in jedem Nerv. Wenn ein Mensch körperlich, geistig oder seelisch zu sehr an Hemmnissen leidet, so daß die Schwingungen des Shakti-Mantras keine nachhaltige Wirkung auf ihn ausüben konnte, wird dieses Mantra die Kanäle reinigen. Es wird in der oben aufgeführten Melodie gechantet, ein Atemzug pro Zyklus.

5. Guru Mantra:

GURU GURU WAHE GURU,
GURU RAM DAS GURU

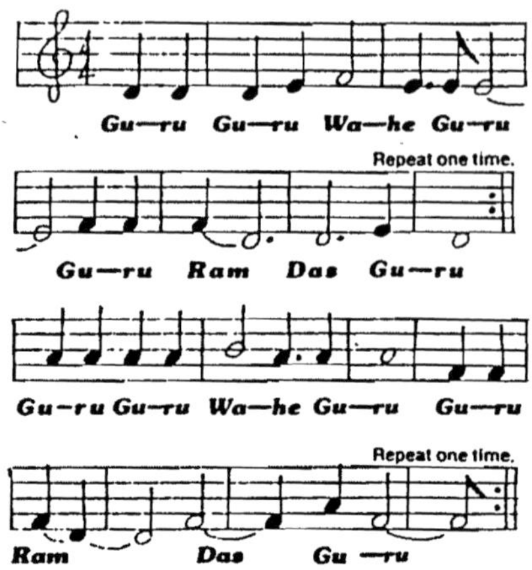

Dieses Mantra bringt uns direkt mit der heilenden und schützenden Energie in Verbindung, deren Übermittler Guru Ram Das, der 4. Sikh Guru, ist. Tiefe Verehrung hegen alle diejenigen Menschen für ihn, die Hochachtung für den Dienst an der Menschheit empfinden. Durch die Gnade Guru Ram Das' und seinen Boten, Siri Singh Sahib Bhai Sahib Harbhajan Singh Khalsa Yogiji, wurde der Schleier des Geheimnisses um die Lehren des Kundalini Yoga gelüftet. Dieses Mantra ist ein Ashtang- Mantra. Es wurde dem Siri Singh Sahib in tiefer Meditation über Guru Ram Das, seinem Guru auf der ätherischen Ebene, zuteil.

Es besteht aus zwei Teilen. Der erste Teil ist ein Nirgun-Mantra (GURU GURU WAHE GURU). Der zweite

Teil ist ein Sirgun- Mantra (Guru RAM DAS GURU). Nirgun bedeutet ohne Eigenschaft. Mit einem Nirgun-Mantra projizieren wir nur zur Unendlichkeit. Es enthält keine endlichen Elemente. Ein Sirgun -Mantra repräsentiert Form. Mit dem Guru-Mantra richten wir unser Bewußtsein ins Unendliche, ihr endliches Element ist die Richtschnur für die konkreten täglichen Aufgaben.

Der erste Teil des Mantras, GURU GURU WAHE GURU, richtet den Geist zur Quelle allen Wissens und aller Seligkeit. Der zweite Teil, GURU RAM DAS GURU, bedeutet: "die Weisheit, die als Dienerin der Unendlichkeit kommt". Es ist das Mantra der Bescheidenheit. Es stellt die Verbindung zwischen der Unendlichkeit und dem Endlichen wieder her.

Das Mantra kann auf vielerlei Art gechantet werden: die hauptsächlichste Form ist die oben angeführte. Man sollte versuchen, den gesamten Zyklus in einem Atemzug zu vollenden. Es bringt Entspannung, Selbstheilung und emotionale Erleichterung.

6. Mantra der spirituellen Begeisterung (Ekstase): WHA-HE GURU

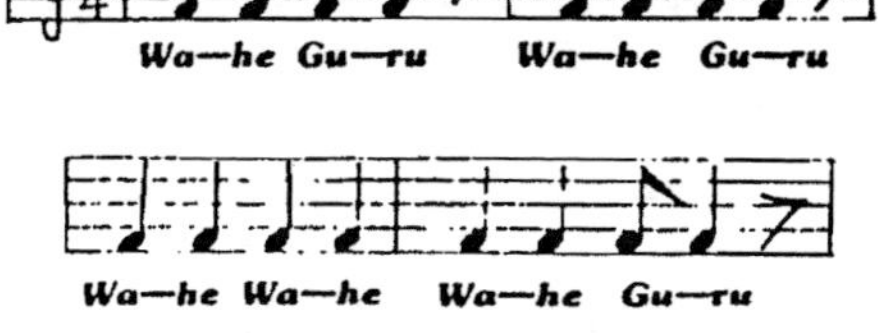

Das Bij- Mantra WA-HE GURU in Ashtang-Form ist WAHE GURU, WAHE GURU, WAHE GURU, WAHE GURU. Es vermittelt ein tiefes Glücksgefühl. Es wird oft in Kriyas verwandt, die Heilungskräfte entwickeln sollen. Sein Laya Yoga-Rhythmus ist einfach und prägt sich daher mit einem Minimum an Übung dem Unterbewußtsein ein.

Es gibt viele andere Mantras, aber diese Auswahl umfaßt die meisten grundlegenden Chants, die einen ausgezeichneten Start in unseren Bemühungen um ein ausgewogenes Sadhana gewährleisten.

7. Adi Shakti Mantra (Laya Form)

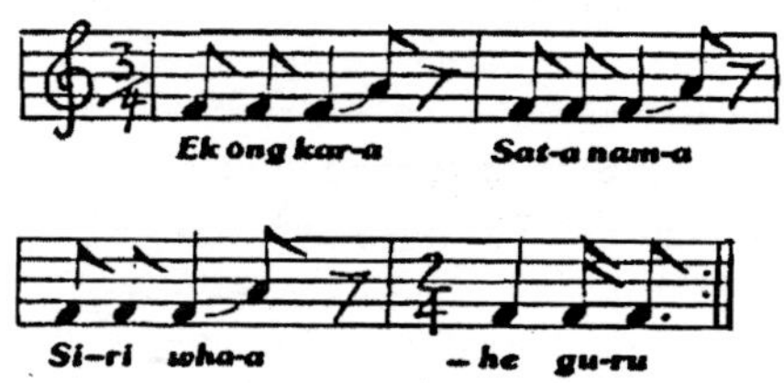

Außer der 2 1/2 Zyklus Methode beim Chanten des Adi Shakti Mantras gibt es eine Laya Yoga-Form, die äußerst wirksam ist. Sie vermag den Geist in der Schwebe zu halten, in einer Art wonnevoller Trance der Verbundenheit. Das Mantra wird leicht verändert, indem man den A-Klang, der uns aus dem Panj Shabad bekannt ist, einfügt. Dies gibt Rhythmus und zusätzliche Wirksamkeit:

EK ONG KAR-A, SAT-A NAM-A,
SIRI WHA-A, HE GURU

Der Rhythmus des Chants verleiht ihm eine Art Dreh- oder Kreiselwirkung.Er rotiert die Energien aller Chakras und der Aura.

Bei EK wird der Bauchnabel kräftig eingezogen. Bei jedem A (kurz) wird das Zwerchfell so angehoben, daß sich der Brustkorb hebt. Bei HE entspannen sich Bauch und Zwerchfell. Während man chantet, sollte man sich vorstellen, daß die Energie vom untersten Punkt der Wirbelsäule aufwärts durch den Kopf zur Unendlichkeit hin kreist. Bei EK stellt man sich vor, daß die Energie vom Bauchnabel aus nach unten geleitet wird.

Beim ersten A durchdringt die Energie das erste Chakra am untersten Ende der Wirbelsäule. Beim zweiten A windet sie sich durch die Schleuse am Rückgrat auf der Höhe von Zwerchfell und Herzzentrum. Beim dritten A kreist die Energie am Nakken und dem Halschakra vorbei. Bei HE GURU läßt man die Energie durch die Schädeldecke, dem 7. Chakra, in die Unendlichkeit.

Wenn man richtig im Rhythmus ist, paßt sich der Atem automatisch dem 2 1/2 - Schlag Zyklus des Mantras an. Die Wirbelsäule wird warm werden und der Schweiß bricht aus. Bei diesem Mantra geht man vollkommen in der Unendlichkeit auf.

Bandhas - Grundlegende Körperschleusen

Es gibt bestimmte Kombinationen von Muskelkontrktionen, Bandhas oder "Schleusen" genannt. Sie werden sehr häufig angewandt. Jede Schleuse hat die Funktion, Blutkreislauf, Druck auf die Nerven und Fließen der Rükkenmarksflüssigkeit zu verändern. Sie dirigieren auch den Strom der psychischen Energie, des Prana, in die Hauptenergiekanäle, welche für die Erweckung der Kundalini Energie verantwortlich sind. Sie bewirken die Konzentration der Körperenergie zum Zwecke der Bewußtseinserweiterung und der Selbstheilung.

Es gibt drei wichtige Schleusen: Jalandhara Bandh, Uddiyana Bandh, und Mul Bandh. Die gleichzeitige Anwendung aller drei Schleusen heißt Maha Bandh.

a) Jalandhara Bandh

Die wichtigste Körperschleuse im Kundalini Yoga ist Jalandhara Bandh, die Nackenschleuse.- Bei dieser Schleuse werden die Nackenmuskeln (hinterer Teil des Nackens und Kehle) zusammengezogen. Das Kinn ruht in der Kerbe zwischen dem Schlüsselbein am oberen Ende des Brustbeins. Der Kopf bleibt aufrecht, ohne nach vorn zu kippen. Die Wirbelsäule streckt sich am Nacken und läßt jetzt den erhöhten Strom von Prana Energie unbehindert zu den oberen Drüsenzentren des Gehirns fließen.

Die Anwendung dieser Schleuse verursacht einen Druck auf die Schild- und Nebenschilddrüse, was sie zu optimaler Sekretion veranlaßt und dadurch wiederum die subtilere Funktion der Hypophyse aktiviert. Wenn die Schleuse nicht betätigt wird, können die Atemübungen einen unangenehmen Druck in Augen, Ohren und Herz hervorrufen.

Es gilt die allgemeine Regel, Jalandhara Bandh bei allen Meditationen anzuwenden, wenn es nicht anders vorgeschrieben wird.

b) **Uddiyana Bandh**

Dies ist die Zwerchfellschleuse. Dabei hebt man das Zwerchfell hoch in den Brustkorb und zieht die oberen Bauchmuskeln zu Wirbelsäule hin an. Das bewirkt eine sanfte Massage der Herzmuskeln. Dies ist eine sehr wirksame Schleuse, denn sie ermöglicht der Pranaenergie, durch den zentralen Nervenkanal im Rückgrat bis in die Nackenregion zu gelangen. Sie ermöglicht die unmittelbare Stimulierung Hypothalamus-Hypophyse-Nebennieren-Achse im Gehirn.

Es macht uns empfindsamer und verständnisvoller anderen gegenüber und verjüngt den ganzen Körper. Das Rückgrat sollte gerade sein.

Die Zwerchfellschleuse wird normalerweise beim Ausatmen angezogen. Wenn man sie dagegen beim Einatmen stark anzieht, kann es zu unangenehmem Druck auf Augen und Herz führen.

Im Laya Yoga spielt die rhythmische Anwendung dieser Schleuse eine entscheidende Rolle, um den bestmöglichen Effekt beim Chanten zu erzielen.

c) **Mulbandh**

Die Wurzelschleuse (Mulbandh) ist die komplizierteste aller Schleusen und wird häufig angewandt. Sie koordiniert und kombiniert die Energien von Rektum (Enddarm), Geschlechtsorganen und Nabelpunkt. Mul ist die Wurzel, Grundlage oder Ursprung.

Der erste Teil des Mulbandh besteht darin, daß man den Afterschließmuskel zusammenzieht, ihn ein- und hochzieht, als wollte man den Stuhlgang zurückhalten. Dann zieht man das Geschlechtsorgan hoch so daß die Harnröhre zusammengezogen wird. Schließlich zieht man den Nabelpunkt ein, indem man den unteren Bauch zur Wirbelsäule hin einzieht, so daß Rektum und Geschlechtsorgane zum Nabelpunkt hinaufgezogen werden.

Diese Schleuse wird beim Ausatmen angewandt. Wenn es so vorgeschrieben ist, wird sie ebenfalls beim Einatmen angewandt.

d) **Mahabandh**

Dies ist gleichzeitige Anwendung aller drei Schleusen. Mit ihrer Hilfe werden Nerven und Drüsen verjüngt.

Die Anwendung und Vervollkommung des Mahabandh soll Abhilfe bei sexuellen Träumen und zwanghafter sexueller Phantasie schaffen. Es reguliert den Blutdruck, reduziert Menstruationsbeschwerden und sorgt für erhöhte Blutzufuhr zu den unteren Drüsen: Hoden, Eierstöcke, Prostata, Cowpersche Drüsen, Skenesche Drüsen etc.

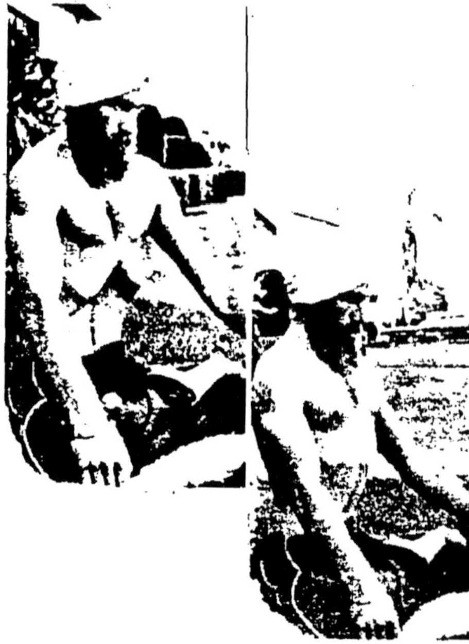

Prana, Apana und die drei Körperschleusen

von Jogi Bhajan

Prana ist die Lebenskraft, die selbst das kleinste Atom Deines Körpers völlig durchdringt – ebenso das Universum. Apana bezieht sich auf die ausscheidenden Funktionen des Körpers – die auf allen Ebenen, sowohl groben wie auch feinen, negative Energie und Ausscheidungsprodukte ausstoßen. Da wir die Kundalinienergie in uns aufwärts führen wollen, beschreiben wir Prana als den lebendigen Atem oberhalb des Bauchnabels und Apana als den lebendigen Atem unterhalb desselben.

Insgesamt sind es 72 000 Hauptnervenstränge oder Nadis, die vom Nabelpunkt ausgehen und in den Händen und Füssen enden. Durch diese wird Prana zu allen Teilen des Körpers transportiert. Von diesen 72 000 Nervensträngen sind drei ganz besonders wichtig: Ida, Pingala und Sushumna. Ida und Pingala kommen jeweils vom linken bzw. rechten Nasenloch und wandern das Rückgrat entlang und kreuzen sich in den verschiedenen Chakras oder Bewußtseinszentren an der Wirbelsäule. Die Sushumna kommt vom unteren Punkt der Wirbelsäule, wo die drei Nadis sich treffen, und wandert im Innern der Wirbelsäule hoch bis zum Scheitelpunkt des Kopfes.

Das Zentrum am unteren Punkt der Wirbelsäule nennt man den Sitz der

Kundalini und es ist der Platz, an der die Kundalinienergie ungenutzt ruht. Die Ida verkörpert die negativ geladene Energie (Apana) oder Mondenergie, die die Abfallprodukte ausscheidet und beruhigenden, kühlenden und stärkenden Einfluß auf Körper und Verstand ausübt. Die Pingala transportiert die positiv geladene Energie (Prana), die anspornenden, Hitze produzierenden und reinigenden Effekt hat. Das Wort "Hatha" wie in Hatha Yoga bezieht sich auf "Ha"-Sonne und "Tha"-Mond.

Die Kundalini wird nicht aufwachen und sich erheben, bis diese beiden Energien - Prana (positiv) und Apana (negativ) - im Wurzelchakra aufgenommen sind und sich ausgleichen. Es erfordert den Druck beider Energien, die die Kundalini stimulieren, um sie hochzubringen und ihren Aufstieg durch die Sushumna -auch "Silberband"genannt- zu bewirken. Somit wird durch Einatmen und Anhalten des Atems das Prana hinunter zum Nabelchakra geschickt während Apana durch Ausatmen und Zurückhalten (des Atems) vom Wurzelchakra hoch zum Nabelchakra gezogen wird.

Das Zusammentreffen und Vereinen der beiden Kräfte erzeugt eine ungeheure Hitze im Nabelchakra -keine "heiße" Hitze, sondern "weiße" Hitze. Die vereinigten Energien sind oft als der "Heizfaden" der Sushumna beschrieben worden, d.h., daß die Sushumna aufleuchtet wie der Faden einer Glühlampe, die plötzlich mit elektrischem Strom in Verbindung gebracht wird. Durch Atemkontrolle und geistige Ausrichtung verlassen die verschmolzenen Energien das Nabelchakra und wandern hinunter zum Wurzelchakra, wo sie die Kundalini stimulieren. Weiterhin verursachen der Atem und der Gebrauch des Willens die Kraft zur Aufwärtsbewegung; gleichzeitig werden die höheren Zentren des Bewußtseins sozusagen aufgeladen. Auf diesem Wege können niedrigere Energieformen in höhere umgewandelt werden. Energie kann weder geschaffen noch zerstört werden (1. Gesetz der Thermodynamik).

Damit diese Energie fließen kann, müssen bestimmte Blockaden und Unreinheiten in den Nerven abgebaut werden, und die Kanäle müssen gereinigt werden. Am wirkungsvollsten geschieht dies durch die Kraft des Atems und des Mantras in Verbindung mit verschiedenen Positionen und Körperschleusen (Bandhas).

Im Kundalini Yoga wird gelehrt, daß der Schüler hydraulische Schleusen betätigen kann um die Energie durch die Sushumna hochzuleiten, was die bewußte Anwendung von Druck voraussetzt. Es erfordert solch einen Druck, um die Kundalini hochzubringen, sowie das Prana-Apana heraus aus den unteren Chakras und die Sushumna hoch zu senden. Druck im Wurzelchakra sendet die Apana-Ida Kraft hinauf zum Nabelchakra. Wendet man die hydraulische Schleuse des Zwerchfells an, schickt sie es weiter hoch zum Halschakra. Von da aus bringt die Halsschleuse sie ins Gehirn, womit die Reise beendet wäre.

Damit die Zirbeldrüse, oder der Sitz der Seele, stimuliert werden kann, muß das 10. Tor oder Kronenchakra unverschlossen sein. Unter gewöhnlichen Umständen bleibt das Tor verschlossen. Aber wenn die Kundalinihitze aufsteigt, beginnt die Zirbeldrüse ein Strahlenbündel auszusenden und in Richtung Hypophyse zu projizieren. Die Hypophyse ihrerseits gibt den Reiz zum farblichen Sehen und kosmischen Farbensehen, Wenn sowohl Zirbeldrüse als auch Hypophyse stimuliert sind und sich in ihrer mystischen Hochzeit im 3. Ventrikel vereinen, öffnet sich das Tor zum Kronenchakra.

Der Kriyaprozeß hört sich sehr einfach an - durch Pranayama befreit man das Prana im Nabelchakra, vermischt es mit dem Apana, das vom Wurzelchakra herkommt, vereinigt die beiden und sendet das Produkt wieder nach unten zum Wurzelchakra. Von dort her wandern die Kundalini und die Pranakraft die Sushumna aufwärts. Zwei Vorsichtsmaßnahmen sind zu beachten:

1.) Die Wirbelsäule muß völlig gerade gehalten werden.
2.) Die drei Schleusen müssen angewendet werden, anfangs entweder unter der Führung eines vollendeten Meisters oder eines anerkannten (von 3HO) Kundalini Lehrers.

Mulbandh, die Wurzelschleuse

Die am meisten angewandte Schleusentechnik ist die Wurzelschleuse, Mulbandh genannt. Sie koordiniert, stimuliert und balanciert die Energien von Rektum (Enddarm bzw. After), Geschlechtsorganen und Nabelpunkt.

Die Wurzelschleuse erfüllt zwei Funktionen: sie treibt sowohl die negative Apana-Ida Kraft hoch zum Nabelpunkt als auch die pranisch positive Pingala Kraft hinunter zum Nabelpunkt. Dort vereinigen sich die beiden positiv-negativen Energien. Ihre Vereinigung erzeugt eine psychische Hitze, die, wenn sie zum Wurzelchakra hinunterkommt, die Kundalini Energie freisetzt. Deshalb ist die Wurzelschleuse von enormer Wichtigkeit.

Die heiligen Hinduschriften überliefern folgende Lehre:

"Presse die Fersen gegen den Damm und ziehe ihn fest zusammen. Ziehe das Apana hoch. Dieses wird Mulbandh (Moolabandha) genannt."

Weiter heißt es in der Schrift:

"Die nach unten gerichtete Bewegung sollte durch die Kontraktion des Schließmuskels aufwärts geleitet werden. Mulbandh verursacht die Vereinigung von Prana und Apana und Nadh und Bindu. Auf diese Art wird das Yoga vervollkommnet. Darüber gibt es keinen Zweifel."

Diese Schrift bezieht sich auf die Pranaebene, die dazu verhilft, daß genügend Energie herangeschafft wird, um den Körper in seiner aufrechten

Stellung zu halten. Dieses Prana wird durch Essen und Luft ergänzt. Das Prana durchtränkt unsere gesamte Athmosphäre. Wenn man vom Ausgleich von Prana und Apana spricht, so ist damit die Ausgewogenheit von ein- und ausströmenden Energien des Körpers gemeint. Beim Pranayama bezeichnet die Balance zwischen dem Einatmen und dem Ausatmen das Zurückhalten des Atems.

"Das Apana bewegt sich aufwärts, und wenn es den Feuerkreis (Manipura=Nabelchakra) erreicht, verlängert sich die Flamme und erreicht das Anahata (Herzchakra). Wenn das Apana auf das Feuer im Nabelchakra trifft, erhitzt sich das Prana. Das erhöht das Feuer der Verdauung. Wenn dieses Feuer durch Prana und Apana angezündet ist, ist die schlafende Kundalinienergie erweckt. Sie richtet sich auf wie eine Schlange, die von einem Stock geschlagen wird. Die Kundalini tritt auf dieselbe Art in den Brahma-Nadi ein, wie eine Schlange in ihr Loch. Darum sollte der Yogi täglich Mulbandh praktizieren.

Diejenigen, die durch das Meer von Samsara schwimmen wollen, sollten das Mulbandh an einem einsamen Platz praktizieren. Die Praxis bringt die Kontrolle über das im Körper wohnende Prana. Verrichte sie in aller Stille. Mit Sorgfalt und Entschiedenheit wird alle Lethargie schwinden."

Wenn man Mulbandh anwendet, sollte die Kontraktion am physischen Auslösepunkt des Wurzelchakras stattfinden, der bei Männern und Frauen leicht verschieden ist. Männer sollen das im Schließmuskel zwischen Anus und Geschlechtsorganen angelegte Wurzelchakra kontrahieren. Bei Frauen sollte die Kontraktion am Gebärmutterhals (Cervix), wo sich Vagina und Uterus treffen, stattfinden. Fälschlicherweise wird oft nur der Anus kontrahiert. Dies ist nur ein Teil der Mulbandh Kontraktion, obgleich bei der Mulbandh-Anwendung Anus und Geschlechtsorgane so unmittelbar benachbart sind, daß sie sich automatisch zusammenziehen. Aber man sollte versuchen, das genaue Zentrum auszumachen und dort die Kontraktion zu machen. Im Zweifelsfalle genügt auch die Kontraktion von Anus und Genitalien.

Die besten Asanas (Körperhaltungen) für Mulbandh oder Kontraktion des Wurzelchakras sind Siddhasana für Männer und Siddhayoni-Asana für Frauen. Bei beiden plaziert man die rechte Ferse vor dem Geschlechtsorgan, als wolle man seine Öffnung verschließen. Die linke Ferse wird in die Mulde hinter dem rechten Knie eingezwängt. Dieser Druck verbessert die körperliche Kontraktion des Mulbandh. Falls Zweifel aufkommen, lege die Ferse fest gegen Anus oder Genital oder dazwischen und übe einen festen Druck aus.

Wenn Du nicht in einem dieser Asanas sitzen kannst, dann versuche

Dich auf dem Boden auf die Fersen zu setzen, und versuche den Druck mit einer Ferse auf die Genitalien auszuüben. Indem man versucht, die Kundalini durch die Wurzelschleuse hoch zu dirigieren, hilft man, die Sexualenergie umzuwandeln.

Der natürliche Apana-Fluß geht abwärts. Mulbandh dreht den Fluß um und bringt ihn dazu, sich nach oben zu richten und dem Prana-Strom entgegenzutreten, der zum Nabelchakra herabgeht. Ihr Zusammentreffen im Chakra schafft eine Reibung, die ein Feuer entfacht. Die Hitze kann in verschiedenen Teilen des Körpers gespürt werden. Die erhitzten Vitallüfte fließen unter dem Druck des Pranayama nach unten und erwecken die Kundalini, die sich wie eine Schlange entrollt und durch die Sushumna aufsteigt.

Uddiyana Bandh, die Zwerchfellschleuse

Die zweite Schleuse ist die Zwerchfellschleuse. Sie wird betätigt, in dem man das Zwerchfell tief in den Brustkasten einzieht; das ist der Teil, der sich von den Rippen umschlossen zwischen Hals und Bauch befindet. Die oberen Bauchorgane sind eingezogen in Richtung Wirbelsäule und bilden eine Mulde. Der angewandte Druck erzeugt eine leichte Massage der Herzmuskeln. Diese Zwerchfellschleuse gestattet der pranischen Kraft sich leicht durch die Sushumna nach oben zu bewegen. Die Zwerchfellschleuse sollte rythmisch angezogen werden, wenn man chantet.

Jalandhara Bandh, die Nackenschleuse

Die dritte wichtige Schleuse heißt Jalandhara Bandha oder Nackenschleuse.

Indem man die Yoga-Kriyas praktiziert, erzeugt man eine beträchtliche Energie, die eine psychische Hitze erzeugt. Diese öffnet die Sushumna, den Rückgratkanal oder Nadi und die Nadis von Ida und Pingala. Wenn die Kanäle plötzlich durchlässig werden, kann eine Veränderung des Blutdrucks auftreten und der Schüler erfährt eine Benommenheit. Wenn die Nackenschleuse angewendet ist, geht die Benommenheit vorüber.

Wenn die Schleuse nicht betätigt wird, könnten die aufsteigenden pranischen Kräfte gewaltsam in das Gehirnzentrum eindringen und es wie eine kleine Explosion erschüttern. Daraus entsteht ein beträchtlicher Druck, nicht nur in den Hirnzentren sondern auch in den Ohren und hinter den Augen. Es ist also wichtig, daß man die Nackenschleuse während der gechanteten Meditation anspannt. Bei genauer Anwendung beginnen die Schilddrüse, die Nebenschilddrüsen und die Hypophyse zu arbeiten.
Die Anwendung der Nackenschleuse erlaubt es der aufsteigenden Kundalini, in die Gehirnzellen und das Cha-

krazentrum des Gehirns einzudringen Wenn man es nicht schafft, mit gerader Wirbelsäule und eingezogenem Halschakra zu sitzen, sollte man mit dem Rücken gegen eine Mauer sitzen, nur damit auch ganz sicher die Wirbelsäule gerade und der Kopf aufgerichtet ist. Viele haben die Angewohnheit, den Kopf nach vorn hängen zu lassen. Damit macht man es der Kundalini unmöglich, in die Gehirnzellen und das dritte Auge einzutreten.

Mahabandh, die Dreifachschleuse

Mahabandha ist die gleichzeitige Anwendung aller drei Schleusen - die Kontraktion der Wurzelschleuse, Hochziehen des Zwerchfells und Anwendung der Nackenschleuse. Benutzt man alle drei, werden die Nerven, Drüsen und die Kraftzentren der Chakras erneuert.

Chakras - Eine erweiterte poetische Beschreibung von Erfahrung

von Yogi Bhajan

Der Körper verfügt über 6 Nervenzentren. Alle befinden sich in der Wirbelsäule. Jedes hat ein projiziertes Zentrum: Das erste ist der Rektum (Enddarm), das zweite sind die Geschlechtsorgane, das dritte ist da, wo Rektum und Geschlechtsorgane sich treffen, wenn man sie zusammen zieht. Diese Verbindungsstelle ist das dritte Bewußtseinszentrum; das vierte ist das Zentrum zwischen den Brustwarzen, das fünfte ist der Hals, das sechste der Punkt über und zwischen den Augen, wie man sich ein Dreieck vorstellt, das siebte ist oben auf dem Kopf in Verbindung mit der Zirbeldrüse.

Sagen diese Zentren etwas über das menschliche Wesen aus? Ja, eine Person, dessen Bewußtsein sich auf der Stufe des Rektums befindet, ist homosexuell oder lesbisch. Er oder sie werden niemals eine stabile sexuelle Beziehung haben. Eine Person deren Bewußtsein auf der Stufe des zweiten Zentrums ist, wird ein Sexbesessener und Sadist sein. Er oder sie werden Freude daran haben, während der Sexualhandlung Schmerzen zuzufügen.

Das dritte Bewußtseinszentrum ist der Punkt, den wir Mulbandh (Wurzelschleuse) nennen. Wenn das Bewußtsein auf dieser Stufe ist, kann der Mensch seine Habgier nicht überwinden, selbst wenn er sein Bestes versucht. Irgendwie will er immer die Dinge der andern haben, ob er sie nun braucht oder nicht.

Das vierte Bewußtseinszentrum ist das Herzzentrum, von wo Gerechtigkeit, Dienstbereitschaft und Liebe ausgehen. Ist das Bewußtsein im fünften Zentrum, wo Hals und Brustwarzen ein Dreieck bilden, bekommt der Mensch Wissen. Wenn er spricht, muß es nicht gerade eine blumenreiche Sprache sein, aber seine Worte werden eine Tiefe haben, die direkt zum Herzen spricht.

Im sechsten Bewußtseinszentrum kann der Mensch alles um sich herum wahrnehmen, er kann davon Gebrauch machen oder nicht. Weil die Hypophyse die größten Eingebungen gibt, kann dieser Mensch in die Zukunft sehen und was er sieht, ist zutreffend. Im siebten Bewußtseinszentrum wird der Mensch äußerst bescheiden. Sein Ego wird zum universellen Ego, und dieser Mensch kennt weder Schmerz noch Vergnügen. Was er sagt, geschieht.

Durch lange, tiefe Meditation kann man zunächst erkunden, wo sein oder ihr Bewußtsein ist, wie seine oder ihre Umgebung beschaffen ist und was er oder sie im Leben am nötigsten brauchen. Es macht jedoch keinen Unterschied, ob man sein Bewußtseinszentrum kennt oder nicht.

Ist es möglich, es nach oben zu verlagern und sich entsprechend zu verändern? Es gibt drei Wege: Vertrauen haben und sich nach seinem Gott oder seinem Geistlichen richten und versuchen, danach zu handeln, was er/sie sagt. Die zweite Methode ist ausdauernde Meditation, um über sich selbst hinauszuwachsen. Die dritte Haltung ist seine Energie und seine Nerven so positiv schwingen zu lassen, daß der Verstand an nichts Negatives denken kann. Auf diese Weise kann man sich selbst erhöhen. Das sind die Techniken, die der Welt bekannt sind.

Mai 1970

Manchmal mache ich mich über bestimmte Dinge lustig. Ich sage: "Jeder hat neun Löcher, also ist jeder heilig." Aber ohne auf diese neun Löcher aufzupassen, wirst Du das zehnte Loch, das die letzte Unendlichkeit und Freiheit Deines Bewußtseins ist, nie erreichen. Vielleicht willst Du Transzendentale Meditation oder diese oder jene andere Meditation lernen wollen. Aber wenn Du Deine Eingeweide nicht reinigst, was kann Dir dann eine Meditation nutzen?

Du magst in einem bestimmten Existenzzustand sein wollen. Du willst einen bestimmten Lebensstil führen. Aber der beste Weg zu leben, ist ganz einfach ein Mensch zu sein. Manche Leute sagen mir: "Du bist sehr heilig." Aber ich sage ihnen: "Danke, aber ich kam als ein menschliches Wesen und als menschliches Wesen muß ich scheiden." Weißt Du, Gott ist kein Narr. Er wird keinerlei persönliches Eigentum von mir dulden. Er sagt: " Schau, Baby, ich sende Dich als einen unschuldigen Menschen. Komm als unschuldiger Mensch zurück. Währenddessen arbeite Dein Karma ab."

Ein Tier ist wenigstens von Natur aus gerade heraus, und wir sind es nicht. Wir sind kompliziert und schaffen Komplikationen.

17.Jan.1970

Heute hört Ihr mir zu und wo seid Ihr morgen? Unglücklicherweise: "Chakram da chakram chakram chakram aaee." ---"Wenn Du in die Chakras gehst, gehst Du im Kreis, d.h. wenn die Kundalini von Chakra zu Chakra steigt, auf und ab, bewegst Du Dich in Kreisen. Aber wenn Du Deine Kundalini auf einer Bewußtseinsstufe festmachst, "Re Man, eh bich jog kamao" - macht das Deinen Verstand zum Yogi.

Jemand fragte mich: "Warum sagst Du jedem, er solle die Kundalini in seine Aura bringen?" Dies ist das Prinzip: Es sollte möglich sein, die Kundalini im achten Chakra festzumachen. Es ist der Lichtbogen (Aura). Wenn die Kundalini nicht im 8. Chakra ist, hast Du die Nähe Gottes noch nicht erfahren. Gott zu fühlen, zu berühren und zu sein - das ist ein Scherz. Vergiß es. Die Kundalini sollte in der Aura sein.

Dieselbe Person sagte, "Nein, nein, sie sollte im 6. Chakra sein, im dritten Auge." Ich sagte:"Wenn die Kundalini nicht ins 1. Chakra eindringt, kannst Du nicht ausscheiden. Dann wirst Du noch nicht einmal jemandem die Hand geben wollen. Verstehst Du nicht? Die Kundalini geht normalerweise von Chakra zu Chakra, so wie der Körper arbeitet, weil sie die erste Kraft ist, um mit dem Körper zu arbeiten. Aber sie sollte so voran gehen, wie Du es willst, nicht wie es von sich aus geht, während Du hinterher läufst. Das ist der Unterschied. Wenn die Kundalini automatisch ins erste Chakra geht, wirst Du pervers sein. Wenn sie von selbst geht, nimmt sie den negativen Weg. Man kann ihr erst dann erlauben, sich festzusetzen, wenn wir es wollen."

5.August 1970

Ein Leben im äußersten Bewußtsein zu führen ist einfach eine Herausforderung des Ego und der Seele. Das Lebensdrama ist sehr wohl geschrieben, und es spielt keine Rolle, wer Du bist, oder was Du willst. Es ist ein Krieg. Auf der einen Seite steht die Armee des Ego, auf der andern die Armee der Seele. Die Richtigkeit der Unendlichkeit gegen das begrenzte Ego des Falschen. Und Du mußt diesen Krieg spielen, dieses Spiel spielen.

Was Dich einengt, muß Dich gleichzeitig erweitern. Das ist das Gesetz. Aber was Dich völlig einengt, zerstört Dich; und was Dich völlig unbegrenzt läßt, zerstört Dich ebenso. Ein Beispiel für das Leben ist ein Schiff, eine unabhängige Einheit auf offenem Meer. Es hat seinen eigenen Kapitän, seine eigene Mannschaft, seine eigene Kraft, um auf der mächtigen See herumzusegeln. Aber das erste, was man dem Kapitän sagt, ist, daß man zu tun hat, was einem gesagt wird. Einverstanden? Er sagt "Ja". Dann wird das Schiff in die Schleusen genommen, das Wasser steigt, das Schiff wird erhöht und segelt langsam und gleichmäßig in ein anderes Gebiet. Dann wird das Wasser wieder gesenkt. Das Schiff kann seine Segel setzen.

Es ist ein Schleusensystem. Im Kundalini Yoga nennt man dasselbe System Bandha: Nackenschleuse, Herzschleuse, untere Schleuse, Mulbandh, große Schleuse,....Mahabandh. Sie sind da. Wir sind nicht gebunden. Es gibt 8 Chakras, 8 Bewußtseinsstufen und es gibt Schleusen innerhalb dieser Kommunikation, so daß der Geist sich frei bewegen kann, sich entfalten kann.

Meiner Meinung nach wird derjenige, der die Schleusen anwendet, den Kanal passieren und die verschiedenen Stufen des Schleusensystems erleben, und sobald man durch den Kanal gefahren ist, kann man wieder aufs offene Meer fahren.

27. August 1979

Es gibt 10 Körper, jeder mit 8 Zentren und Polaritäten in jedem Zentrum (das 3. Zentrum beeinflußt Deine Ausgeglichenheit bzw. Unausgeglichenheit. etc.). Bevor Du nicht das 8. Zentrum erreicht hast, kennst Du nicht die Vollkommenheit des Friedens und des Bewußtseins. Allerdings bist Du für die Welt verloren, wenn Du die ganze Zeit dort verweilst.

Oktober 1979

Als menschliches Wesen kannst Du bis zu 3 Chakras auf einmal zusammenfassen: 1. 3. und 5.; 1. 5. und 6.; 7. 6. und 5.; jede Kombination kann benutzt werden. Ein starkes Ich kann lernen, die Energie gezielt und bewußt aus allen 3 Zentren zu ziehen. Du mußt deine Chakras harmonisch kombinieren. Wenn irgendwelche Unstimmigkeiten auftreten, dann deshalb, weil Du den Punkt verfehlt hast.

Die gleichzeitige Anwendung von 3 Chakras bilden den Grundstock. In der Vollendung kannst Du jederzeit alle Chakras gleichzeitig anwenden. Außerdem kannst Du die Häufigkeit kontrollieren, sowie Projektion, Umkehrbarkeit einer Bedeutung, Umkehrbarkeit einer Projektion, Umkehrbarkeit einer Projektion, die in den Bedeutungszusammenhang von Wirkung gestellt werden kann; Ursache und Wirkung in ihrem Bezug zur Gegenwart; Vergangenheit und Zukunft; das Einbeziehen der Zukunft in die Gegenwart im Sinne eines gedanklichen Aufbaus, der einen Zwischenraum offenläßt, was wiederum ein Vakuum erzeugt; Du kannst zu diesem Vakuum zurückkehren oder nicht -, je nachdem....

Anfang und Ende können sich überall zu jeder Zeit kreuzen. Wenn Du ein Gefühl dafür hast, wie man vorwärts kommt, kannst Du aufstehen und weitergehen.

Oktober 1979

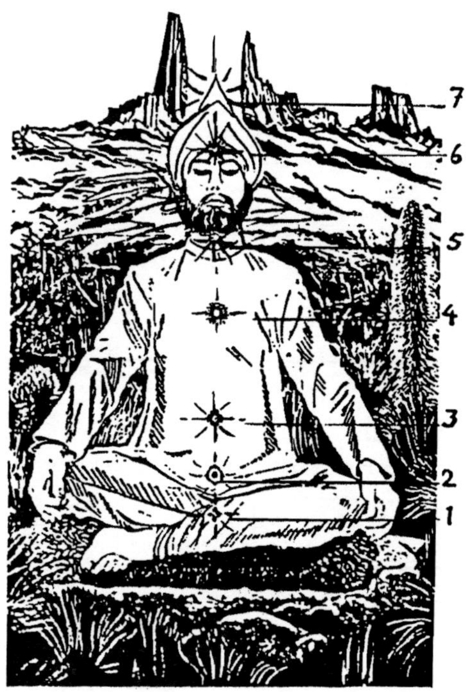

SADHANA

Der morgendliche Sadhana

das Fundament eines spirituellen Lebens

von Mukhia Singh Sahib Gurucharan Singh Khalsa

Das Wassermann-Zeitalter ist angebrochen. Es ist eine Übergangszeit. Die Jugend der Menschheit geht zu Ende. Doch jeder Jugendliche durchlebt eine Periode, welche durch Wachstumsschmerzen und schwierige innere Kämpfe um Anpassung an sein Erwachsenenpotential gekennzeichnet sind. In den folgenden Jahrzenten werden wir gewaltige soziologische, psychologische und physische Umwälzungen erleben. Unsere Selbsteinschätzung wird eine drastische Wende erfahren, wir werden zu einer neuen Einstellung über unsere Verantwortung und über unser Potential gelangen.

Anstatt sich weiterhin als begrenzte Handvoll Staub anzusehen, die unter falschen Vorstellungen von der eigenen Erhabenheit leidet, wird der Mensch sich als vielfältiges, jedoch begrenztes Gefäß ansehen, das mit einer unbegrenzten Quelle Universalbewußtseins und Universalenergie in Verbindung steht. Die Flut der Evolution des Menschen wird alte Begriffe von Individualität fortspülen und neuen Begriffen im Leben Priorität verschaffen. Man wird den Sinn und die Beständigkeit des Lebens in fortschreitendem Maße auf die Harmonie zwischen der Psyche des Individuums und der Universalpsyche richten. Wir werden nach neuen Arten eines Lebensstils streben, die unser größtes Potential entfesseln und dem globalen und kosmischen Bewußtsein dienen. Die Grundlage dieser neuen Lebensweise wird der Sadhana sein, eine disziplinierte Praktik, die Körper, Seele und Geist integriert.

Die Yogatechnik, die Siri Singh Sahib lehrt, spielt eine entscheidende Rolle bei der Gründung der Kultur des neuen Zeitalters. Die Techniken des Kundalini Yoga, der Lebensstil und die Disziplin des Sikh Dharma bieten eine wirksame und brauchbare Methode, das Potential jedes Menschen in Bezug auf Bescheidenheit und Dienst an der gesamten Menschheit zu entwickeln.

Das erste, was wir bei diesem Lebensstil lernen, ist, uns täglich vor der Morgendämmerung zu erheben und Sadhana abzuhalten. Die Bedeutung des Sadhana wurde von jeder bedeutenden Disziplin zur Erweiterung des Bewußtseins betont und von Menschen mit Erfolg zur Selbstentfaltung und zur Verbesserung der Gesellschaft angewandt, in der sie leben. Sie kann nicht nachdrücklich genug betont werden. Sie sollte nicht unterschätzt werden. Das Symbol für das Wassermann-Zeitalter ist der "Übermittler der Wahrheit". Sein Motto: "Ich weiß, deshalb glaube ich." Die Verifizierung der uralten spirituellen Weisheiten erfordert praktische persönliche Erfahrung. Es bedarf ständigen Trainings, diese Erfahrung in sich aufzubauen und eine innere Verpflichtung dem Höheren Bewußtsein gegenüber.

Die folgende Besprechung und die Richtlinien für ein Sadhana werden zur Erläuterung der Technik geboten und sind nicht als absolutes Diktum gedacht, das ihrer Form Begrenzungen setzen soll. In einem wahren Sadhana muß Spielraum für Inspiration bleiben, und das schließt eine starre Struktur aus.

Ablauf und Fortschritt im Sadhana

Das Wesentliche, was Ablauf und Fortschritt im Sadhana ausmacht, ist die Abfolge von Sadhana, Radhana und Prabhupati, oder grob übersetzt: Disziplin, innere Haltung, Fähigkeit/Eignung oder Meisterschaft. Sadhana ist sowohl umfassende Disziplin wie auch ein Teil des Ablaufs. Um den ersten Schritt zu verstehen, tägliches Sadhana, muß man es im Zusammenhang mit Radhana und Prabhupati sehen. "Sadhana" bedeutet Ausübung einer Art Selbstkorrektur, die für Körper und Geist einen disziplinierten "Kanal" schafft, durch den Du das Unendliche in Dir zum Ausdruck bringen kannst. Es ist eine Praxis, die Deinen Lebensrhythmus und Deine Verhaltensweise neu bestimmt und sie auf den Rhythmus Deines endgültigen Ziels ausrichtet.

Sadhana gibt Dir täglich die Gelegenheit, Deiner negativen Gewohnheiten gewahr zu werden, welche Dich an der Erlangung eines höheren Bewußtseins hindern; somit kannst Du nacheinander alle Begierden ausmerzen, welche die Ursachen für diese Gewohnheiten sind. Dies ist ein ganz bewußter Vorgang. Du entscheidest bewußt, in den frühen Morgenstunden aufzuwachen anstatt zu schlafen. Du trainierst bewußt Deinen Körper und erhöhst das Unendliche in Deinem Herzen in Wort und Haltung.

Jeder Tag ist anders. Jeden Tag bist Du anders. Innerhalb von 72 Stunden erneuert sich jede Zelle in Deinem Körper. Krankheit kommt und geht. Motivierung nimmt ab und zu. Doch in dem beständigen Wechsel des Lebens, durch alle geistigen Veränderungen und Unsicherheiten im Herzen hindurch entscheiden wir bewußt, das beständige regelmäßige Üben beizubehalten.

Durch diese Verpflichtung schaffen wir eine Priorität im Leben, die Vorrang vor allem anderen hat: das unendliche universale Selbst zu preisen, indem wir unser endliches Selbst entwickeln, damit es ein besserer Kanal für den Ausdruck der unbegrenzten Natur wird.

Die Yoga-Literatur schreibt ein Sadhana von mindestens 2 1/2 Stunden vor Sonnenaufgang vor. Man sollte zumindest 1/10 jeden Tages Gott widmen. Gerade in diesen Stunden sind der Schutz der Aura und das Leitvermögen des Lehrers für alle, die zu meditieren wünschen, am wirksamsten. Gerade in diesen Stunden ist das Prana, die fundamentale Lebensenergie des Bewußtseins, in Lunge, Gehirn und Nervensystem konzentriert und geistige Stabilisierung und körperliche Reinigung werden in diesen Stunden leichter erreicht als zu jeder anderen Tageszeit. Nur wenige Menschen sind wach, so daß Lärm und Geschäftigkeit des Tagesablaufs Dich nicht stören.

Viele Hindernisse mögen sich Dir in den Weg stellen, die den regelmäßigen mogentlichen Sadhana unterbrechen, aber indem Du sie nacheinander überwindest, stärkst Du Deine Willenskraft, Dein Selbstvertrauen und die Fähigkeit, Deinen Geist zu konzentrieren. Diese Beständigkeit im Zusammenwirken mit dem Umlaufrhythmus der Sonne schafft einen Rhythmus in Deinem Leben. Das ist keine geringe Leistung. Wenn Du täglich zur gleichen Zeit all Deine geistigen und physischen Rhythmen aufeinander abstimmst, dann gibt es keinen Teil Deines Selbst, der nicht im Einklang mit jedem anderen Teil steht. Der ganze Tag läuft harmonischer ab. Außerdem hilft Dir der natürliche Rhythmus, verbunden mit einer Aktivität, diese besser zu beherrschen. Wenn Du versuchst, eine spezielle Aufgabe täglich zur gleichen Zeit zu lernen wirst Du sie mit größerem Nutzeffekt lernen. Wenn Du lernst, jeden Tag zur gleichen Zeit zu meditieren, wird es immer einfacher.

In der Meditation beseitigst Du Ängste aus Deinem Unterbewußtsein und setzt neue Reserven an Bewußtsein und Energie frei, die Dich leiten. Wenn Angst in Dir aufsteigt und Du sie ganz neutral betrachtest, verliert sie ihre Macht über Dich. Du wirst beweglicher und freier. Die meisten Ängste bilden sich in uns zu einer bestimmten Tageszeit. So besteht die Tendenz, daß sie am intensivsten zu der Tageszeit auftreten, in der sie entstanden. Wenn Du in der Zeit für Sadhana meditierst, ziehst Du allmählich die Beklemmungen anderer Tageszeiten an. Normalerweise reagierst Du auf Beklemmungen zum Zeitpunkt ihrer Entstehung und unter ihren Voraussetzungen.

Während der Meditation kommt die Wirkung alter Ängste zu Dir zu dem von Dir festgesetzten Zeitpunkt und zu den Bedingungen, die Du schaffst. Da sie zur gleichen Tageszeit auftreten, wird es laufend leichter, mit jeder einzelnen fertig zu werden. Allmählich wird das Bewußtsein von diesen Ängsten geklärt und es kann das Licht und die Kraft des kreativen Bewußtseins wahrnehmen. Während der morgendlichen Meditation entledigt man sich auch der täglichen Sorgen und Projektionen, so daß sich keine fortdauernden Ängste mehr im Unterbewußtsein ansammeln können.

Hat man über einen Zeitraum regelmäßig morgens Sadhana praktiziert, beginnen die Lehren und das Bewußtsein in die tiefer gelegenen Schichten des Geistes bzw. Unterbewußtseins einzudringen. Regelmäßig heißt hier 40 Tage bis 1 1/2 Jahre Das hängt vom Einzelnen ab, von der Intensität der Anstrengung und den Anfangsbedingungen. Deine bewußten Bemühungen haben Wurzeln geschlagen und die daraus entstandenen Keime können aus eigener Kraft existieren. Das Unterbewußtsein nimmt schließlich Deine Nachricht auf. Es "versteht", daß es Dir ernst ist, daß die Meditation Vorrang hat, so daß Du anfängst, jeden Tag um diese Zeit automatisch, ohne Hilfe eines Weckers, aufzuwachen; und daß Du selbst auf Reisen um die gleiche Zeit meditieren wirst. Das Unterbewußtsein beginnt Dich zu unterstützen und Sadhana bedeutet keine Anstrengung mehr. Das Unterbewußtsein, das 60% Deiner Handlungen und Reaktionen steuert, hat nunmehr eine Gewohnheit erworben: das Bewußtsein von Sadhana.

Anfangs mag die bewußte Anstrengung um Sadhana wie eine negative Handlung erscheinen. Sie erlegt Dir eine Disziplin auf zu Lasten anderer Handlungen wie Schlaf zB. Du wirst mit den vielen Einflüssen konfrontiert, die Dich an Deinen Bemühungen um Regelmäßigkeit hindern. Aber wenn Sadhana zu Radhana wird, bleibt nur ein positives Gefühl als Ergebnis der Erfahrung zurück. Du hast Dir einen "Kanal" geschaffen, der es den erwachten Bedürfnissen Deines höheren Geistes ermöglicht, sich mit dem universalen Selbst zu verbinden. Während dieser Zeit wirkt das Bewußtsein aktiver an der Reinigung des Unterbewußten. Wenn Du jetzt mit Widerständen konfrontiert wirst, resultieren sie nicht aus den äußeren Veränderungen.

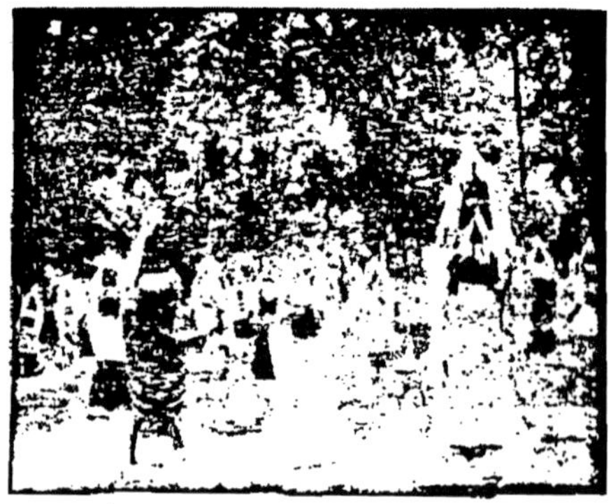

Du konfrontierst Dich mit einer grundsätzlichen Frage: bist Du bereit, im Sinne Deines höchsten Bewußtseins zu handeln und zu denken, oder willst Du noch länger an Deiner alten Identität festhalten? Wenn Du Deine Wahl für das höhere Selbst triffst, wird Sadhana zur Freude, der Du jeden Morgen begegnest. Wenn Du die Entscheidung aufschiebst, wirst Du einmal motiviert dann wieder unmotiviert sein. Du wirst Dich müder oder kränker fühlen, als Du bist, um das Aufstehen zu vermeiden. Vielleicht schläfst

Du sogar bei der Meditation ein, um dieser Verpflichtung Deinem Selbst gegenüber zu entgehen. Ein hauptsächlicher Irrtum in diesem Stadium ist das Gefühl, es geschafft zu haben. Da die physische Gewohnheit erreicht ist, wirst Du nachlässig in Deinem Bemühen, Deinen Geist auf die Unendlichkeit zu konzentrieren.

Man kann es mit einer Bergbesteigung vergleichen: Wenn Du ein Hochplateau erreicht hast, verspürst Du den Drang, Dein Lager aufzuschlagen und die tiefergelegenen Täler zu betrachten. Du willst Dich an saftigen Beeren laben und Dich vom mühevollen Aufstieg erholen. Aber wenn Du zu lange wartest, erschlaffen die Muskeln, und Du könntst sogar bald vergessen, warum Du bis zur Spitze klettern wolltest, wo es doch auf dieser Ebene so angenehm ist. Du weißt, daß die letzte Etappe mühevoller, schmaler und kälter sein wird als das, was Du bislang erfahren hast. So wehrst Du Dich gegen den letzten Schritt. Dies ist ein angemessener Vergleich mit dem Aufstieg zu den Höhen des Selbst.

Wenn wir lange genug praktiziert haben, um in unserer Einstellung bestätigt zu werden, lassen wir nach. Wir erreichen Sadhana, aber dann schlafen unsere Anstrengungen ein. Wir chanten das NAM, aber manchmal haben wir das Gefühl, daß die Worte nur mechanisch erzeugt werden, weil wir die Verbindung zu unser ursprünglichen Motivation verlieren.

Diese Vorgang ist zurückzuführen auf die unterbewußte Reorganisation,

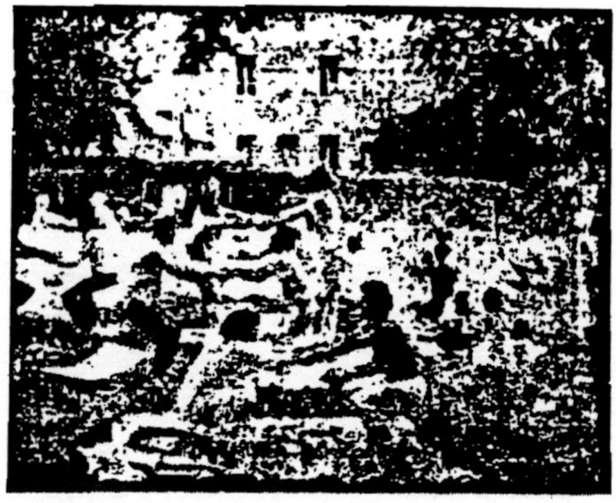

die unsere Motivierung und Absicht beeinflußt. Dabei kannst Du an einen Punkt kommen, wo Du überhaupt keine Motivation mehr für das fühlst, was Du Dir ursprünglich vorgenommen hast oder was Du gerade tust. Das ist der Zeitpunkt, an dem sich Sadhana als feste Gewohnheit und die früher eingegangene Verpflichtung als absolut notwendig erweisen. Der Gedanke an die Pflicht und das NAM als solches können sich als die einzigen Gründe erweisen, weiterzumachen. Wenn Du in dieser schwierigen Zeit beharrlich bleibst, kannst Du neue Quellen der Energie und Kraft in Dir selbst erschließen. Du wirst eine unmittelbare Abhängigkeit zum Unendlichen herstellen und nie mehr auf eine begrenzte Motivation oder Struktur vertrauen müssen, was den Sinn des Selbst, Erfüllung oder Macht schöpferischen Handelns betrifft.

Sobald Radhana das Unterbewußtsein gereinigt und Dich in Deiner Motivierung bestätigt hat, das Unendliche zu erkennen, in ihm aufzugehen und sich seiner zu bedienen, gehst Du in Prabhupati oder die "Gottesmeisterschaft" ein, Dies ist ein neutraler Zustand, und Deine Motivierung ist neutral. Keine endliche Sache motiviert Dich, weder Geld noch Ruhm noch Sexualität, nicht einmal persönlicher Fortschritt genügen, Deine Handlungen zu bestimmen. Du hörst auf, Dich von Dingen manipulieren zu lassen. Die meisten von uns sind derart mit ihrem Besitz oder ihren Hoffnungen verhaftet, daß sie nicht frei und schöpferisch im höchsten Bewußtsein jeden Augenblicks handeln können.

Wir gehen mit unserem Potential Kompromisse ein, um an unserer Vergangenheit festzuhalten. In diesem neutralen Zustand spürst Du das Unendliche in allen Dingen. Nichts motiviert Dich außer der unendlichen Existenz selbst. Die Motivierung kommt aus dem Zentrum Deines Wesens.

Das Stadium Prabhupati repräsentiert das Erwachen und Abstimmen auf das Überbewußtsein. Der bewußte und unbewußte Geist sind ineinander aufgegangen, und die Persönlichkeit ist keinem Konflikt mehr unterworfen. Alles wird als Harmonie erfahren, auch wenn die groben äußerlichen Umstände herausfordernd und verhängnisvoll erscheinen. Der Mensch empfindet in stärkerem Maße den Schmerz wie auch die Freude des gesamten Weltalls; er selbst aber verbleibt in der neutralen erhebenden Geistesverfassung, der "Gottesmeisterschaft". Es ist das volle Erwachen und die Integration des Mitgefühls in die Persönlichkeit. Mitgefühl ermächtigt den Menschen, das Unverzeihliche zu verzeihen. Gott ist an das Gesetz der Polarität gebunden, das er im gesamten Weltall aufrechterhalten muß. Macht sich einer übler Taten schuldig, müssen üble Taten an ihm begangen werden. Wenn Du stiehlst, muß Er von Dir stehlen. Dieses Prinzip hält Ordnung und Gesetz im Weltall aufrecht. Da diese Gesetze die Ereignisse im normalen Leben bestimmen, lehrt unsdie Zeit, in der wir leben, nach Übereinstimmung mit dem universalen Gesetz und Gottes Willen zu streben.

Ein Mensch in Prabhupati ist eine Ausnahme. Er kann sich über die Gesetze von Polarität und Zeit hinwegsetzen und in das Stadium des Mitgefühls eingehen. Er kann dem Dieb vergeben, der ihn beraubte und diesem Menschen sogar die Inspiration einpflanzen, die ihn nach dem Unendlichen trachten läßt. Ein Beispiel dafür ist die Geschichte von Balmikhi.

Balmikhi war ein Dieb und Kopfabschneider, der einen hervorragenden Ruf aufgrund seiner Tüchtigkeit und seines Erfolges hatte. Niemand kam je an seinem Versteck vorbei, ohne daß er enthauptet wurde und seine Münze in die Tasche des Kopfabschneiders wanderte. Seit Generationen war in seiner Familie diese Kunstfertigkeit gelehrt worden.

Durch fleißiges Üben wurde er der Beste von allen. Leute, die seinen Ruf kannten, hüteten sich, in seine Nähe zu kommen. Sogar die Leute des Königs forderten ihn nicht heraus.

Am besagten Tag wanderte ein reisender Heiliger, der von diesen Geschichten nichts gehört hatte, an dem Lager des Räubers vorbei. Balmikhi sprang mit erhobenem Schwert auf. Zu seiner Überraschung kniete der Heilige mit gebeugtem Kopf nieder und dankte dem Dieb verschmitzt "Du bist sehr großzügig, freundlicher Dieb, mir meinen Tag der Befreiung zu geben. Ich habe so lange darauf gewartet, diesen irdischen Körper zu verlassen. Bitte beeile Dich, damit ich zum Schöpfer komme!" Der Dieb hatte es noch niemals mit einem solchen Menschen zu tun, der der solch ein sonderbares Anliegen vorbrachte. Er erhob das Schwert, um dem Wunsch nachzukommen, als der Heilige sagte: "Warte! Als ehrenwerter Mensch muß ich offen zu Dir sein und nicht die Welt mit einer halben Wahrheit verlassen. Wenn Du mich tötest, wirst Du innerhalb von drei Tagen selbst sterben. Nun weißt Du es. Und nun tu es."

Das beunruhigte Balmikhi sehr. Er wußte, daß die Voraussagen von Heiligen sich immer erfüllen, weil die Macht Gottes auf ihren Lippen lebt. Er hielt inne und fragte:"Ich weiß, was Du sagst, wird in Erfüllung gehen. Gibt es keinen Weg, diesem Schicksal zu entgehen? Der Heilige sagte: "Wenn eines Deiner Familienmitglieder freiwillig mit Dir sterben will, wirst Du verschont bleiben. Aber ich glaube nicht, daß sie Dich so lieben."
Balmikhi fesselte den Heiligen und ging in sein Haus. Er rief den ganzen Clan zusammen und erklärte die Situation. "Ich muß diesen Heiligen töten, um meinen Ruf zu wahren. Ich habe Euch alle jahrelang mit meiner besonderen Fähigkeit unterstützt. Wer von Euch liebt mich nun genug, sich für mich zu opfern? Keiner trat vor und bestätigte seinen Glauben an ihre Liebe. Er flehte sie immer wieder an. Als er einsehen mußte, daß er niemanden überreden konnte, kehrte er zu dem Heiligen zurück. Er ließ sich neben ihm nieder und löste seine Fesseln. Er war sehr entmutigt. Wie ein Schleier breiteten sich die Erinnerungen an all seine Taten über sein Gemüt. Er empfand deutlich, daß ihm das Verständnis für die grundsätzlichsten Fragen des Lebens fehlte. Man hatte ihn nie gelehrt zu lieben, geliebt zu werden und sich um spirituelle Erleuchtung zu bemühen.

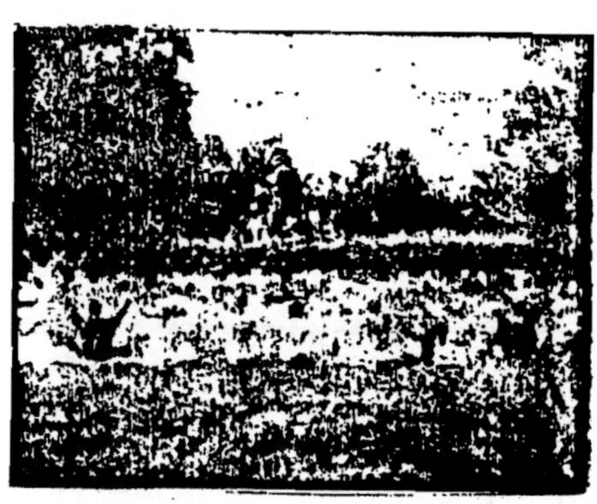

Der Heilige bemerkte seine Verwirrung. Er sah die ihn umgebende Unwissenheit und seinen aufrichtigen Wunsch, die Wahrheit zu verstehen. Der große Heilige versetzte sich in den Zustand des Mitgefühls. Indem er die Finger auf die Stirn des Diebes legte, löschte er Furcht und Unwissenheit in dessen Unterbewußtsein aus. Der Dieb schaute auf, mit klaren Augen, in verzückter Hingabe. Er sagte: "Oh großer Mann, Du hast mir eine Vision meiner inneren Unendlichkeit gewährt. Nun gib mir die Anleitung für Sadhana, so daß ich dieses Bewußtsein bestätigen und anderen diese Befreiung lehren kann. Der Heilige gab Balmikhi eine Kriya. Dieser saß drei Tage lang bewegungslos in tiefer Meditation versunken.

Die gleiche Disziplin und Gewandtheit, die er genutzt hatte, Meisterdieb und Kopfabschneider zu werden, verwandte er nun kraftvoll und in aufrichtigem Bemühen auf die Erreichung des neuen Zieles. Die gleiche Energie, die ihn zum Dieb werden ließ, machte ihn nun zum Heiligen. In den darauffolgenden Jahren lehrte er Tausende die Lebensweise, die zur Befreiung führt und man erinnert sich an ihn bis auf den heutigen Tag.

Mitgefühl ist die edelste Tugend. Es vermag sogar den niedrigsten Teil der Schöpfung in das erhabenste Geschöpf Gottes umzuwandeln. Durch Handlung aus Mitgefühl entsteht ein Vakuum, denn man hat sich über das Gesetz von Aktion und Reaktion hinweggesetzt. Die Natur liebt das Vakuum nicht und Gott ebensowenig. So kommt Gott dem Heiligen zu Hilfe, der aus Mitgefühl dient. Gott muß das Bewußtsein unterstützen, das die erhabenste Form seiner selbst ist.

Während der Jahre, in denen Guru Nanak das Leben eines Familienvaters führte, leitete er ein Lagerhaus, von dem aus die Angestellten des Nawabs von Sultanpur ihr Getreide bezogen. Drei Jahre lang gab er an alle, die es brauchten, Getreide aus, immer ihren Bedürfnissen entsprechend.

Dem Nawab kam das Gerücht zu Ohren, daß Nanak leichtsinnig das Getreide verteile und die königlichen Lagerräume nun leer seien. Der Nawab ordnete eine Untersuchung an. Mit größter Sorgfalt prüfte man die Bücher und wog das Getreide. Das Lagerhaus war nicht nur voll, es war sogar noch mehr Getreide vorhanden, als zu erwarten war. Man sagte, daß wenn Nanak die Meßbecher zählte und zu der Zahl 13 kam, er diese Zahl endlos wiederholte. Die Zahl 13 - Taira - bedeutet auch "Dein". Er pflegte zu sagen: "Dein, oh Gott, ich bin Dein", während er alles Getreide weggab. Im entrückten Zustand der Verzückung teilte er immer mehr aus als gelagert war. Der Dienst, den Nanak den Menschen erwies, indem er sich voller Mitgefühl ihrer Bedürfnisse annahm, schuf ein Vakuum, ein leeres Lagerhaus, welches dann von dem Einen gefüllt wurde, der alles gibt.

Im Prabhupati ist jeder Augenblick des Tages ein bewußtes Sadhana. Es gibt da keinen Augenblick, indem Du schläfst und Dir des Vorhandenseins und der Erfordernisse des universellen Bewußtseins nicht bewußt bist. Du tust nicht mehr das was für Dich, sondern das, was für alle richtig ist.

Das Erlebnis Sadhana ist eine tägliche Einweihung. Keiner, der zu 3HO gehört, weiht jemals einen anderen in eine Kriya oder ein geheimes Mantra ein. Wir sind der Überzeugung, daß es zwischen Gott und den Menschen kein Geheimnis gibt, also sollte auch kein Geheimnis zwischen den Menschen über Gott bestehen.

Der Weg zur Unendlichkeit ist klar. Er ist jedem zugänglich. Was ihn überschattet, ist nur unsere Unwissenheit, Ängste und der Mangel an Disziplin. An einer Einweihung teilzuhaben bedeutet, einen bestimmten Anfang zu machen. Jeden Morgen im Sadhana verneigst Du Dich vor dem Unendlichen. Dein höheres Selbst weiht Dein niederes Selbst ein, und das ist das Geheimnis aller Geheimnisse. Die ganze Welt hilft Dir bei dieser täglichen Einweihung. Wenn Du Sadhana beginnst, ist um Dich herum nur Dunkelheit. Nur ein Minimum an Aktivität findet draußen statt. Während Du dasitzt und über den unendlichen Schöpfer meditierst, bricht allmählich der Tag an. Jede Zelle Deines Wesens erfährt, daß den Namen zu preisen von der Dunkelheit zum Licht führt. Das gesamte Unterbewußtsein ist auf das primäre Erlebnis der Morgendämmerung gerichtet und fühlt eine Erneuerung. Der Geist strahlt Empfänglichkeit aus und Vertrauen auf das, was das höhere Selbst verlangt; er wird über Unwissenheit und Irrtum hinausgeleitet, zu einem den höheren Welten geöffneten Sehvermögen. Dieses Erlebnis ist wahre Einweihung.

Der Mensch, der einen vollendeten Sadhana ausübt, beginnt zu strahlen. Er entwickelt die Fähigkeit, andere zu leiten und zu inspirieren. Sich in seiner Gegenwart aufzuhalten hilft, Deinen Geist von nutzlosen Konflikten zu befreien. Er hat das Führungsvermögen seines Überbewußtseins in seiner Aura wirksam gemacht.

Die Struktur des Bewußtseins

Jeder Mensch hat ein individuelles Bewußtsein. Seine Erfahrungen und sein Verstehen sind durch die Gegebenheiten, die ihn geformt haben, begrenzt: Kultur, Erziehung, Samskaras*), physische Beschaffenheit etc. Um zu wachsen und seine Erfahrungen umzusetzen, muß das individuelle Bewußtsein mit dem universalen Bewußtsein in Kontakt treten. Jede Erfahrung, die das individuelle Bewußtsein mit dem universalen Bewußtsein macht, trägt zum Wachstum des richtungsweisenden oder höheren Bewußtseins bei. Jeder Sadhana, der Dich in Kontakt mit der Unendlich-

*SAMSKARAS = Eindrücke welche durch Gedankenströmungen im Unterbewußtsein und unbewußten Gebieten des Geistes existieren und neue Gedankenrichtungen prädisponieren.

keit bringt, trägt zur Entwicklung des höheren Bewußtseins bei. Die Ausstrahlung Deiner Aura nimmt zu und jeder in Deiner Gegenwart verspürt die Wirkung des höheren Bewußtseins und seine richtungsweisende Kraft.

Es gibt zwei hauptsächliche Methoden, das individuelle Bewußtsein mit dem kosmischen Bewußtsein zu verbinden und ein höheres Bewußtsein aufzubauen. Die erste Methode ist Pratyahar. Bei dieser Methode bringst Du das kosmische Bewußtsein durch einen Prozeß des Zusammenziehens in das individuelle Bewußtsein hinein. Du beobachtest jedes Gedankenmuster, das in Dein Bewußtsein eindringt. Du entscheidest, ob es Dich der Unendlichkeit näher bringt oder nicht und triffst so Deine Wahl. Du setzt an die Stelle eines negativen Gedankens einen positiven und entwickelst so eine neutrale Einstellung oder wenigstens eine positive.

Stellen sich Wünsche im individuellen Bewußtseinsbereich ein, die einer Handlung bedürfen, so nutze den Willen zum Handeln nur für jene, die universaler Art sind. Wenn dieser Auswahlprozeß automatisch wird, praktizierst Du Pratyahar. Alles trägt dazu bei, daß Du eine Bindung mit dem universalen Bewußtsein eingehst und Energie für das individuelle Bewußtsein gewinnst.

Die zweite Methode ist Laya. Das Wort selbst bedeutet Hingabe, Versunkenheit und Erhebung. Bei diesem Vorgang wird das Selbst erhoben im Sinne des Unendlichen statt daß man von endlichen Dingen ausgehend nach der Unendlichkeit strebt. Bei den Laya Yoga-Techniken nimmst Du nichts in Dir wahr außer dem Unendlichen. Bei diesen Techniken werden stets Mantras angewandt in Verbindung mit einem besonderen Atemrhythmus. Durch das Atmen erlaubt man dem Geist, besondere emotionale und intuitive Energien freizusetzen, die dem Bewußtsein Kraft zur Entfaltung geben, Bei dieser Methode bewegst Du Dich vom individuellen zum universellen Bewußtsein hin.

Die häufigsten Probleme der heutigen Gesellschaft resultieren nicht aus Sexualität, Schuldgefühl, Macht-

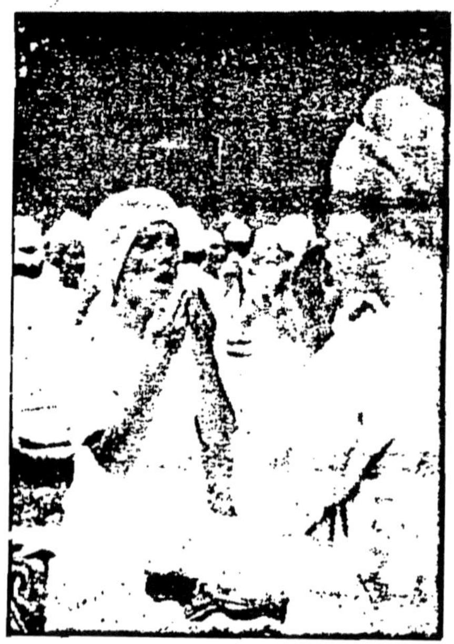

streben etc. Das grundsätzliche Problem ist, daß im individuellen Selbst das Gefühl für Bedeutung und Werte verlorengegangen ist. Kulturelle Überzeugung und religiöse Symbolik, die einst lebenswichtig waren und als unser Über-Ich fungierten, haben ihre Kraft eingebüßt. Wir müssen uns neue Werte schaffen, damit wir uns auf Ziele ausrichten können, die uns erlauben, unser Potential voll auszuschöpfen. Wir müssen die Verbindung zu den inneren schöpferischen Teilen unseres Wesens wiederherstellen. Um das Überbewußtsein anzuregen ist die Praxis von Sadhana der Schlüssel hierzu.

Der praktische Wert des höheren Geistes ist eine gewandelte Wahrnehmung aller gewöhnlichen Dinge im Alltag jedes Einzelnen. Er bringt das Selbst in alles hinein. Er bereitet den Boden für die Selbstverwirklichung. Der höhere Geist sieht den Baum als Baum, aber auch als Symbol für Leben und geduldiges Wachstum. Alle Aspekte des Lebens werden zu einer Lehre und Richtlinie für das individuelle Bewußtsein. Die Welt wird zum Spiegel des Selbst, während das Selbst zum Abbild Gottes wird. Die Probleme in sämtlichen Lebensphasen werden geringer, und die in uns verwurzelten integrieren den und schöpferischen Kräfte unserer Psyche können nun wirken und eine Harmonie herstellen.

Gruppen-Sadhana und das erweiterte Selbst

Sadhana ist eine Disziplin, die uns dem kosmischen Bewußtsein und der Selbstverwirklichung entgegenführt. Um das fortgeschrittene Stadium des Prabhupati zu erreichen, müssen wir das Zwischenstadium: Gruppenbewußtsein beherrschen lernen. Praxis und Prüffeld hierfür ist die Ashram-Gemeinschaft.

In einem 3HO Ashram wirken zwei grundlegende Kräfte zusammen: Die Techniken des Kundalini Yoga und die Lebensweise des Sikh Dharma. Die Yogatechniken regen die fundamentale Evolutionskraft der Psyche an. Dadurch entsteht ein Drang nach Wachstum. Jeder verspürt die Expansion seiner Energie oder Shakti. Während seine Energie zunimmt, wird ihm bewußt, daß er einen Einfluß auf Menschen ausüben kann, seinen Willen in bestimmte Bahnen lenken und eine Sensibilität für subtile Energien entwickeln kann. Es besteht die Möglichkeit, daß diesem Erlebnis der Expansion ein großes "spirituelles Ego" entwächst, was schwerer zu heilen ist als Krebs. Aber die Bescheidenheit der Sikhs und die Achtung vor dem Schöpfer schieben dem Einen Riegel vor. Im Hause Guru Ram Das' werden Selbstaufopferung, Dienen und Bescheidenheit in die tägliche Praxis umgesetzt.

Für den, der sich einer kraftvollen Disziplin unterzieht, ist es wichtig, sich nicht zu sehr mit sich selbst zu beschäftigen. Wenn alle Energie, die im Sadhana entwickelt und freigesetzt wird, durch unsere Ego-Struktur gelenkt würde, könnten wir unausgeglichen und narzistisch werden. Die Skala der Ego-Entwicklung eines Yogi umfaßt 5 Schritte: Die niedrigste Stufe ist Ichsucht. Hier ist alles wertlos, was nicht die eigenen Wünsche betrifft. Es gibt weder Sympathie noch Verständnis für den Anderen. Der zweite Schritt ist Geltungsbedürfnis. Jemand in diesem Stadium ist nicht so rigoros in seinem Ego. Er erscheint eher arrogant als besessen. Er ist sich anderer Egos ebenso bewußt wie seines eigenen, wählt aber dennoch sich selbst. Die dritte Stufe ist Ich-Zentriertheit. Hier entwickelt eine Person bewußt ihre Fähigkeiten Sie mag andere in ihre Existenz mit einbeziehen, aber ihre Haupterfahrung bewegt sich im Bereich von Emotion und Handlung. Die Perspektive desjenigen wird begrenzt sein. Der vierte Schritt ist Selbst-Zentriertheit. Dieser Zustand wird oft fälschlicherweise für die letzte Stufe gehalten. Er überwindet die starren Schranken des Egos und überträgt seine Selbstidentität auf einen ausgedehnteren Erfahrungsbereich. Er beginnt zu erkennen, daß seine Kapazität jenseits des normalerweise für das Ego Erreichbaren liegt. Dies ist oft eine angenehme Vision des Selbst, voll von Entdeckungen und Reizen.

Der letzte Schritt ist der Zustand der Selbstlosigkeit. Jede Identität des Selbst ist immer noch begrenzt wie zuvor. Es existiert ein umfassenderes, aber endliches Ego. Aber in diesem letzten Schritt liegt ein Verschmelzen mit dem tatsächlichen Erfühlen der Unendlichkeit. Dies wird als Ausdruck des Dienens erfahren. Der selbstlose Mensch wird zum Beobachter, sogar seiner eigenen Handlungen. Er besitzt Neutralität und Gleichmut. Wenn er sich von Depressionen befreien will, hilft er anderen, diese Krankheit zu heilen. Der Zustand der Selbstlosigkeit verleiht die Fähigkeit, die Vergangenheit zu vergeben und in Harmonie mit dem Kosmos zu leben. Dieses letzte Stadium des Wachstums wird selten allein erreicht. Es bedarf der Probe und der Unterstützung einer Gruppe.

In einer Gruppe zu leben, die dieselben Lehren, dieselbe Lebensweise und dasselbe Bewußtsein erfährt, ist es sehr schwierig, eine nicht-authentische Handlung zu begehen, die das neue Bewußtsein verleugnet. Jeder, oder zumindest der eine oder der andere wird es bemerken und Dich ermutigen, Deinem Dharma treu zu bleiben. Denkt daran, so schnell wir uns auch verändern möchten, so beeinflussen das Unterbewußte und alte Verhaltensmuster doch 60% unserer Handlungen. Eine starke Gruppe hilft Dir, diesen tiefliegenden Teil Deines Bewußtseins zu trainieren. In einem Ashram gewöhnst Du

Dich daran, Entscheidungen zu fällen, die der ganzen Gruppe statt nur Dir selbst dienen. Dies bereitet das Fundament, um ein erleuchteter Lehrer zu werden.

Sadhana in einer Gruppe auszuüben, entwickelt eine höhere zwischenmenschliche Sensibilität in der Gemeinschaft. Zu Beginn des Sadhana haben alle eine unterschiedliche Schwingung. Einige haben noch Traumerinnerungen, andere haben schon die Tagesverpflichtung im Kopf und wieder andere kommen mit ganz unterschiedlichen Erwartungen zum Sadhana. Je mehr Leute mitmachen, um so mehr gleichen sich diese individuellen Unterschiede aus. Das Glücksgefühl des einen mindert die Traurigkeit des andern. Dann fühlt die ganze Gruppe, daß ihre Energie durch den Sadhana gesteuert wird. Die elektromagnetischen Felder der Einzelnen verschmelzen und bilden eine Gruppen-Aura. Wenn die Gruppe sich gut auf die Unendlichkeit eingestimmt hat, entsteht eine Regenbogen-Aura, die alle Farben reflektiert. Eine bläuliche Farbe von Aufrichtigkeit und Hingabe ist vorherrschend. Eine solche Energie für eine Stunde zu teilen, kann eine Woche voller Meinungsverschiedenheit und Uneinigkeit auslöschen. Die Stärke einer Gruppe ist direkt proportional zur Stärke ihres Gruppen-Sadhana. Diese Transformation der Aura hilft dem Übenden, den Schritt jenseits seiner Ichbezogenheit zu machen.

Nach Beendigung des Morgensadhana, wenn die Energie aller sich vermischt hat, ist es einfach, miteinander zu kommunizieren und auf derselben "Wellenlänge" zu sein. Man sieht diesen Effekt während des ganzen Tages. Es gibt weniger Mißverständnisse im Bereich der Kommunikation.

Ein Ashram ist das Zentrum einer Gemeinschaft, der Ort, an dem man sich in den frühen Morgenstunden versammelt. Wörtlich heißt es "Haus des Lehrers". Seine Bewohner sind Diener und Lehrer des Höheren Bewußtseins. Soll ein Ashram seine Funktion, nämlich aktiven Kontakt mit der Gemeinschaft und ihre Bereicherung, erfüllen, ist ein Gruppen-Sadhana unbedingt notwendig. Führte jeder nur sein eigenes Sadhana aus, ginge die Kraft der Verbundenheit verloren, und der Einzelne würde sich noch mehr zur Egozentrik hin bewegen.

Falls Du nicht in einer Ashram-Gemeinschaft lebst, erkundige Dich, ob es einen Ashram am Ort gibt, wo Du teilnehmen kannst oder lasse ein paar Freunde oder Familienmitglieder mit Dir üben.

Der praktische Aufbau des Sadhana

Das Wissen um den Psychologischen und spirituellen Vorgang des Sadhana genügt nicht,das wesentliche eines guten Sadhana ist ständiges Üben. Es gibt absolut nichts, was den Nutzen und die Wirkung des Übens ersetzen kann. Ohne Übung werden alle Studien, alle Schriften und Hoffnungen leer und bedeutungslos bleiben.

Es gibt viele Arten von Sadhana, aber es gibt einen bestimmten praktischen Aufbau vom Sadhana, um ein bestmögliches Ergebnis zu erzielen. Es gibt spezielle Sadhanas für Menschen mit speziellen psychologischen und physiologischen Problemen. Wir wollen nur einige Beispiele für den idealen Aufbau eines Sadhana anführen, die auf normale gesunde Yoga-Enthusiasten zugeschnitten sind. Die Beispiele sind für einen Gruppen-Sadhana geschrieben, eignen sich aber auch für einen individuellen Sadhana.

Interessierte Yogaschüler werden versuchen, in einer Ashraumgebung zu leben oder sich jeden Morgen dort einzufinden. Den vollen Nutzen eines Sadhana kann man nur erfahren, wenn man am Gruppenbewußtsein teilnimmt.

Zu einem vollständigen Sadhana gehören 5 Hauptvoraussetzungen.

Die physische Umgebung

Man kann sich nur schwer einen Menschen vorstellen, der neben einer belebten Straße meditieren will. Es ist wohl möglich, aber die Wahl einer solchen Örtlichkeit ist einer optimalen Meditation bewiß nicht dienlich. Die physische Umgebung, in der Du Dich befindest, hat eine ungeheure Wirkung darauf, wie mühelos Du in einen meditativen Zustand übergehen kannst.

Farben, Geräusche und sogar die frühere Bentzung des Raumes prägen sich Deinem Bewußtsein ein und haben eine Wirkung auf seine Energie. Es gibt wunderschöne Räume, die nur zum Meditieren benutzt werden. Allein in einen solchen Raum einzutreten, regt zur Meditation an, so wie der Aufenthalt in den Wäldern des HOchgebirges uns automatisch in einnen meditativen Zustand hineinzieht.

Der erste Schritt ist die Auswahl eines Raumes, der vornehmlich oder ausschließlich für Sadhana benutzt wird. Er sollte immer vollkommen sauber und ordentlich gehalten sein. Ordne Bilder und andere Gegenstände, die ein höheres Bewußtsein repräsentieren, ästhetisch rund um den Raum an. Falls Du in der glücklichen Lage sein solltest, einen

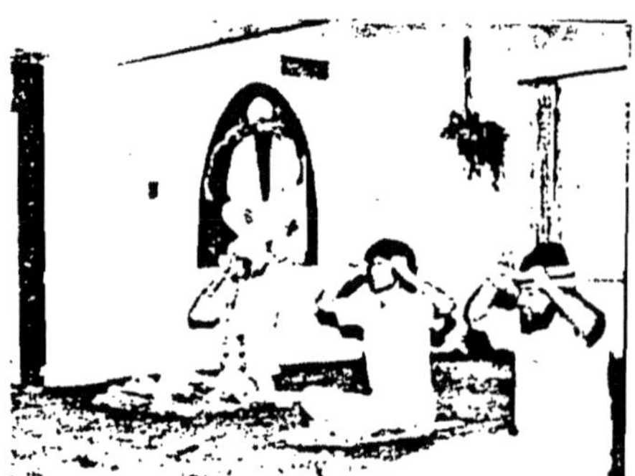

"Siri Guru Granth Sahib" zu besitzen, sollte es in einem Raum für sich sein oder zumindest in einer adäquaten Form vom Rest des Raumes abgetrennt sein. Der Meditationsraum sollte frisch duften. Er sollte stets gut gelüftet und die Temperatur gemässigt sein. Ist er zu kalt, kann der Körper während der tiefen Meditation Schaden nehmen. Zuviel Wärme verführt zum Schlafen und beeinträchtigt den Kreislauf. Dein Sitzplatz sollte mit einem Tierfell oder einer Wolldecke bedeckt sein, weil diese antistatisch sind und Dein psycho-elektromagnetisches Feld von dem elektromagnetischen Feld der Erde isolieren. Falls ein Fell oder das richtige Material nicht zu beschaffen sind, ist Holz das nächsbeste Material zum Sitzen.

Wenn Du durch die Meditation zur Ruhe gekommen bist, empfindest Du die Energiewellen im Innern und um Dich herum in stärkerem Maße. Vor der Meditation hast Du vielleicht ein hohes Maß an beständigem Wechsel und Anreiz gebraucht, ehe Du hellwach wurdest. Jetzt genügt der Anstoß vom inneren Selbst. Starke Geräusche und ständige Unterbrechungen sollten während der Meditation und Sadhana auf ein Minimum beschränkt werden. In einigen Phasen der Meditation kann das Schließen einer Tür wie eine Explosion klingen. Für eine wohltuende Meditation solltest Du eine wohltuende Umgebung wählen.

Das physische Selbst

Arbeite eine Art von Reinigungsritual aus, das Du nie versäumst. Wecke Dich morgens sanft und mache die Standard-Aufwachübungen*). Denke daran, einige Gläser Wasser zu trinken. Dusche Dich kalt oder kalt-warm-kalt im Wechsel, während Du Lieder singst, die Gott preisen. Laß den klaren Wasserstrahl die Gedanken der Nacht aus Deiner Aura fortspülen. Rege Deinen Kreislauf an, um die Überreste des nächtlichen Reinigungsvorganges aus Deinem Körper zu entfernen.

Du kannst nicht mit vollem Erfolg meditieren, wenn Dein Kreislauf noch auf Schlaf oder Schläfrigkeit eingestellt ist. Massiere während des Duschens den ganzen Körper besonders Füße, Hände, Gesicht und Ohren. Wenn Du Dir einen besonderen Gefallen tun willst, verwende etwas Mandelöl für die Haut. Ein Turban oder Hausturban sollte nach dem Bad von den Männern und ein Chuni oder ein Tuch von den Frauen getragen werden. Trage leichte, weite Kleidung, die ordentlich und sauber ist. Weiß ist die beste Farbe für Sadhana-Kleidung. Zieh nicht dieselbe Kleidung an, die Du während der Nacht getragen hast. Du mußt Deinem Bewußtsein auf jede Weise klar machen, daß Sadhana eine ganz besondere Aktivität ist, auf welche Du Dich vorbereitest und für die Du sogar besondere Kleidung anlegst, denn Dein Geist wird viel wacher und kooperativer sein, wenn er weiß, daß

*Siehe Abschnitt: "Wie man morgens am besten aufsteht."

ein wichtiges Ereignis bevorsteht. Suche Dir eine Meditationsdecke oder einen Schal aus Wolle, Seide oder Baumwolle. Benutze sie nur zur Meditation. Mit der Zeit wird es die Vibrationen des Sadhana absorbieren. Dann wird das bloße Umlegen Dich so fort in Deinen Bemühungen unterstützen.

Die psychische Umgebung

Wenn alle physischen Vorbereitungen getroffen worden sind, achte darauf, daß Du Dein Bewußtsein auf das Gruppenbewußtsein einstellst. Leitest Du einen Gruppen-Sadhana, gib acht auf unerwartete Besucher und Gäste. Wenn sie mit Euren Vorgängen nicht vertraut sind, mach sie mit einer kurzen Erklärung vertraut. Achte darauf, daß alles Gesagte sehr positiv ist. Wenn Deine Gedanken morgens positiv und schöpferisch sind, wirst Du Dich den ganzen Tag über gut fühlen.

Lege eindeutig fest, wer den Sadhana beginnt. Je mehr Leute in der Gruppe sind, desto besser. Wenn Du allein anstimmst, bist Du die einzige Stimme; bist Du jedoch mit andern, so wird die Wirkung Deiner Stimme vervielfacht und dadurch erhöht, daß andere Deine Stimme hören und sie reflektieren. So wie alle Auren im Einklang zu vibrieren beginnen, bildet Ihr eine Gruppen-Aura, die stärker ist, als jede einzelne Aura. Wenn Du Sadhana allein ausführen mußt, stelle Dir Millionen anderer um Dich herum vor. Höre sie alle mit einstimmen, wobei Du unbeweglich in der Mitte sitzt. Fühle, daß Du nicht physisch singst und daß Du doch den Gesang anführst und umgekehrt Dich von ihm leiten läßt. In dieser Vorstellung fahre mit dem Chanten fort.

Das geistige Selbst

Die wichtigste Voraussetzung ist, sich der Gegenwart des Lehrers bewußt zu sein. Stimme ONG NAMO GURU DEV NAMO an und spüre das Hineinfliessen von Energie und Licht in Körper und Geist. Meditiere über Deinen Lehrer und fühle, daß Du voller Hingabe und aufrichtiger Bescheidenheit um das Geleit durch den Sadhana bittest. Bete darum, daß, wie schwach Deine Bemühungen auch sein mögen, der größtmögliche Nutzen erlangt werde, um der Menschheit dem Willen des Schöpfers gemäß zu dienen. Mach Dir in diesem Augenblick klar, daß kein Schüler der Lehrer ist. Während des Sadhana ist der Guru der einzige Lehrer. Du solltest zu dem Bewußtsein erwachen, daß Du den Ausgang Deiner Bemühungen nicht kennst und daß Du die Ergebnisse dem Unendlichen widmest.

Viele Leute bauen einen ordentlichen Sadhana auf, verfallen aber in Langeweile. Sie langweilen sich aus falschen Erwartungen heraus. Sie wollen aufblitzende Lichter und flammende Energie erleben. Obgleich dies tatsächlich vorkommt, ist es wichtiger, den Kontakt zur Unendlichkeit zu erwarten. Überlasse dem

Unendlichen die Entscheidung, in welcher Form diese Begegnung zustande kommt.

Sei Dir bewußt, daß das gleiche Chanten, oder die gleiche Übung, die Du schon oft geübt hast, heute vollkommen anders auf Dich wirken können. Heute ist der Anfang vom Rest Deines Lebens. Du bist keineswegs derselbe Mensch, der vor einigen Stunden zu Bett ging. Deine Körperzellen haben sich erneuert und im tiefen Schlummer nächtlicher Meditation hast Du Dir selbst alle Fehler des vorherigen Tages vergeben. Du bist erneuert. Erwarte die Zufriedenheit, die aufrichtiges Bemühen mitsich bringt. Laß Deinen individuellen Geist in der Neutralität des unendlichen Geistes ruhen.

Das Wesentliche im Übungsablauf

Nachdem die ganze Gruppe eingestimmt ist, folgen 6 wichtige Faktoren, die zum Kern des Sadhana gehören.

a) Die körperliche Vorbereitung

Der physische Körper ist der Tempel Gottes. Er erlaubt uns, das Bewußtsein zu manifestieren und uns auf der materiellen Ebene zu bewegen. Er muß trainiert werden, um den Kreislauf ausgeglichen und stark zu halten, um Verspannungen und durch Emotionen verursachte Stauungen zu beseitigen, um die Drüsensekretion zu verändern und damit dem erstrebten Bewußtsein anzupassen und um das Blut zu reinigen und damit Erkrankungen vorzubeugen.

Trotz guter Vorsätze und einer positiven Einstellung ist es schwierig, Sadhana auszuüben, wenn man krank ist. Achte täglich auf deinen physischen Körper.

Eine Reihe anstrengender Übungen erweckt den Willen in Dir. Du mußt Dich durch die kleinen Schmerzen bei auflockernden und nervenstärkenden Übungen hindurchkämpfen. Dieser Zustrom an Willenskraft hilft Dir, den Geist zu sammeln und während der Meditation und des Chantens wach zu bleiben. Die Übungen sollten diejenigen sein, die Yogi Bhajan gelehrt hat oder Übungsreihen sein, die strikt seinen Anweisungen entsprechen. Sie sollten ein Gefühl von größerem Energiezustrom, Sanftmut, Wachheit und Enthusiasmus in Dir hinterlassen. Zuviel Training kann den Körper so stark fordern, daß Du schläfrig wirst und die Motivierung verlierst.

Ein besonders anstrengender Übungs- und Reinigungssadhana sollte nur dann ausgeführt werden, wenn danach genügend Zeit zur Entspannung bleibt. Einige Beispiele für eine solche Reihe sind im Kriya-Teil aufgeführt. Eine wohlausgewogene Übungsreihe, die auf Atmung, Nerven, Drüsen und Rückgrat ausgerichtet ist, ist genau richtig für einen Sadhana.

b) **Mantra**

In jedem Sadhana muß man ein Ashtang Bij Mantra, das Adi Shakti Mantra oder Panj Shabad Chanten. Nur wenn man in dem richtigen Atemrhythmus chantet, erreicht man die Laya-Wirkung, die einen im Unendlichen frei schweben läßt. Die körperliche Vorbereitung dient dazu, diesen Zustand auf bestmögliche Weise zu erleben. Guru Nanak sagte:

> Sind Hände und Körper schmutzig,
> kann Wasser sie reinigen;
> ist die Kleidung schmutzig,
> kann Seife die Flecken entfernen;
> ist der Geist getrübt durch Fehlverhalten und Schuldgefühle,
> kann nur die Liebe des NAMENS
> ihn klären. *

Das NAM ist das "Lösungsmittel", um die dunklen Stellen im Geist zu entfernen. Das ist sehr einleuchtend. Der Atemrhythmus schafft Dir Zugang zum unterbewußten wie zum bewußten Geist. Wenn Du dieses Mantra anstimmst, ist Dein Geist auf die unendlichen Aspekte Deines Selbst ausgerichtet. Du hast keine bindende Beziehung zu den Polaritäten. Man erreicht einen neutralen Zustand, den man braucht, um negative Gewohnheiten und Ängste aus dem unterbewußten Selbst zu entfernen. Wenn ein negativer Gedanke oder ein Gefühl von Angst sich einstellen, laß sie auf Dich zukommen, aber halte den Rhythmus "SA TA NA MA" oder "SAT NAM" im Bewußtsein fest. Da der Gedanke nicht auf den üblichen Widerstand oder die gewohnheitsmäßige Reaktion in Deinem Bewußtsein trifft, so bewegt er sich mehr zum Zentrum Deines Bewußtseins hin, um eine Reaktion herauszufordern.

Angst und Gedanken werden genau von derjenigen Energie gespeist, die Du durch positive oder negative Aufmerksamkeit auf sie verwendest. Bist Du auf die Unendlichkeit ausgerichtet, so erscheinst Du neutral, sogar wenn Du zeitweilig emotional dabei wirst. Da keine Reaktion auf Gedanken oder Gefühl erfolgt, weil Du neutral bleibst, werden sie neutralisiert. Wenn Du stattdessen einen Gedanken bekämpfst, gibst Du ihm Energie und damit verleihst Du ihm Identität.

Durch das Mantra bestätigst Du Deine Identität als die unendliche Wahrheit und universale Existenz. Dein Bewußtsein könnte sich dagegen wehren, also laß Dich vom Mantra darüber hinaustragen. Wenn Du Dich dafür entscheidest, den Gedanken zu lieben und Dich von ihm hinreißen zu lassen, gibst Du ihm weiterhin Identität.

Um die kontinuierliche Bildung und Aufrechterhaltung der Polaritäten im Bewußtsein zu unterbrechen, mußt Du neutral werden. Dies wird letzten Endes nur durch ein Mantra erreicht, da der Klang das grundlegende schöpferische Potential Deines Wesens ist.

Viele der Mantras, die wir gelernt haben, können im Sadhana verwandt werden. Das grundlegendste Mantra ist EK ONG KAR, das 2 1/2 Atemzüge dauert. Es sollte eine Stunde lang gechantet werden. Wenn

* "JAP JI", Peace Lagoon, M.S.S. SARDARNI PREMKA KAUR KHALSA.

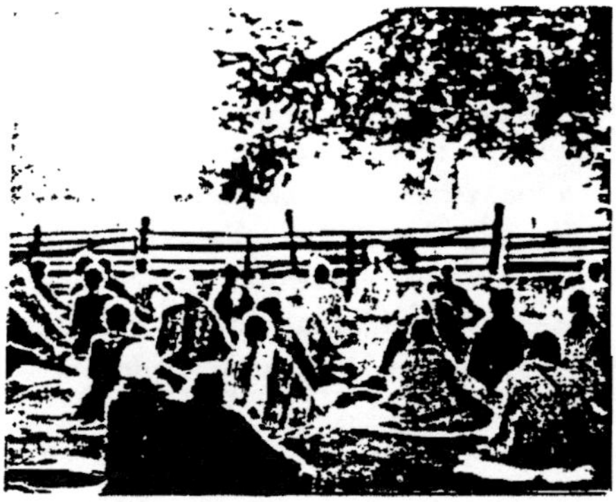

das nicht geht, chante es wenigstens 37 1/2 Minuten. Der Guru-Gaitri-Chant GURU GURU WAHE GURU, GURU RAM DAS GURU sollte auch regelmäßig jeden Morgen gechantet werden. Wenn man dieses Mantra ausläßt, kann kein Ashram die Prüfungen der Zeit überdauern.

c) Meditation

Das Chanten eines Mantras ist eine Meditation. Jegliche Aktivität, die man mit der richtigen Einstellung ausführt, ist eine Art von Meditation, aber hier beziehen wir uns auf die stille Meditation. Es ist der Augenblick im Sadhana, in dem Du Dich in die entlegendsten Tiefen des Selbst versenkst, ohne von einer äußeren Sache getragen zu werden.
Auf diese Weise kannst Du prüfen, wie weit Dein inneres Selbst geweckt ist, um Dich zu unterstützen. Bleibe nach jedem Chanten einige Minuten vollkommen ruhig und unbeweglich sitzen und versuche, das kosmische Echo Deiner gerade hervorgebrachten Töne zu hören bzw. wahrzunehmen. Sie sind überall um Dich herum und schwingen in der Athmosphäre. Wenn Du den feinen Ton einfangen kannst, wird er Dich mühelos über das Körperbewußtsein hinaus in die sublimen Regionen des Selbst und der Glückseligkeit tragen. Darauf bezog sich Guru Nanak, als er sagte:

> Wenn man den Namen Gottes hört,
> finden selbst Blinde den Weg.
> Wenn man den Namen Gottes hört,
> begreift man die Unendlichkeit.
> Oh Nanak, der Anbetende
> lebt immer in Glückseligkeit:
> Hört er den Namen des Herrn,
> schwinden sein Schmerz
> und seine Sünden.*

Nach jeder Übung solltest Du eine Minute ruhen und meditieren, um die Veränderung, Erfahrung und Empfindsamkeit, die sie auslöst, in Dich aufzunehmen. Meditierst Du nach einer Kriya, kannst Du den Bewußtseinszustand, den sie hervorrief, zu jeder beliebigen Tageszeit wiedererlangen, indem Du einige Sekunden lang meditierst.

d). Tiefe Entspannung

Nach Übungen, Chanten und Meditationen solltest Du tief entspannen. Die Fähigkeit zu entspannen ist eine göttliche Gabe. Du ruhst inmitten Deines Selbst und empfindest die Strukturen der Energie Deines Lebens in stärkerem Maße. Die Wirkungen der Kriyas und des Chantens steigern sich. Sie nehmen noch über einen langen Zeitraum, nachdem Du sie ausgeführt hast, beständig zu.

*"JAP JI", Peace Lagoon, M.S.S. SARDARNI PREMKA

Gib den Kräften, die Du gerade in Körper und Geist freigesetzt hast Zeit zu zirkulieren und ihr Gleichgewicht zu finden, ohne daß Dein Ego als "Regisseur" in Erscheinung tritt. Die Energie kennt ihren Bestimmungsort; das ist ein automatischer Vorgang.

Während der Entspannung solltest Du Deinen Körper mit der Meditationsdecke oder einem Tuch zudecken, damit Du nicht frierst. Die Zeitdauer für eine tiefe Entspannung hängt davon ab, was Du getan hast. Normalerweise solltest Du 10 bis 20 Minuten entspannen. Der Bewußtseinszustand, den Du in dieser tiefen Entspannung erlebst, ist nicht mit Schlaf gleichzusetzen. Das Gleichgewicht der Drüsensekretion im Blut verändert sich, ebenso wie die Gehirntätigkeit. Es kann sein, daß Du Erlebnisse außerhalb Deines Körpers hast oder lebhafte Träume oder Dich an gar nichts erinnerst, nachdem Du die Augen geschlossen hast. Du wirst jedoch nicht in einen regelrechten leichten Schlaf verfallen, es sei denn, Du dehnst die Entspannung längere Zeit aus. Die beste Körperstellung für eine tiefe Entspannung ist die "Totenstellung": Lege Dich auf den Rücken, die Arme seitlich daneben mit den Handflächen nach oben, die Fußgelenke nicht übereinandergelegt und die Augen geschlossen.

e) Kirtan

Nach Deiner "Raumfahrt ins Innere mußt Du wieder Kontakt mit der Außenwelt und den täglichen Pflichten aufnehmen. Setzt Euch zusammen und feiert ein Gesangsfest; singt vom Unendlichen und von den Freuden des Lebens. Kirtan ist ein aktiver Gesang, keine Tiefenmeditation. Dazu gehört Händeklatschen und das Zusammenspiel der Instrumente. Dir wird bewußt gemacht, daß Du in einer Gruppe von Leuten bist, die sich gereinigt haben und darauf vorbereitet sind, den Tag wahrhaftig und rechtschaffend zu verbringen. Kirtan läßt Dich in den weltlichen Bewußtseinszustand zurückkehren, aber mit einem Unterschied. Du neigst dazu, die Klänge den ganzen Tag über in Erinnerung zu behalten und mit jedem Atemzug das NAM zu erzeugen.

f) Das Gebet

Das Gebet ist eine gewaltige Fähigkeit des Menschen. Im Gebet wendet sich das endliche Bewußtsein an das unendliche Selbst. Öffne Dein Herz und sei all den Menschen dankbar, die dieses Bewußtsein geschaffen und es durch die Zeiten beibehalten haben, damit es Dir jetzt zugute kommt. Du kannst im Gebet um alles bitten, was Du willst, denn der Gebende ist unendlich und gibt alles. Wenn sich eines Menschen Herz im inbrünstigen Gebet in Demut öffnet, kann jeder Herzschlag ein Wunder erzeugen.

Es gehört zur Sikh Tradition, das Ardas zu beten, das uns an unsere geschichtlichen Vorfahren erinnert und an unsere jetzige Verpflichtung, Bewußtsein und Rechtschaffenheit aufrechtzuerhalten. Eine sehr allgemeingebräuchliche Methode, ein Gebet zu verrichten, ist, einen Teil Deiner Lebenskraft dem zu widmen, wofür Du betest. Siri Singh Sahib gibt oft Beispiele für diese Art Gebet, zB. das folgende, das sich des Atems bedient:

Atme ein und halte den Atem an
für den Frieden der Welt.
Für die Gesundheit aller,
auf daß jeder glücklich werde
und die Einsamen ihren
Partner finden.
Und Gott möge allen gnädig sein,
jedem einzelen Individuum.
Spreche dieses Gebet mit diesem
Atemzug,
und atme bitte aus.
Das ist die Güte des Atems.
Atme wieder ein.
Bete für all die Lieben,
Verwandte, Bekannte, Unbekannte
auf dem ganzen Planeten,
für jene die krank sind und
jene, die unglücklich und leidend
sind oder geistige Kraft brauchen.
Sende diesen Gedanken, indem Du
diesen Atemzug mit einem Gebet
verbindest und laß ihn gehen.
Atme wieder tief ein, um alle
Ursachen und Wirkungen zu beenden, die jeden Menschen beeinflussen und ihn unglücklich machen,
für alles, was Krieg und
Zerstörung bringt und
für alles, was Haß und Neid erzeugt.

Sprich ein Gebet mit diesem Atemzug und laß den Atem gehen.

Die Vielseitigkeit des Gebets als Mittel zur Selbstorientierung und Bescheidenheit wird im folgenden Gebet **dargestellt, das der Siri Singh Sahib(Yogi Bhajan) am Ende einer Unterrichtsstunde sagte:**

Oh Formloser in jeder Form,
Oh Unendlicher alles Endlichen,
Oh Unbekannter, durch die ganze
Schöpfung bekannt,
Oh Jenseitiger, noch durch die
Banden der Liebe Gebundener,
Es war Deine Gnade, daß Du
sprachst und hörtest,
Du hast es allen Menschen, Deinen
Geschöpfen, ermöglicht, zu Dir
zu kommen und an Deiner Gnade
teilzuhaben.
Gib uns die Kraft, den Pfad der
Rechtschaffenheit zu gehen;
Gib uns die Bescheidenheit zu
dienen und Liebe für unseren
Bruder zu empfinden;
Gib uns Ruhe und Frieden, um die
Höheren Regionen des Bewußtseins
zu finden.
Möge Deine Gnade uns zum Licht
der Unendlichkeit geleiten;
Möge unser Weg durch die Welt erfolgreich sein, um Deine Lehre
zu verbreiten, so daß die Menschheit daran teilhaben kann.
Möge dieser Tag uns ein friedvolles Vorwärtskommen auf
unserer Reise bringen.
Möge Deine Gnade andauern und
mögest Du uns zu einer höheren
Bewußtseinsebene erhöhen.

Oh Gott der Götter, König der Könige, da Du so gnädig und freundlich gewesen bist, uns mit Dir zusammenzuführen, oh Unendlicher, oh Unerkannter, oh Jenseitiger, noch durch die Banden der Liebe Gebundener.
Gib uns die Kraft des Glücklichseins, der Freude, der Glückseligkeit, so daß wir in der Ekstase des Bewußtseins leben können.

SAT NAM

Sadhana als Metatherapie

Sadhana ist ein lindernder Balsam für die Spannungen der modernen Zivilisation. Die Zwänge und der schnelle technische Fortschritt dieses Jahrhunderts haben das Leben der Menschen radikal verändert. Unsere Lebensweise in den Ballungszentren bringt eine Abspaltung vom Rhythmus der Natur mitsich, und infolgedessen auch eine Spaltung von der natürlichen Ausgeglichenheit unseres inneren Lebens. Dies läßt einen Bruch zurück, der durch die beiden Seiten unseres westlichen Denkvermögens geht.

Es ist allgemein bekannt, daß unser Gehirn aus zwei Seiten besteht, die beide verschiedene Funktionen zu erfüllen haben. Die gleichen Unterschiede haben auch die Yogis aufgezeigt. Die zwei Gehirnhälften haben in gegensätzlicher Weise mit Handlungsfähigkeit, Gemütsbewegung und Wahrnehmung zu tun.

Die unten angeführte Schematisierung veranschaulicht die verschiedenen Funktionen, wie sie den beiden Seiten des Großhirns von den Psychologen zugeordnet werden.

Zuordnung der Eigenschaften der beiden Gehirnhälften

Linke Seite	Rechte Seite
logisch, analytisch	intuitiv, synthetisch
diskret	diffus
verbal	nichtverbal
planend, vorausschauend	nicht planend
numerisch (zahlenorientiert)	geometrisch
Schrittweise denkend	simultan (gleichzeitig) denkend

In der westlichen Welt hat man das Denken mit der linken Gehirnhälfte bis zum Äußersten kultiviert. Unser Leben ist angefüllt mit handlungsorientiertem Denken, mit zielgerichtetem, linearem, logischem und sprachlichem Denken. Der rechten Hälfte dagegen, die die Intuition regelt und die Pforte zum tieferen Selbst ist, wurde kein Wert beigemessen. Aber die Aktivitäten der rechten Gehirnhälfte sind ebenso wie die der linken wichtig, und wir haben ein natürliches Bedürfnis, alle Teile unseres Selbst zu benutzen.

Die Frustration der Verdrängung unserer rechten Gehirnhälfte führt zu großen Torheiten bei emotionalen und spirituellen Bestrebungen, da wir nach Erfahrung dürsten und bedenkenlos jede Gelegenheit dazu wahrnehmen.

Da unsere linke Gehirnhälfte dominierend ist, sind wir meist an der schnellen Erreichung von Zielen, kurz aufleuchtenden Erfahrungen, komplexer Philosophie, geheimen Kulten oder Ritualen interessiert, die uns Sicherheit geben sollen durch Verhaltensweisen, die genau beurteilt werden können. Sadhana ist ein Weg, um die Rechts/Links-Spaltung und die Unausgeglichenheit in unserem Bewußtsein zu heilen. Es ist eine Art von Therapie. Da seine heilende Wirkung darin besteht, die integrativen Mechanismen anzuregen, ohne daß der Einzelne den Ursprung seiner spezifischen Konflikte herausfinden muß, wirkt Sadhana als eine Metatherapie.

Im Sadhana sind Übungen und Konzentration Funktionen der linken Gehirnhälfte. Die Meditation und das hingebungsvolle Chanten sind der rechten Hälfte zugeordnet. Pratyahar ist ein Prozeß der linken Gehirnhälfte, dagegen ist Laya eine Aktivität, die aus der rechten Hälfte gesteuert wird. Die Übungen regen das an, was die Yogis als "Zentralhirn" bezeichnen, das von der Hypophyse und der Hirnanhangdrüse gesteuert wird. Als tägliche Praxis haben diese Übungen nicht den Charakter von "kurz aufleuchtenden" Erlebnissen, sondern erwecken allmählich die Wurzeln des Selbst.

Ein weiteres Element der Sadhana-Lehre ist Verpflichtung. Siri Singh Sahib sagte einmal, daß 90% des heutigen psychischen Gestörtseins von einem Mangel an verpflichtenden Bindungen herrührt und der Unfähigkeit derartige Bindungen einzugehen. Verpflichtungen setzen die Werte des Selbst. Diese Wertsetzung des Selbst ermöglicht Dir, die schöpferische Kraft des Selbst unterzuordnen.

Schöpferische Tätigkeit wiederum ermöglicht Loslösung, Loslösung ermöglicht Urteilsfähigkeit. Urteilsfähigkeit plus verzeihende Bereitschaft führen zum Fortschritt im Prozeß der Erweiterung des Selbst.

Sadhana wirkt wie ein Vermittler zwischen den beiden Seiten des Selbst. Es ermutigt ein zentrales Selbst, zweisprachig zu werden und die Sprachen der beiden Seiten einander verständlich zu machen. Es schafft eine meditative Geisteshaltung, die alle Anregungen der Umgebung aufnehmen kann, sie verarbeitet, und zu überlegtem weisen Handeln führt statt nur zu reagieren. Der innere "Beobachter" kann sowohl logisches als auch intuitives Denken verstehen, sowohl Tätigkeit als auch Ruhe, sowohl Wissenschaft als auch Kunst.

Wir müssen ein zweisprachiges Selbst entwickeln, voll ausgerüstet mit einem klaren Sinn für Werte und einer ausgeprägten Fähigkeit zu verpflichtenden Bindungen. Diese Fähigkeit wird durch den Sadhana erzeugt.

Aufwachübung - Wie man morgens am besten aufsteht.

so daß man einen möglichst angenehmen Tag hat.
(aus: 3HO Festival Handbook 1980)

Die folgende Übungsserie kann im Bett ausgeführt werden, sogar für einen großen Teil, wenn Du noch unter der Bettdecke liegst, deshalb wird sie auch "Bettdecken-Yoga" genannt.

Wenn Du schläfst, bist Du unter der Obhut von drei Energien: der magnetischen, der elektrischen und der pranischen Lebenskraft. Diese Energien sollten ausgerichtet werden, bevor Du aufstehst.

Stell Dir vor, daß Du zu Hause in Deinem Bett schläfst. Eine Stimme kommt aus einer Entfernung von über 1 Mio. km zu Dir. Du bist im Garten Eden und die Stimme sagt zu Dir: "Hallo mein Lieber, die Sonne muß ihr Licht auf die Erde werfen, Du mußt Dich auf die Lebenskraft einstimmen. Wenn die Kanäle vor Sonnenaufgang klar sind,..."

1. Egal, in welcher Stellung Du liegst, lege Dich auf den Rücken, ohne Deine Augen zu öffnen.

2. Dann strecke Deine Hände über den Kopf hinaus aus, das soll Deine magnetische Energie kanalisieren.

3. Dann bedecke Deine Augen mit den (hohlen) Händen und bewege die Hände langsam von den Augen weg bis zu ca. 35 cm Entfernung noch bevor Du die Augen öffnest; dann versuche die Linien in Deiner Handfläche zu lesen. Schiebe die Hände weiter weg während Du Dich weiterhin auf die Handlinien konzentrierst. Das soll verhindern, daß die optischen Nerven zu plötzlich unter Druck gesetzt werden.

4. Leg die Handrücken auf die Augen und reibe die Augen von der Nase bis zu den Ohren, indem Du bis zur Kinnspitze und darüber hinaus gehst.

5. Reibe die Haut der Augenbrauen mit den Fingerspitzen rauf und runter von der Mitte bis zu den Schläfen.

6. Nimm mit einer Hand Deine Nase an der Wurzel zwischen Daumen und Zeigefinger und fahre zur Nasenspitze, so als ob Du angesammelte Energien, die nicht zurück nach oben können, wegwerfen wolltest.

7. Lege die Daumen in die Vertiefung unterhalb der Wangenknochen und reibe kräftig mit kreisförmiger Bewegung. Das bringt das Verdauungssystem in Gang.

8. Unterkiefermassage: Lege die Fingerspitzen auf die Kieferknochen und die Daumenspitzen darunter, dann

beginne Zahnfleisch und Drüsen von den Ohren an bis zum Kinn sehr gründ-zu massieren.

9. Lege einige Fingerspitzen auf die Wangenknochen gerade unterhalb der Augen und reibe in Richtung Nase und zurück.

10. Dann richte Deinen Kopf auf und reibe mit den Fäusten Deine Ohren vor und zurück, so daß sie hin- und herklappen. Das stimuliert alle Akupunkturpunkte innerhalb der Ohren, was den gesamten Körper anregt. Zum Schluß ziehe an den Ohrläppchen, das steigert Deine Aufmerksamkeit.

11. Strecke Dich wie eine Katze - nach links und nach rechts, dann zurück auf den Rücken. Das konditioniert die elektrische Ladung des Körpers.

12. Ziehe die Knie zur Brust und umfasse sie mit den Armen; Nase zwischen die Knie. Mache Feueratem, atme ein und aus; halte den Atem an und pumpe mit dem Magen bis zu 26 mal. Atme ein und entspanne.

13. Gehe in Streckposition, hebe Kopf und Beine ca. 15 cm hoch. Strekke die Hände in Richtung auf Deine großen Zehen aus und konzentriere Dich auf sie. Beginne mit Feueratem, um Deinen Nabel zu zentrieren.

14. Entspanne.

15. Rolle Dich auf auf die rechte Seite und bringe die linke Seite hoch indem Du Deine Beine beugst. Das stärkt das Herz.

16. Reibe Deine Handflächen und Fußsohlen, das stärkt die Nerven und hält Krankheiten fern.

STEH AUF!

Laufe möglichst barfuß, so daß positive Ladungen geerdet werden können, öffne den kalten Wasserhahn, reibe Deine Zunge an der Wurzel, um den Schleimklumpen im Rachen herauszubefördern bevor Du ihn herunterschluckst.

Dann trinke eine Menge Wasser. Das Wasser, das im Laufe der Zeit aus den Augen herauskommt, verhindert den grauen Star und Schwächung der Augen im Alter von über 40 Jahren.

Wenn Du urinierst, unterbreche den Strahl mehrmals, das erzeugt kleine Schockwellen, die zurück zur Blase laufen und die die Entstehung von Steinen verhindern. Es stärkt ebenfalls die Muskeln der Geschlechtsorgane.

Einige nützliche Tips für einen besseren Schlaf

(aus: 3HO Festival Handbook 1980)

1. Es ist am besten, sehr wenig oder oder sehr leichte Kleidung zu tragen.

2. Die Matraze oder Matte, auf der Du schläfst, sollte fest sein.

3. Der Raum, in dem Du schläfst, sollte gut gelüftet sein. Schlechte Lüftung zusammen mit zu vielen Grünpflanzen, die über Nacht CO_2 produzieren, können zu Schlafstörungen führen.

4. Laß Deinen Körper senkrecht zum magnetischen Feld der Erde liegen, damit die Energie innerhalb Deiner Aura nicht in dieses hinausgezogen wird. Stelle das Bett deshalb in Ost-West-Richtung auf. Dein Kopf kann jedoch in beliebiger Richtung liegen.

Studien an Leuten, welche die Polarregionen der Erde erforscht haben, ergaben, daß es mit dem Schlaf dort Schwierigkeiten gibt. Ungeachtet der schweren Arbeit und der rauhen Umgebung, die normalerweise den Schlaf begünstigen, erreichte kaum einer von diesen Männern die tiefsten und erholsamsten Schlafphasen. Als die Wissenschaftler und Forscher wieder in ihre Heimatgegenden zurück kehrten, brauchten sie fast ein Jahr dazu, eine gesunde Menge von Tiefschlaf jede Nacht zu erreichen. Der Grund hierfür, entsprechend der Regierungsstudie, war das magnetische Erdfeld am Pol.

Daß der Mensch gegenüber Änderungen des äußeren Magnetfeldes sehr empfindlich reagiert, ist hinreichend erwiesen. Ives Rochard, ein Physikprofessor an der Sorbonne in Frankreich fand heraus, daß Menschen schon auf eine Änderung von nur 3,5 mGauss reagieren. Eine Studie in Canada zeigte, daß psychische Patienten Perioden von extremer Mobilität und verstärkter Disorientierung hatten, sobald große magnetische Änderungen, verursacht durch das Wetter oder Sonnenflecken, auftraten.

5. Versuche vor dem Schlafen nichts mehr zu essen. Es ist in der Tat das beste, wenn die Abendmahlzeit nicht zu üppig ist und mindestens 4 1/2 Stunden vor dem Schlafengehen gegessen wird.

6. Kräuter können helfen, die Schlaflosigkeit zu überwinden. Yogitee regt an. Wenn Du Schlafprobleme hast, und schon eine regelmäßige Diät und genügend Übungen machst, dann versuche es mit Kamillentee. Kamille hat u.a. leicht flüchtige Glykoside die nachgewiesenermaßen psychische Entspannung verursachen. Es war ei-

nes der bevorzugten Heilmittel der alten Griechen bei Verdauungsproblemen, Geburtswehen und Schlaflosigkeit. Ein Arzt behauptet, daß sie den Fluß der Galle verdoppeln kann. Gegen Schlaflosigkeit nimm eine Tasse am frühen Abend und eine andere vor dem Schlafengehen. Gib gleiche Teile Kamille, Salbei und Hopfen in einen Topf mit Wasser. Bringe das Ganze zum Kochen, nimm den Topf von der Flamme und laß den Tee noch 10 bis 15 Min. ziehen. Die Menge je nach Deinem Geschmack und Bedürfnis sen.

Andere Heilpflanzen, die Dir zu einem guten Schlaf verhelfen können Baldrian, Zitronenmelisse, Königskerze, Katzenkraut, Thymian, Majoran.

7. Vitamin B_1 wird benötigt, Zucker in Energie umzuwandeln und als Fett zu speichern. Je mehr Du übst und arbeitest, desto mehr brauchst Du von diesem und den übrigen B-Vitaminen. Insbesondere wenn Du weniger Stunden schläfst, verausgabst Du mehr Energie. Einige gute Vitamin B Quellen sind Weizenkeimöl, Brauereihefe und selbstgemachter Joghurt.

Vorsicht: Weizenkeime werden schon ein paar Stunden nach dem Mahlen ranzig, wenn sie nicht gefroren werden. Da nur ein Teil der Weizenkeime, die Du kaufst, sofort nach der Herstellung eingefroren werden, ist es angebracht, daß Du sie kochst, um den ranzigen Geschmack los zu werden.

8. Calcium wird benötigt, um die Aktivität des Nervensystems zu beruhigen. Ein Mangel davon führt zu schwacher, dann zu stärkerer Nervosität und Schlaflosigkeit. Da Milch sehr viel Ca enthält, ist der alte Brauch, ein Glas warme Milch (mit etwas Honig), schon eine gute Idee. Die Wärme treibt das Blut, die Verdauung zu beschleunigen und Spannungen in der Magengegend abzubauen, und das Ca beruhigt die Nerven. Wenn der Ca-Mangel ernst ist, kann tagsüber zusätzlich Ca eingenommen werden und ebenfalls zusammen mit der Milch vor dem Schlafengehen.

9. Ein kaltes Bad und die Massage der Füße mit Mandelöl entspannt reflexmäßig alle Organe des Körpers, die über die Nervenbahnen mit den entsprechenden Zonen der Füße verbunden sind.

10. Die beste aller Lagen für einen erholsamen Schlaf, die Deiner Wirbelsäule gerade die richtige Spannung gibt und Deinen angegriffenen Nerven eine nächtliche Massage, ist auf dem Rücken zu liegen (Totenstellung).

11. Wenn Du aufgeregt bist und Dein Körper nervös ist, setz Dich in beliebiger Position mit überkreuzten Beinen auf eine weiche Matte. Strekke den linken Arm gerade aus und falte den ersten (Zeige-) Finger unter den Daumen. Der Arm ruht auf dem Knie. (Gyan Mudra). Sperre das rechte Nasenloch mit der rechten Hand, wobei die übrigen Finger nach oben zeigen. Beginne langes, tiefes Ein- und Ausatmen. Übe 5 bis 15 Minuten und meditiere auf den rhythmischen Fluß des Atems.

12. Die allgemeine Regel des Yoga ist: "nicht zu wenig, nicht zuviel." Das gilt auch für den Schlaf. Im ersten Lebensabschnitt braucht das Neugeborene wie ein Igel bis zu 20 von 24 Stunden an Schlaf. Ein paar Jahre später scheint der/die Kleine überhaupt nicht mehr zu schlafen. Ein junger Erwachsener kann mit 6 Stunden Schlaf gesund bleiben. Eine Studie der US-Army bestätigt das. Sie zeigt ferner, daß Leute, die viel länger als diese 6 Stunden schliefen, tagsüber zunehmend lethargischer und irritierbarer wurden.

Aus diesem Grunde hat die alte Regel von 8 Stunden Schlaf am Tag keine Grundlage mehr, obgleich 6 Stunden nur ein Mittelwert sind und Du Dich natürlich auf Deinen eigenen Körper einstellen mußt.

Mögest Du immer in Ruhe schlafen und in Liebe leben.

SAT NAM

Sadhana-Modelle

Die im folgenden aufgeführten Musterbeispiele sind für einen 2 1/2 stündigen Sadhana bzw. für den ernsthaften Praktiker. Alle Aspekte eines guten Sadhana sind hierin zusammengestellt.

Modell I

A) Aufwachroutine und Vorbereitung

B) Wahlweise: entweder Lesen der Banis oder Singen eines passenden Mantras an Guru Ram Das.

C) Die ganze Gruppe singt 3 bis 5 mal ONG NAMO GURU DEV NAMO

D) 30 bis 40 Minuten lang Übungen:

1. Beginnt mit 5 bis 10 Min. Lokkerungsübungen, damit Ihr richtig wach werdet und der Kreislauf in Gang kommt. Legt besonderen Nachdruck auf Strecken des Lebensnervs und des Rückgrats.
Übungen wie die Froschposition, Katze-Kuh, Auflockern des Rückgrats, Streckübungen für die Beine oder Auf-der-Stelle-Laufen sind ein paar gute Beispiele hierfür.

2. 10 Min. lang Pranayam. Der Lehrer sollte diese Übungen sorgfältig überwachen.

3. 25 bis 30 Min. lang ein Kriya als körperliche Übung.

4. 5 bis 10 Min. lang tiefe Entspannung.

5. Löse Dich aus der Entspannung,

indem Du Hand- und Fußgelenke drehst; dann reibe Handflächen und Fußsohlen schnell aneinander. Strecke Dich wie eine Katze 4 bis 5 mal nach links und nach rechts. Ziehe die Knie an die Brust und schaukle hin und her, um das Rückgrat in seiner ganzen Länge zu massieren.

E) Chante eins der folgenden Mantras ca. 1 Stunde lang:

1. Den 2 1/2 Atemzug-Zyklus EK ONG KAR SAT NAM SIRI WHA GURU. Die Mindestzeit hierfür ist 37 1/2 Minuten.

2. Das Panj Shabad SA TA NA MA 31 Minuten. Anschließend insgesamt 31 Minuten lang der 2 1/2 Atemzug Zyklus EK ONG KAR und das Sarab Shakti Mantra GOBINDE, MUKANDE,..

3. Die Laya-Form des EK ONG KAR SAT NAM SIRI WHA GURU 31 Min. lang und danach 10 Min. lang das lange SAT NAM.

F) Unmittelbar nach dem Chanten bleibe still sitzen. Meditiere 5 bis 10 Minuten lang auf die Klänge, die gerade erzeugt worden sind.

G) Tiefe Entspannung für 10 Min. Löse Dich aus der Entspannung wie in D5.

H) Individuelle Meditation oder unter Anleitung 5 bis 31 Minuten.

I) Chante GURU GURU WAHE GURU, GURU RAM DAS GURU lange genug, um mit der göttlichen Energie Kontakt aufzunehmen.

J) "Grace of God" Übung 10 Min. lang (Das kann zu einem anderen Zeitpunkt getan werden).

K) Kirtan, wenn es die Zeit erlaubt

L) Verlesen der Ardas und Entgegennahme des Hukam vom Guru.

Modell II

A-C) Wie Modell I

D) Wie Modell I, nur 2. bis 5. Beginne mit einem kraftvollen, reinigenden Atemzug Pranayam, 15 bis 20 Minuten lang.

E-G) Wie Modell I

H) 10 Minuten anstrengende Übungen, danach 15 Min. Meditation.

I-L) Wie Modell I

Modell III

A-C) Wie Modell I

D) Beginne, wie in Modell I, mit 15 bis 30 Min. Übungen; danach eine Kriya, die im Höchstfall 31 Min. dauert. Diese Kriya sollte anfangs nur 7 bis 11 Min. gemacht werden. Wiederhole sie jeden Tag und gebe immer etwas mehr Zeit dazu, bis Du sie vollkommen beherrscht.

Danach folgen 10 Min, stiller Meditation. Zu diesem Zeitpunkt kannst Du Dir eine andere Kriya aussuchen, die Du täglich übst und bis zur Beherrschung die Zeit dauer steigerst; oder Du suchst Dir für jeden Tag eine andere Kriya aus, um so mit vielen Kriyas vertraut zu werden. Diese Kriya sollte dann nur 15 Min. lang geübt

werden. Meditiere wiederum 5 bis 10 Min. lang. Beende diesen Teil des Sadhanas mit 10 bis 15 Min. gemäßigter Übungen, bei denen alle Glieder bewegt werden.
Setze Dich zum Chanten hin.

E-G) Wie Modell I

H) Dies ist bereits unter D) in diesem Modell enthalten.

I-L) Wie Modell I.

Modell IV

Dies ist ein Beispiel für einen 2 1/2 stündigen Sadhana, bei dem das NAM gechantet wird. Das sollte jeder angehende Lehrer mindestens 2 mal im Jahr tun. Dabei sollte einmal der 2 1/2 Atemzug-Zyklus des EK ONG KAR gechantet werden. Wenn möglich, sollte man das andere Mal aus dem Siri Guru Granth Sahib lesen; wenn nicht, dann stimme man wieder das EK ONG KAR Mantra an.

A-C) Wie Modell I

D) 20 bis 30 Min. anstrengende Übungen, die jedoch nicht zuviel Entspannung erfordern sollten und eine gute Vorbereitung zum Sitzen sind.

E) Chante 2 1/2 Stunden lang mit schöner, klangvoller Stimme.

F) Meditiere still über den Klang - 5 Min. lang.

G) Entspanne 15 Min.

H) Entfällt.

I-L) Wie Modell I

VARIATION: Manchmal ist es unmöglich die 2 1/2 Stunden Chanten morgens durchzuführen. Es ist gestattet, sie dann auf zweimal zu verteilen. In diesem Fall ist es ratsam, morgens und abends jeweils 1 1/2 Stunden zu chanten.

Modell V

Es gibt Zeiten, in denen man eine tiefe stille Meditation über das NAM braucht. Die beste Zeit dafür ist zwischen 2.30 und 3.3o am Morgen, der ruhigsten Zeit des Tages. Der innere Klangstrom ist um diese Zeit am lautesten. Eine einfache Abänderung des Schemas, um eine Anpassung an diese Meditation zu gewährleisten, ist wie folgt:

A-C) Wie Modell I

D) Meditiere 45 Min. bis 1 Stunde.

E) Übungskriya: 45 Min. bis 1 Stunde

F) Chante 1 Stunde lang.

G) Tiefe Entspannung.

H) Kirtan.

I) Verlesen der Ardas und Entgegennahme des Hukam.

Modell VI

Dies ist ein Beispiel dafür, wie Du anfangen kannst, das morgentliche Üben zu praktizieren, wenn Du bisher wenig Erfahrung hattest und Dich zeitlich immer länger zum Üben verpflichten willst.

A-C) Wie Modell I

D) Wähle drei kurze Übungsreihen aus (jeweils 20 Minuten). Wechsle diese Übungsreihen in einem 3-Tage-Rhythmus, so daß keine Muskelpartie überanstrengt und trotzdem jeder Teil Deines Systems völlig durchgearbeitet wird.

E) Entspanne 5 bis 10 Minuten.

F) Chante das Adi Mantra 30 Min. lang oder wähle eine Meditation, die Deinen Bedürfnissen entspricht. Dies nimmt etwa 1 Stunde am Tag in Anspruch und wird Dir Kraft und Ausgeglichenheit verleihen. Wechsle die Übungen in einem Turnus von ein paar Wochen; steigere die Zeitdauer, bis Du annähernd auf die Dauer von Modell I kommst. Wenn Du an die Yogaübungen gewöhnt bist, versuche die gleiche Übungsserie und dieselbe Meditation 40 Tage lang durchzuführen.

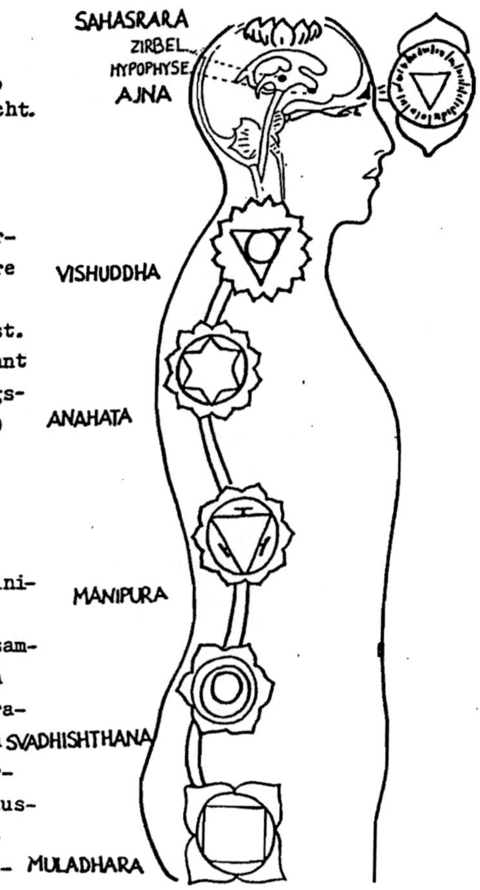

Wenn Du diesen allgemeinen Leitlinien folgst, wirst Du selbst viele für Dich praktikable Sadhanas zusammenstellen können. Es gibt keinen "besten" Weg der morgentlichen Praxis. Die Übungen und Meditationen in diesem Handbuch wurden als Vorschläge für einen guten Sadhana ausgewählt, besonders wenn Du ernsthaft mit der Praxis von Kundalini-Yoga beginnst.

Fragen, die oft zum Sadhana gestellt werden

Frage: Sollte ich die Übungen und Kriyas jeden Tag wechseln?
Antwort: Ein Teil des Sadhana sollte lange genug gleich bleiben, bis Du ihn beherrschst oder wenigstens den Wandel erlebst, den eine einzige Technik hervorruft. Jede Kriya und jedes Mantra hat seine Eigenart. Ihre Wirkungen sind nicht alle die gleichen, obwohl sie dich alle dem kosmischen Bewußtsein entgegenheben. Du magst ein Spektrum der vielen Dinge ausprobieren wollen, an denen SIRI SINGH SAHIB uns teilhaben ließ. Aber an einem gewissen Punkt höre mit diesem "Schaufensterbummel" auf und widme nur einer Sache ein beträchtliches Maß an Aufmerksamkeit und Bemühungen. Lerne den wahren Wert einer Kriya kennen, und alle anderen werden Dir in einem viel klareren Licht erscheinen.

Denk- und Verhaltensmuster unterliegen einem natürlichen 40-Tage-Rhythmus. Man braucht ungefähr 40 Tage ununterbrochener Anstrengung, um eine Gewohnheit abzulegen. Um ihr eine andere Verhaltensweise entgegenzusetzen, die auch im Unterbewußtsein verwurzelt ist, braucht man ungefähr 90 Tage. Es ist gut, diese Biorhythmen in Betracht zu ziehen, wenn man einen Sadhana-Plan für langfristige Ergebnisse aufstellt. Wenigstens zweimal im Jahr sollte jeder Lehrer 40 Tage lang einen 2 1/2 stündigen Sadhana machen, bei der er entweder das 2 1/2 Atemzug EK ONG KAR Mantra chantet oder aus dem SIRI GURU GRANTH SAHIB liest.

Frage: Ist eine Unterrichtsstunde in Sadhana zu leiten das gleiche wie eine außerhalbe des Ashrams zu geben?
Antw.: Nein, es gibt da Unterschiede. Egal, wo Du eine Übungsstunde gibst, sie wird 60 Minuten oder weniger dauern, wobei die Entspannung mit einbegriffen ist. Aber bei Sadhana ermöglicht die regelmäßige Anwesenheit jedem, sich auf eine bestimmte Kriya zu konzentrieren und allmählich die Übungsdauer zu verlängern. In einer Klasse magst Du 7 bis 10 Minuten das lange SAT NAM chanten; im Sadhana könntest Du auf 31 bis 45 Min. hinarbeiten. Ein anderer Unterschied ist, wieviel gesprochen werden sollte. In einer außerhalb stattfinden Stunde besteht ein größerer Bedarf an Inspiration, Ermutigung und Erklärungen. Sadhana findet in den ruhigen ambrosischen Stunden statt; da sollten wir nur vom Unendlichen sprechen und vorwiegend dem Unendlichen lauschen.

Frage: Falls man den Sadhana verlassen muß, auf welche Weise ist das am besten?

Antw.: Genauso, wie Du gekommen bist Durch eine Verneigung im Geiste sei Dir der Gegenwart des Lehrers bewußt Verhalte Dich ruhig, damit nichts beeinträchtigt wird. Wähle einen Zeitpunkt zwischen Kriyas und Meditationen. Ein lautes Geräusch während einer tiefen Meditation ist ein Schock für den gesamten Organismus. Komme und gehe nicht, wie es Dir gefällt, sondern wie es dem Höchsten Lehrer gefallen würde.

Frage: Sollte ich jemanden aufwecken, der während des Sadhana einschläft?
Antw.: Nein, Gott sollte ihn wecken..Das Erlebnis Sadhana ist eine Sache zwischen dem Einzelnen und Gott. Mische Dich nicht ein. Du kannst ihn vorher inspirieren. Wenn Schlafen eine chronische Angewohnheit ist, besprich es mit demjenigen bei einer günstigen Gelegenheit aber wecke niemanden abrupt auf. Er könnte sich auf einer anderen Erfahrungsebene befinden, als Du denkst. Aber trotzdem sollten wir uns fest vornehmen, vollkommen wach und aufmerksam zu sein.

Frage: Soll ich am Sadhana teilnehmen ,auch wenn ich krank bin?
Antw.: Wenn Du ernsthaft krank bist und den ganzen Tag im Bett liegen mußt, dann nicht. Aber wenn es nicht extrem schlimm ist,(und dazu dazu gehört auch die Menstruation in den meisten Fällen) nimm am Sadhana teil und tu was Du kannst. Wenn Dir körperliche Übungen und die Meditation schwerfallen, versuche wenigstens zu meditieren. Danach lege Dich in der Gruppe hin und entspanne, während Du im Geiste dem Shabad zuhörst. Auf diese Weise wirst Du schneller gesund werden und den Rhythmus eines regelmäßigen Sadhana aufrechterhalten. Dies bewahrt Dich auch vor der Neigung zu kleinen morgentlichen "Wehwehchen", um Dich der selbst auferlegten konstanten Disziplin zu entziehen. Mit anderen Worten, die Teilnahme an den Bestrebungen der Gruppe und die regelmäßige Disziplin sind von größter Bedeutung, aber sei nicht so fanatisch, daß es eine ernsthafte Erkrankung evtl. verschlimmern könnte.

Frage: Wemn Ashram-Mitglieder sehr spät nach Hause kommen, sollten sie während des Gruppensadhana weiterschlafen und später ihren eigenen Sadhana machen?
Antw.: Wenn irgend möglich, sollten sie am Gruppensadhana teilnehmen.

Falls irgendein Serviceprojekt anfällt, das den ganzen Ashram betrifft und es erforderlich macht, daß alle lange aufbleiben müssen, könntet ihr den Gruppensadhana etwas später als gewöhnlich beginnen. Falls einige Leute arbeiten müssen wie z.B. in der Nachtschicht usw., oder falls sie irgendeinen vorher geplanten Dienst verrichten, wäre es akzeptabel. Aberspäte Filmbesuche, spontane Nachtspaziergänge und Vergnügungen dürfen unter keinen Umständen als Entschuldigung dafür dienen, daß man nicht an der Gruppensadhana teilnehmen kann. Wir müssen immer wieder bewußt dem Morgensadhana eine hohe Priorität geben und sie zum Grundstein unserer Lebensweise machen.

Frage: Kann man einen Einzelsadhana machen?

Antw.: Jederzeit, solange der normale Tagesablauf mit seinen Verpflichtungen dadurch nicht beeinträchtigt wird. Die Zeit vor dem Gruppensadhana ist ausgezeichnet. Falls Dein Lehrer Dir ein besonderes Gesundheitssadhana im Rahmen der Yogatherapie verschrieben hat, kannst Du diese machen. Als allgemeine Regel gilt jedoch, daß ein Einzelsadhana kein Ersatz für ein Gruppensadhana ist. Ein Hauptziel des Sadhana ist, das Gruppenbewußtsein zum Universalbewußtsein hin zu entwickeln.

Frage: Ich bin Anfänger und kann nur eine Stunde auf den Sadhana verwenden. Hat eine Stunde überhaupt eine Wirkung?

Antw.: Mach immer irgendein Sadhana egal wie kurz, denn jedes Bemühen des individuellen Geistes um Vereinigung mit dem höheren Selbst wird tausendfach belohnt. Ideal ist ein vollkommener Sadhana von 2 Stunden. Aber wenn wir laufen wollen, müssen wir zunächst gehen lernen. Eine Stunde ist ausgezeichnet. (siehe Beispiel IV). Wenn Du allmählich in Sadhana hineinwächst, wirst Du auch die Zeit finden, sie auszudehnen, wenn Du es wirklich willst. Für einige Menschen ist es besser, langsam zu beginnen. Wenn Du den Mt. Everest besteigen willst ohne vorher wenigstens einen kleinen Hügel bestiegen zu haben, würde Dich ein Fehlschlag so entmutigen, daß Du von jeglichen weiteren Versuchen Abstand nehmen würdest. Baue langsam und beständig am Sadhana, in dem Tempo, das Du beibehalten kannst; aber tue auf jeden Fall etwas.

Frage: Sollte ich als Gruppenleiter eines Sadhana an allen Übungen teilnehmen?

Antw.: Als Leiter ist es Deine Aufgabe, ein gutes Beispiel und für jeden Schritt des Sadhana klare Anweisungen zu geben. Du solltest an so vielen Übungen teilnehmen, wie Du kannst, ohne die Übersicht über die Gruppe zu verlieren. Du mußt Dich vergewissern, daß jeder die Übung richtig macht, bevor Du selber anfängst. Manchmal wird es besser sein, überhaupt nicht mitzumachen. Aber am Chanten solltest Du immer teilnehmen. Wenn Du eine Unterrichtsstunde außerhalb gibst, solltest Du so wenig wie möglich an Körperübungen teilnehmen. Konzentriere Dich ganz darauf, die Teilnehmer zu inspirieren und ihnen zu helfen.

Frage: Wenn man morgens chantet, wird die Tonlage oft tiefer. Was, falls überhaupt, sollte man tun, um die Tonhöhe zu ändern?

Antw.: Soweit es geht, chante in einer beständigen mittleren Tonlage. Wenn Dein Atemrhythmus nicht richtig ist oder die Wirbelsäule nicht gerade, oder wenn Du bei der ADI SHAKTI Mantra nicht vollständig einatmest, verliert der Gesang an Energie und Ihr chantet allmählich immer tiefer. Wenn Du den Mantraton vom hinteren Teil des Mundes voll und abgerundet herausprojizierst, wird der Gesang allmählich an Kraft gewinnen, und Du kannst die Tonhöhe beibehalten. Wenn Du konstant bleibst und dem Klang Deines Chanten lauschst, wirst Du verschiedene Ton höhen hören. Diese sind in Wirklich keit Obertöne deines Grundtones.Die Obertöne sind hoch und zart und scheinen im Raum zu schweben. Du kannst diese Töne nicht mit irgendeiner Person in Verbindung bringen, denn sie entstehen aus der Kombination von Gruppenklängen. Der Oberton ist ein gutes Zeichen dafür, daß die Sadhanagruppe sich aufeinander und über sich hinaus eingestimmt hat. Wenn Du dem ersten Oberton lauschst und ganz ruhig wirst, hörst Du eventuell noch höhere und noch zartere Beiklänge. Dieses erweiterte Wahrnehmungsvermögen hilft bei der Meditation auf das ätherische Echo Deines Chantens, wenn Du nach dem lauten Chanten noch eine Weile still dasitzt.

Wenn Deine Gruppe im Bewußtsein übereinstimmt, wird niemand die Tonlage ändern. Sollte die Tonlage doch absinken, tut sie es anscheinend ganz von selbst, allmählich und nicht allzu oft.

Frage: Kann man mit der Hauptstimme in Harmonie chanten?
Antw.: Chanten ist nicht Singen. Es bedeutet, mit allen Zellen Deines Körpers, mit allen Gedanken und mit dem innersten Kern Deiner Seele im Gleichklang zu vibrieren. Durch Chanten in der Meditation bewegt man sich über das Ich hinaus. Wenn man wie ein mehrstimmiger Chor chantet, wendet man sich vom Gruppenbewußtsein, das nach Universalbewußtsein strebt, ab zurück zum individuellen Bewußtsein, das nach Gemeinschaftsbewußtsein strebt. Beschränke das mehrstimmige Chanten auf Kirtan und Gesangsfeste. Lerne Körper, Geist und Seele während des Chantens zu einem harmonischen Ganzen zu vereinigen.

Frage: Sollte obligatorisch immer dieselbe Person jeden Morgen den Sadhana leiten?
Antw.: In allen Kundalini Yoga Ashrams leitet derselbe Lehrer jeden Sadhana: Guru RAM DAS. Die Person, die den Sadhana leitet, ist sehr oft der Leiter des Ashrams. Aber es ist nicht notwendig, daß es immer der Leiter des Ashrams ist. Wenn andere Schüler sich zum Lehren qualifizieren, kann es für die Gruppe sehr vorteilhaft sein, den Effekt leicht unterschiedlicher Arten von Führung zu erleben.

Frage: Gibt es für die verschiedenen Wochentage verschiedene Sadhanas?

Antw.: Jeder Wochentag hat seine besondere Energie. In der Astrologie symbolisiert man das dadurch, daß man jedem Tag einen Planeten zuschreibt (s. Tabelle Seite 105). Die tägliche Übungsserie im Sadhana kam gemäß diesen Energien ausgewählt werden. Eine gefühlsbetonte, beruhi-

gende Pranayam für Montag, eine Nabhi (Nabelpunkt) Kriya für Dienstag, eine Serie zur Reinigung des Gehirns für Mittwoch, eine Tiefenmeditation für Donnerstag, eine Serie zur Umwandlung der Sexualenergie am Freitag, eine anstrengende körperreinigende Serie am Samstag und eine schützende Laya Yoga Meditation am Sonntag.
Dies ist allgemein gesehen ein guter Leitfaden; aber wenn Du die Sadhanaübungen täglich wechselst, wirst Du sehen, daß jeder Wochentag von Woche zu Woche wiederum verschieden ist. Letzten Endes mußt Du es Deinem Feingefühl überlassen, mit welchen Energien Du in den Übungen umgehen willst. Falls Du keine starken gegenteiligen Gefühle hast, kann die Tabelle als Richtlinie dienen.

Frage: Soll ich meine Kinder mit zum Sadhana bringen?
Antw.: Deine Kinder sind Deine Zukunft. Die Zukunft wird nur so sicher sein, wie die Grundlage, die wir in der jungen Generation aufbauen. Es ist sehr inspirierend, die Ausstrahlung kleiner Kinder, die im letzten Teil des Sadhana während des Chantens teilnehmen, zu sehen. Normalerweise nehmen die Kleinen nicht an den Übungen teil, obwohl die ganz Kleinen währenddessen schlafen können und es gibt da keine Beschränkungen.

Ob Dein Kind am Sadhana teilnehmen sollte oder nicht, ist Deiner individuellen Entscheidung überlassen. Wenn es in der Yogatradition erzogen wurde, wo Chanten und Übungen ein natürlicher Teil seiner Umgebung sind, dann bringe es mit. Wenn es oft während des Sadhana stört, dann sollte man eine endgültige Entscheidung mit der Ashramfamilie diskutieren.

Frage: Ist es wichtig, eine Kopfbedeckung zu tragen?
Antw.: Während des Sadhana sollte der Kopf immer mit einem nichtstatischen natürlichen Tuch wie Baumwolle bedeckt sein und das Haar hochgebunden. Das Haar reguliert den Zustrom der Sonnenenergie in den Körper. Laß Deine Haare bis zu ihrer natürlichen Länge wachsen und pflege sie gut, damit sie den ungehinderten Zustrom der Sonnenenergie in den Körper gewährleisten.

Wenn Du das tust, wird sich die Energiemenge, die sich vom 7. Chakra aus nach unten verteilt, enorm erhöhen. Die Kundalinienergie wird durch die Strahlungskraft des Solar Flexus aktiviert und bewegt sich in Reaktion auf die herabströmende Sonnenenergie nach oben. Dieser Vorgang bringt die Körperenergie ins Gleichgewicht und hält sein Gesamtgleichgewicht aufrecht.

Wenn das Haar herunterhängt, lose und unbedeckt, wird dieser natürliche Vorgang - das Aufsteigen der Kundalienergie - behindert.

In jeder größeren spirituellen Richtung war es üblich, den Kopf zu bedecken, aber die Gründe dafür geraten im Laufe der Jahrhunderte oft in Vergessenheit.

Frage: Brauchen wir einen besonderen Ort für den Sadhana?

Antw.: Im Ashram oder in Deiner Wohnung ist ein besonderer Platz oder ein Altar ideal. Die Pflege, die Du auf Deine äußere Umgebung verwendest, sind Ausdruck und Symbol für Deine geistige Intention. Das Äußere ist eine Widerspiegelung des Inneren. Wenn Dein Meditationsplatz unordentlich ist, bedeutet das normalerweise, daß Du es nicht besonders hoch bewertest, Dich mit Deinem unbegrenzten Selbst zu vereinigen; oder daß Du es schätzt, aber nicht daran glaubst,oder nicht an Dich glaubst. Wenn Du auf Reisen bist, tust Du gut daran, wo immer Du meditierst, ein Gefühl von Besonderheit zu verbreiten. Einige nehmen ein Meditationsbild oder Räucherstäbchen zu Hilfe, um dieses Gefühl hervorzurufen.

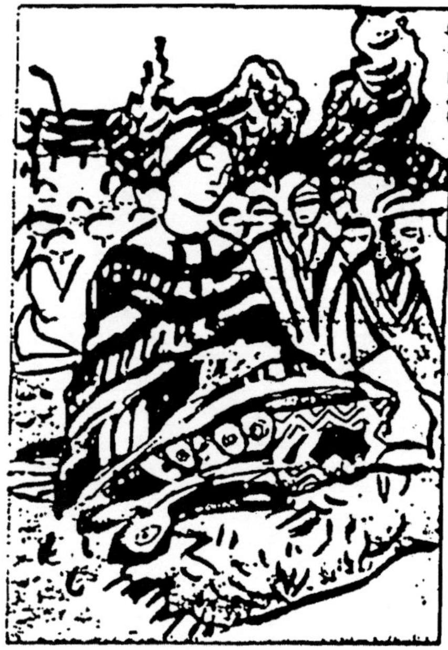

TAG	PLANET	SYMBOL	EIGENSCHAFT
Montag	Mond	☽	gefühlsbetont
Dienstag	Mars	♂	energisch, kämpferisch
Mittwoch	Merkur	☿	geschäftig, kommunikativ
Donnerstag	Jupiter	♃	ausdehnend, tief nachdenkend
Freitag	Venus	♀	liebend, empfindsam
Samstag	Saturn	♄	Karma, Disziplin, Einengung
Sonntag	Sonne	☉	Reinheit, Energie des Selbst

KRIYAS

Kriyas

Inhaltsverzeichnis der Kriyas

SAT KRIYA 109
KRIYA für die Wirbelsäule 111
KRIYA für die Biegsamkeit der Wirbelsäule 113
KRIYA zur Anregung des Lebensnervs 118
KRIYA für den unteren Teil des Wirbelsäule und für die Ausscheidung 120
Reinigungsserie für Anfänger 122
KRIYA für die Ausscheidung von Giftstoffen 124
KRIYA zur Kräftigung des Unterleibes 127
KRIYA zur Stärkung der Aura 130
KRIYA für Hingabe und Opferbereitschaft 132
KRIYA zur Stärkung von Nerven, Nabelzentrum und Rücken 133
KRIYA zur Stärkung des inneren Lichts 137
KRIYA zur Entwicklung der Toleranz 138
KRIYA zur Abwehr von Krankheiten und Herzstärkung 140
KRIYA für Kreislauf und magnetisches Feld 141
KRIYA zur Stärkung des magnetischen Feldes und des Herzzentrums 144
VARUYAS KRIYA 148

KRIYA zur Umwandlung sexueller Energie 149
Atem-Medititations-KRIYA für das Gleichgewicht der Drüsenfunktionen 154
KRIYA zur Freisetzung von Energiereserven 155
KRIYA zur Reinigung des Selbst 157
SURYA KRIYA 159
KRIYA zur Überwindung von Schlafstörungen 162
SITALI PRANAYAM 165
KRIYA zur Öffnung der Poren 166
Atemübung zur Reinigung 167
Übungen zur Erweiterung der Lungenkapazität 167
Grundlegende Atemserie 168
PRANAYAMA - Übungsreihen I und II 170
Anfänger-Übung I 171
Anfänger-Übung II 172
Vorbereitungskriya für Lungen, Magnetfeld & tiefe Meditation 174

Was ist eine KRIYA

Eine Kriya ist eine Methode, die im Kundalini Yoga benutzt wird, um eine Veränderung im Bewußtseinsstand herbeizuführen. Diese Methode kann eine Meditation sein oder eine Übung oder beides.

Nicht jede Übung ist eine Kriya. Ihre Ausübung ruft eine Folge von physischen und psychischen Wirkungen hervor, die Körper, Bewußtsein und Geist gleichzeitig beeinflussen. Jede Kriya erhebt Anspruch auf ihre besondere Wirkung.

Indem folgenden Abschnitt findet man mehr nur als Kriyas. Sie sind von unterschiedlichen Schwierigkeitsgraden. Einige, wie z.B. die SAT KRIYA, bestehen aus einer einzigen Übungsmeditation, während andere ganze Übungsserien sind, denen eine bestimmte Meditation folgt. Jede Kriya wird von einem Kommentar begleitet, der auf ihre physische, geistige und/oder spirituelle Wirkung hinweist. Wenn eine bestimmte Kriya beherrscht wird, erlangt der Ausübende "leichten und unmittelbaren Zugang zu einem bestimmten Gemütszustand oder Bewußtseinsstadium."

Alle Kriyas und alle Informationen über die Grundlagen des Kundalini Yoga und Meditation sind die Lehren von Siri Singh Sahib, Yogi Bhajan,Meister des Kundalini Yoga,des Yoga der Bewusstheit.

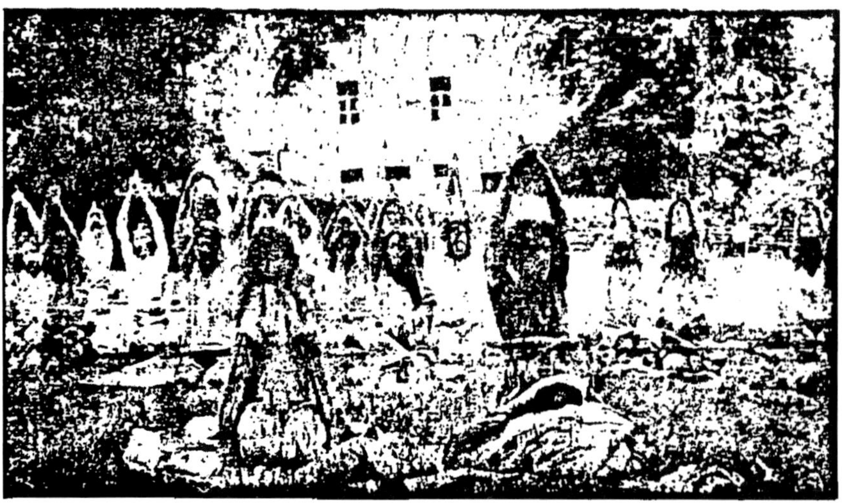

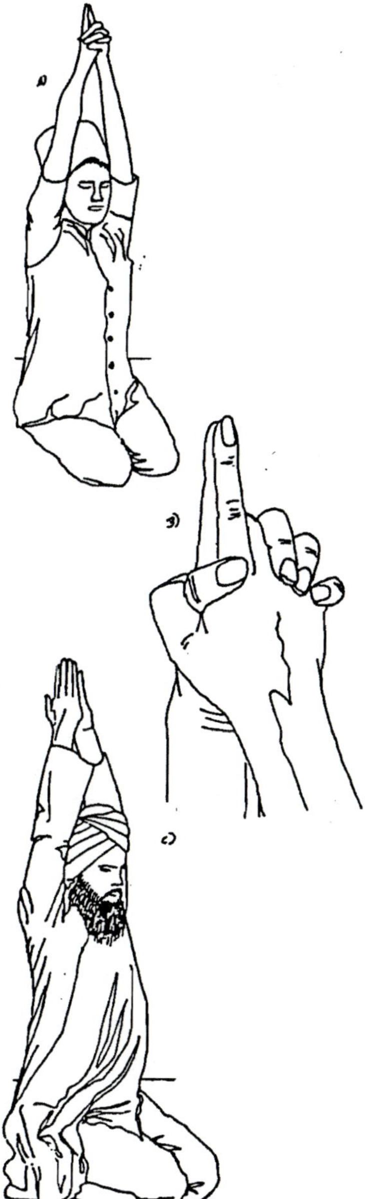

SAT KRIYA

Sitze auf den Fersen und strecke die Arme über den Kopf, so daß die Ellenbogen sich an die Ohren schmiegen (A). Alle Finger mit Ausnahme der Zeigefinger sind verschränkt. Diese zeigen aufwärts. (B). Chante dann laut und bewußt SAT NAM in einem gleichmäßigen Rhythmus, ungefähr 8 mal in 10 Sekunden. Chante die Silbe SAT vom Nabelpunkt und Solar Plexus ausgehend und ziehe den Bauchnabel zum Rückgrat hin ein. Bei NAM entspannst Du Deinen Bauch. Führe dies mindestens 3 Minuten fort, dann atme tief ein und presse, von den Gesäßmuskeln ausgehend, den ganzen Rücken hinauf bis zu den Schultern. Laß die Energie im Geiste durch Deine Schädeldecke fließen.

Du solltest danach doppelt so lange ausruhen, wie Du die Kriya ausgeführt hast.

<u>Kommentar:</u>

Sat Kriya hat eine grundlegende Bedeutung für Kundalini Yoga und sollte jeden Tag wenigstens 3 Minuten praktiziert werden.

Ihre Auswirkungen sind zahlreich. Sat Kriya stärkt das gesamte sexuelle System und regt seinen natürlichen Energiefluß an. Dies entspannt sexuelle Verkrampfungen. Sie gibt Dir die Fähigkeit, den fortwährenden sexuellen Impuls zu kanalisieren und ihn in kreative und heilende Vorgänge im Körper zu leiten. Menschen, die stark unausgeglichen sind oder psychische Probleme haben, hilft sie besonders, weil diese Störungen immer mit einem Ungleichgewicht der Energien in den unteren 3 Chakras verbunden sind.

Die gesamte körperliche Gesundheit wird verbessert, da alle inneren Organe eine leichte rhythmische Massage bei dieser Übung bekommen. Auch das Herz wird gestärkt von dem rhythmischen Auf und Ab des Blutdrucks, das Du in der Pumpbewegung des Nabelpunkts erzeugst. Diese Übung arbeitet direkt an der Stimulierung und Kanalisation der Kundalini Energie. Deshalb muß sie immer mit dem Mantra SAT NAM geübt werden.

Du kannst die Zeit der Kriya auf 31 Minuten ausdehnen, aber Du darfst nicht vergessen, Dich gleich danach lange und vollständig zu entspannen. Ein guter Weg, die Zeit zu erhöhen, ist, die Kriya 3 Minuten zu praktizieren und dann 2 Minuten auszuruhen. Wiederhole diesen Zyklus, bis Du 15 Minuten SAT Kriya und 10 Minuten Ruhe erreicht hast. Vervollständige die benötigte Entspannung, indem Du weitere 15 bis 20 Min. ruhst. Versuche nicht, gleich auf 31 Min. zu kommen, nur weil Du Dich stark oder männlich fühlst oder weil Du zufällig Yogalehrer bist. Respektiere die Kraft, die dieser Übung innewohnt. Laß die Kriya den Boden Deines Körpers vorbereiten, um den Samen der höheren Erfahrung darauf zu pflanzen. Es ist nicht nur eine Übung, es ist eine Kriya, die auf allen Ebenen Deines Seins wirkt - bewußt und unbewußt. Du könntest die feinen Erfahrungen höherer Energie behindern, wenn Du Deinen physischen Körper dabei zu stark beanspruchst. Du könntest einen großen Ansturm von Energie erleben. Du könntest die Erfahrung höheren Bewußtseins haben, aber nicht fähig sein, sie in Deine Psyche einzugliedern. So bereite Dich mit Konstanz, Mäßigkeit und Geduld vor. Das Ergebnis ist sicher.

Wenn Du keine Drogen genommen oder Dein System von allen ihren Folgen gereinigt hast, kannst Du die Kriya auch in einer weiteren Form machen, mit geöffneten Handflächen, die flach gegeneinander gepreßt werden (C). Dies setzt mehr Energie frei als die andere Methode. Sie wird normalerweise nicht in öffentlichen Klassen gelehrt, da jemand in der Klasse seine Nerven völlig durch Drogen geschwächt haben mag. Erinnere Dich immer daran, das Nabeleinziehen zu betonen. Versuche nicht, Mulbandh anzuwenden. Mulbandh findet automatisch statt, wenn der Bauchnabel eingezogen wird. Die Hüften und das Rückgrat in der Lendengegend beugen oder drehen sich also nicht. Deine Wirbelsäule bleibt gerade und die einzige Bewegung, die Deine Arme machen, ist ein leichtes Auf und Ab, indem sich Deine Brust bei jedem SAT NAM hebt. Wenn Du für nichts anderes Zeit hast, dann mache diese Kriya zu einem Teil Deiner täglichen Verrichtungen, um Deinen Körper rein und fruchtbar für das höhere Bewußtsein zu halten.

KRIYA für die Wirbelsäule

1) Sitze im Schneidersitz. Halte die Knöchel mit beiden Händen und atme tief ein. Drücke das Rückgrat nach vorn und ziehe den Brustkorb hoch (1A). Halte dabei den Kopf gerade, so daß er sich nicht hin- und herbewegt. Beim Ausatmen biege die Wirbelsäule nach hinten. (1B). Wiederhole dies 108 mal, dann atme ein. Ruhe 1 Minute.

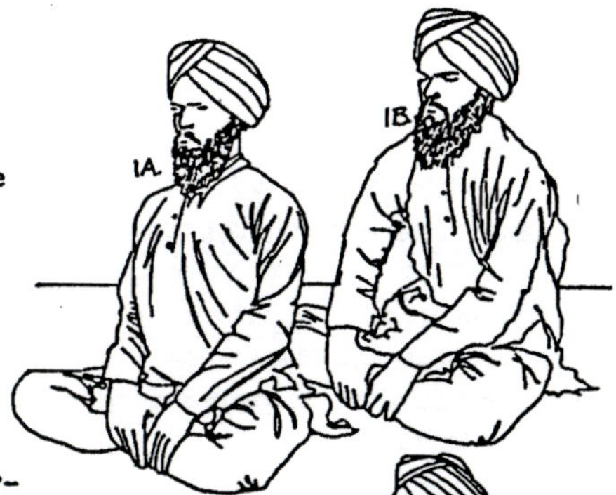

2) Sitze auf den Fersen. Lege die Hände flach auf die Oberschenkel. Drücke den Rücken beim Einatmen nach vorn (2A), beim Ausatmen nach hinten (2B). Denke SAT beim Einatmen, NAM beim Ausatmen. Wiederhole 1o8mal. Ruhe 2 Minuten.

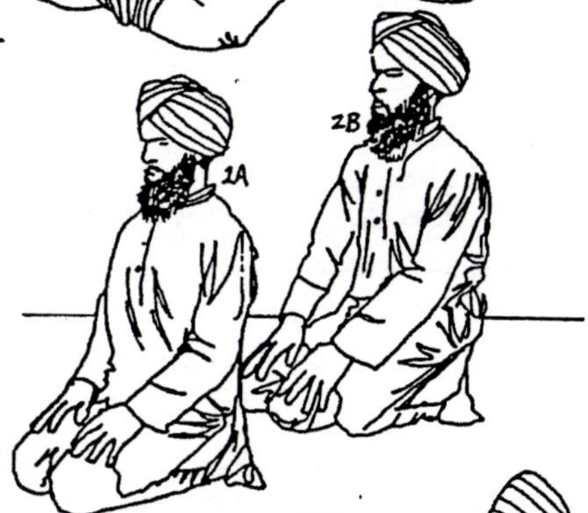

3) Sitze im Schneidersitz, halte die Schultern fest, Finger nach vorn, Daumen nach hinten. Atme ein und drehe dich nach links, atme aus und drehe dich nach rechts. Atme lang und tief. Wiederhole 26mal und atme in der Ausgangsposition ein. Ruhe 1 Minute.

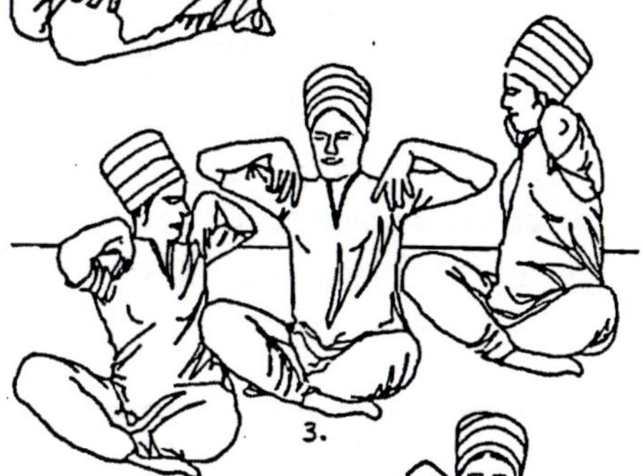

4) Halte die Arme im Bärengriff am Herzzentrum (4A). Wippe mit den Ellbogen auf und ab, atme dabei lang und tief (4B). Wiederhole 1o8mal, atme ein, atme aus und ziehe die Arme kräftig auseinander, wobei du sie umso fester ineinander verkrallst. Entspanne 3o Sekunden.

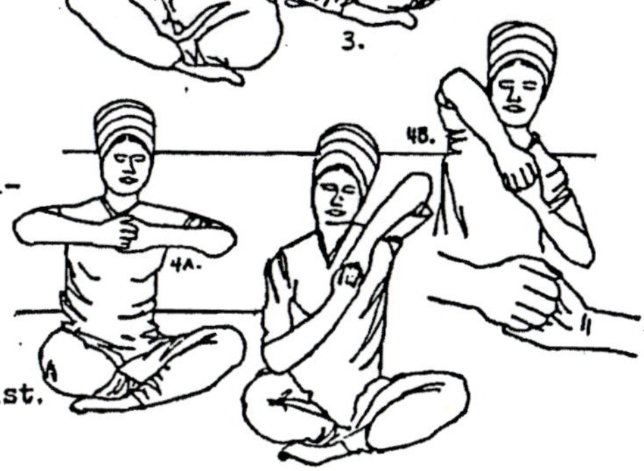

5) Sitze im Schneidersitz, halte die Knie fest. Mit ausgestreckten Armen fange an, den oberen Teil des Rückgrats zu beugen. Einatmen, wenn der Brustkorb nach vorn kommt, ausatmen, wenn die Schultern nach vorn kommen. Beim Einatmen nach vorn, beim Ausatmen zurück. Wiederhole 1o8mal. Ruhe 1 Minute.

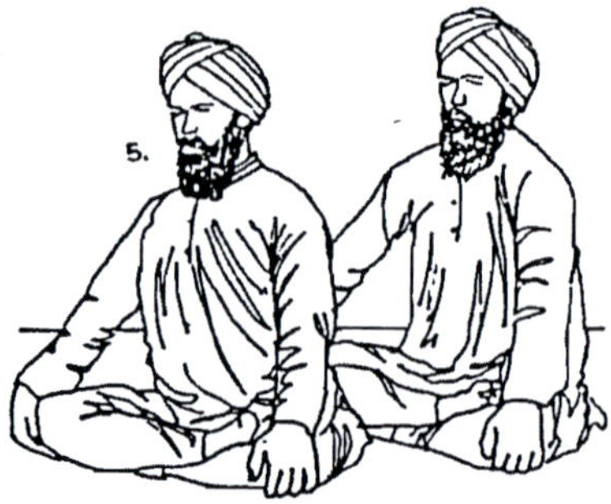

6) Ziehe die Schultern hoch beim Einatmen, laß sie fallen beim Ausatmen. Übe weniger als 2 Minuten. Atme ein und halte 15 Sek. den Atem mit hochgepreßten Schultern. Entspanne die Schultern.

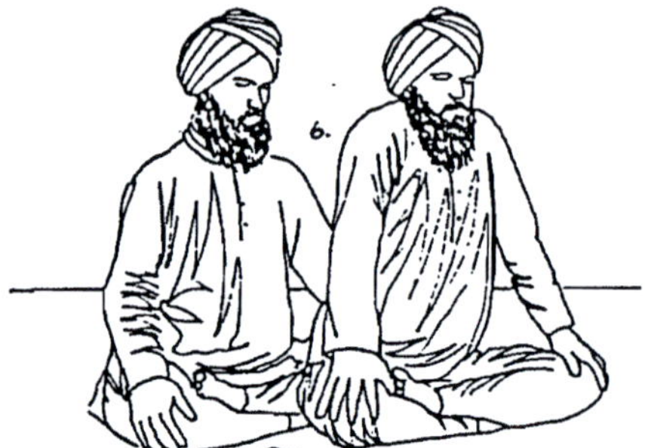

7) Rolle den Kopf langsam 5mal nach rechts, dann 5mal nach links. Atme ein und ziehe dabei den Nacken gerade.

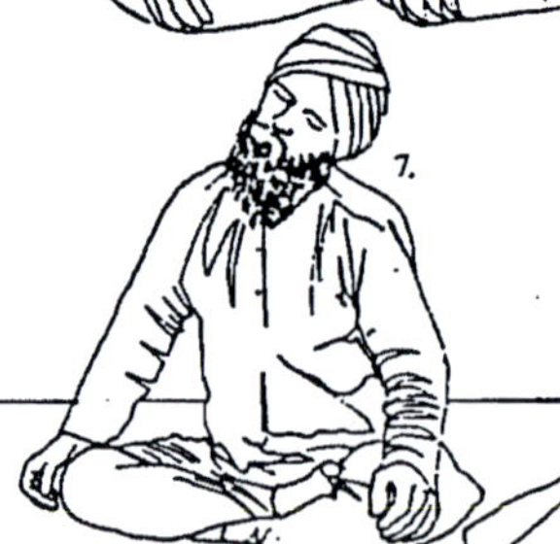

8) Halte die Finger vor der Kehle im Bärengriff verkrallt(8A).Bringe sie in dieser Haltung über den Kopf(8B). Einatmen - Mulbandh, Ausatmen - Mulbandh. Wiederhole beide Zyklen 2mal.

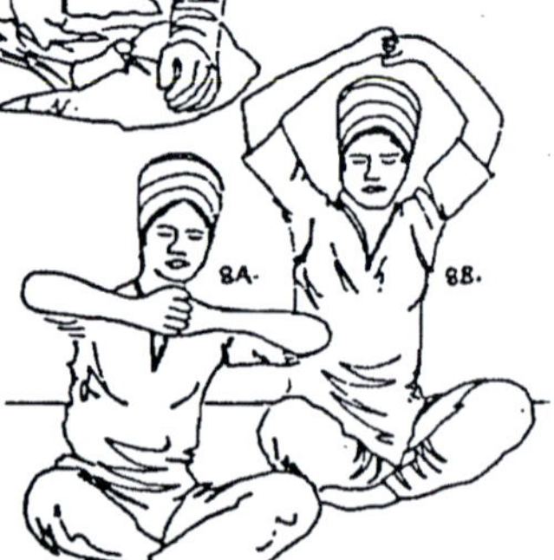

9) SAT KRIYA: Sitze auf den Fersen, strecke die Arme über den Kopf (9A). Verschränke alle Finger außer den Zeigefingern, die ausgestreckt nach oben weisen (9B). Sage SAT und ziehe den Bauch ein; sage NAM und laß ihn wieder los. Wiederhole wenigstens 3 Min. lang. Dann atme ein und presse die Energie vom unteren Teil des Rückgrats bis zur Schädeldecke.

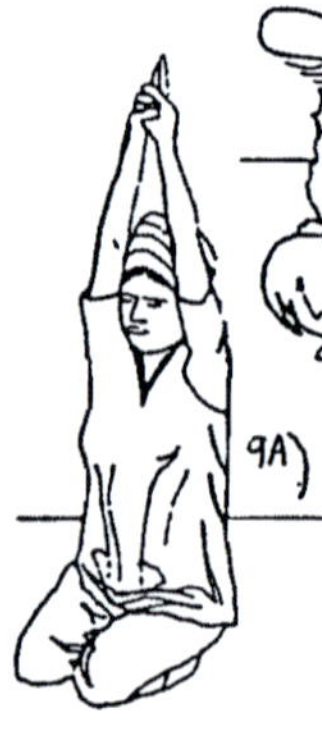

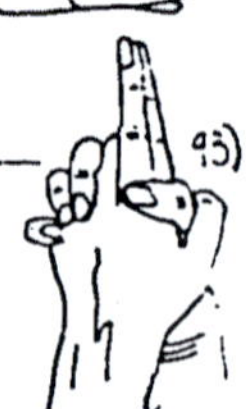

1o) Entspanne für 15 Min. vollständig auf dem Rücken.

Kommentar:

Das Alter kann man an der Beweglichkeit der Wirbelsäule bestimmen; um

jung zu bleiben, muß man biegsam bleiben. Bei dieser Serie wird systematisch die ganze Wirbelsäule von der Basis bis zum Nackenansatz aktiviert. Alle 26 Wirbel werden stimuliert und alle Chakras bekommen einen Energiestoß. Diese Serie ist gut geeignet als Vorbereitung für eine Meditation.
In einer Anfängerklasse kann jede Übung, die 1o8 Wiederholungen angibt, 26mal gemacht werden. Die Ruhepausen werden von 1 auf 2 Min. ausgedehnt.

Viele Leute berichten von größerer geistiger Klarheit und Stärkung durch regelmäßiges Üben dieser Kriya. Zuzuschreiben ist diese Wirkung zu einem erheblichen Teil der verstärkten Zirkulation der Rückenmarksflüssigkeit, die eine entscheidende Wirkung auf das Erinnerungsvermögen hat.

Eine Untersuchung von Dr. PH. Neil Goodman im Dezember 1973 an der Universität von Kalifornien in Davis ergab, daß die Wirbelsäulenübungen während und nach den Übungen große Veränderungen in der EEG-Kurve aufzeichneten. Die Übung ruft einen Mehrstufen-Wirkungsverlauf hervor, der die Proportionen und die Stärke der Alpha-Theta- und Deltawellen erheblich verändert. Weitere Untersuchungen sind im Gange.

KRIYA für die Biegsamkeit der Wirbelsäule

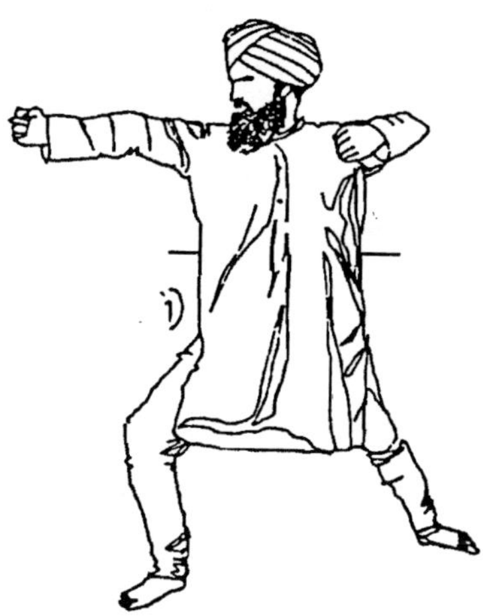

1) Bogenschützenposition: Steh aufrecht mit vorgestelltem rechten Bein. Beuge es so weit nach vorn, daß das Knie über den Zehen ist. Während das Gewicht auf das rechte Bein verlagert wird, bleibt das linke Bein gerade. Der linke Fuß steht voll auf dem Boden und bildet dabei einen Winkel von 45° zum rechten Fuß.

Hebe den rechten Arm gerade nach vorn, parallel zum Boden und balle die Hand zur Faust, als hieltest Du einen Bogen. Ziehe den linken Arm nach hinten, als spanntest Du die Bogensehne zur Schulter zurück. Fühle die Spannung in der gesamten Brustgegend. Schau geradeaus und fixiere Deinen Blick auf einen Punkt in der Ferne. Behalte die Position 3-5 Minuten bei, dann wiederhole das Ganze mit dem anderen Bein bzw. Arm.

2) Lege Dich sofort auf den Rücken. Bringe die Fersen zusammen und hebe beide Beine 6o cm über den Boden. Behalte diese Stellung 1-3 Min., atme dabei lang und tief.

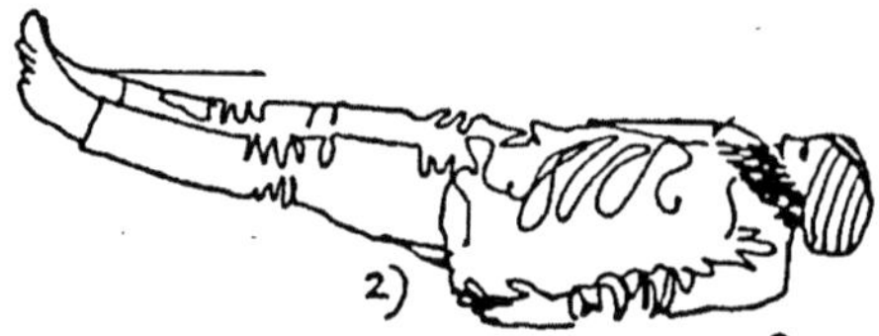

3) Halbe Heuschreckenposition: Liege auf dem Bauch. Lege die geballten Hände unter den Unterbauch, innerhalb des vorderen Hüftknochens in der Nähe der Leistengegend. Mit aneinandergelegten Fersen bringe die ausgestreckten Beine hoch, hebe sie so hoch wie möglich und halte die Position 3 Min.

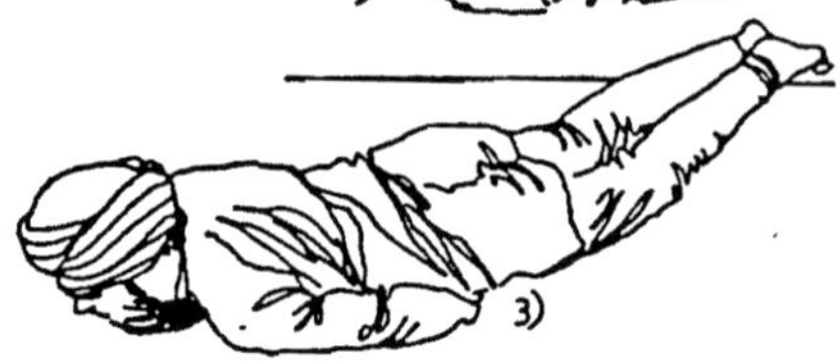

4) Bogenposition (Vogelnest): Bleibe auf dem Bauch, greife die Fußgelenke, zieh den Oberkörper nach hinten und die Beine an den Fußgelenken nach oben. Halte die Position 2-3 Min.

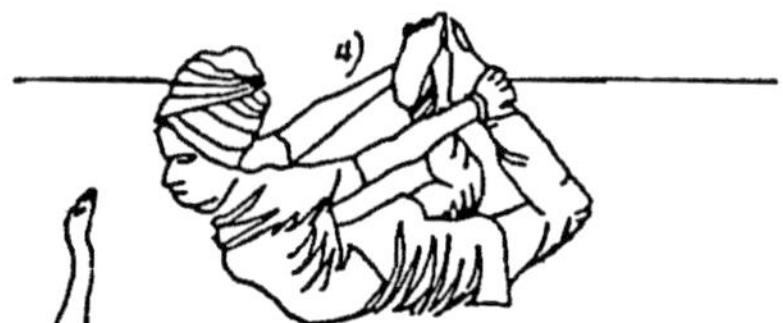

5) Stehe gerade und spreize die Beine ca. 6o cm auseinander, Arme ausgestreckt. Atme ein und beuge Dich beim Ausatmen nach vorn, indem Du mit der rechten Hand den Boden vor dem linken Fuß berührst. Der linke Arm zeigt dabei nach oben. Richte Dich wieder auf und atme dabei ein; nun mache das Gleiche mit dem anderen Arm; atme wieder aus beim Herunterbeugen. Wiederhole 25mal auf jeder Seite.

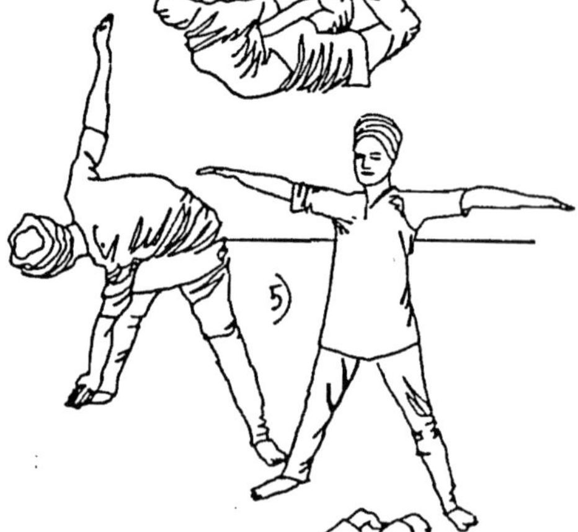

6) Stehe gerade, die Beine etwa 15 cm auseinander. Beuge Dich nach vorn, lege die Handflächen auf den Boden, atme aus. Atme ein, bringe die Arme ausgestreckt über den Kopf und beuge Dich nach hinten, soweit es geht. Wiederhole 25mal.

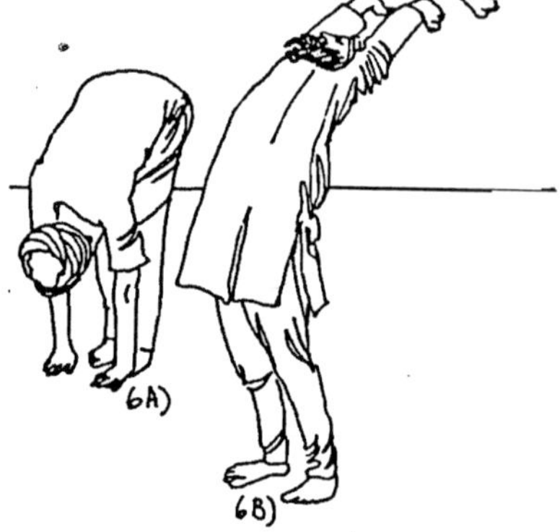

7) Stehe gerade, die Beine etwa 15 cm auseinander. Atme ein, beuge Dich zur Seite und führe dabei den Arm über den Kopf (beuge Dich weder nach vorne noch nach hinten). Richte Dich auf, atme aus und übe das gleiche mit dem anderen Arm. Wiederhole 25mal auf jeder Seite.

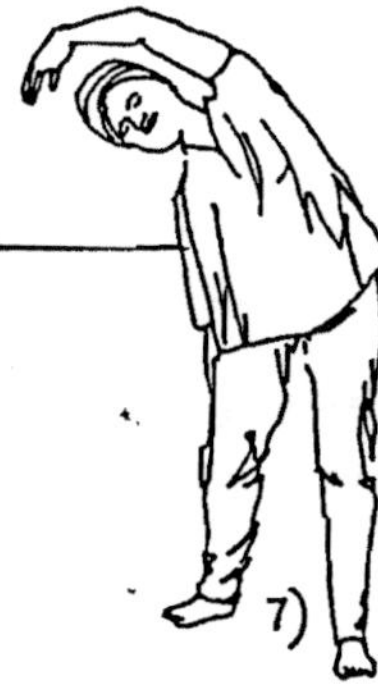

8) Setze Dich und spreize die ausgestreckten Beine weit auseinander. Greife die großen Zehen, indem Du die Zeigefinger um sie legst und die Zehennägel mit dem Daumen drückst. Halte die Zehen gut fest, atme ein und mache den Rücken so gerade wie möglich. Atme aus und bringe den Kopf zum rechten Knie. Atme ein, gehe zurück zur Ausgangsstellung, atme aus und bringe den Kopf zum linken Knie. Wiederhole 25mal auf jeder Seite. Atme ein, halte den Atem an, dann atme aus.

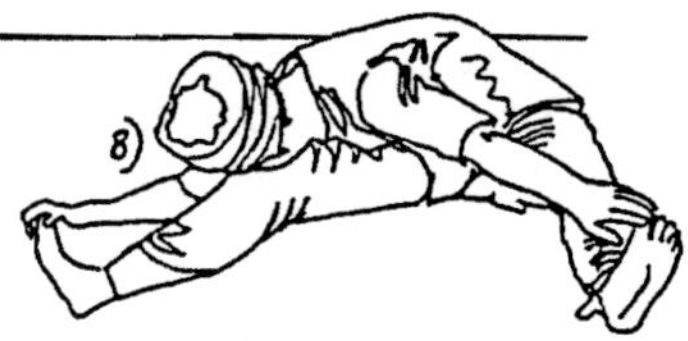

9) Während du die Zehen noch festhältst, bringe die Beine zusammen. Atme ein, richte Dich auf, atme aus, bringe den Kopf zu den Knien. Wiederhole dieses "Pumpen" 25mal.

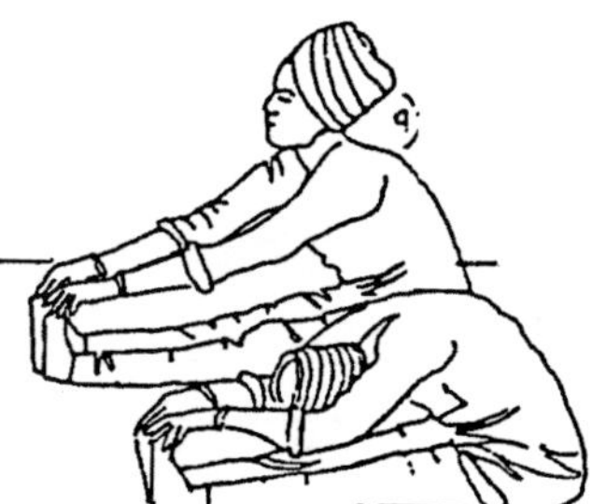

1o) Pflug-Position:Rückenlage; Bringe die Beine langsam über den Kopf, bis sie den Boden berühren. Die Arme sollten über dem Kopf gestreckt (in Richtung Zehen)sein. Die Beine sind durchgedrückt, die Zehen zeigen zum Kopf, die Fersen sind gestrafft. Entspanne 5 Min. in dieser Position. Bringe die Beine wieder langsam auf den Boden zurück.

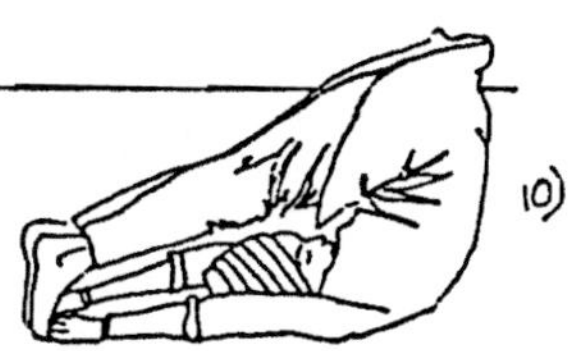

11) Schulterstand - Kerze: Bringe die Beine 9o° nach oben und drücke den Unterkörper hoch (11A), stütze ihn mit den Händen in der Taille und verlagere das Hauptgewicht auf die Ellbogen. Halte die Position 3-5 Min. Dann bringe die Beine nach hinten wie zur Pflugposition,aber spreize sie weit auseinander. Bringe die Beine langsam wieder nach oben und wiederhole den Vorgang 4mal. Bringe Körper und Beine langsam wieder auf den Boden und entspanne.

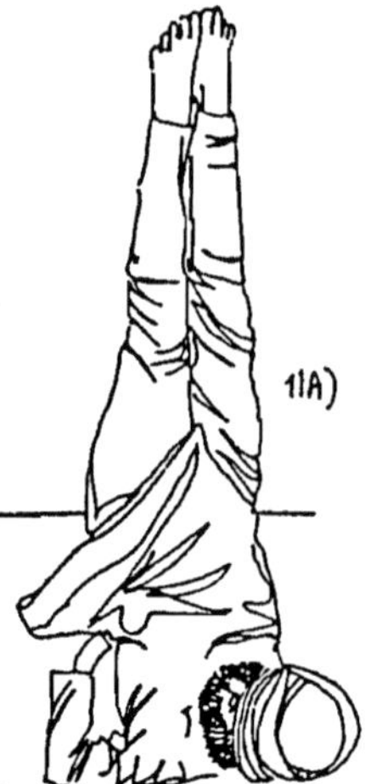

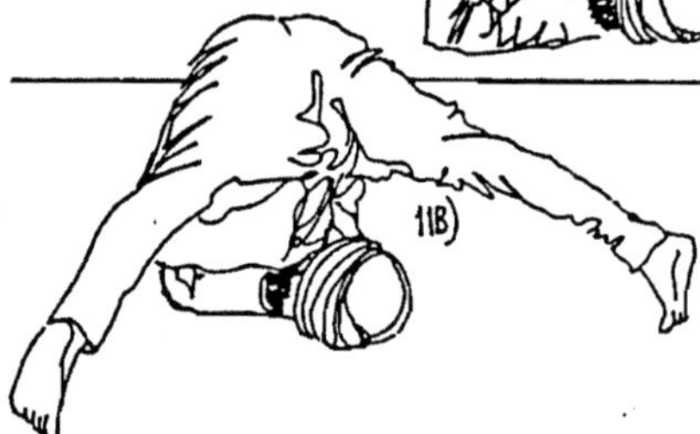

12) Nimm die Pflugposition ein. Die Arme liegen auf dem Boden hinter dem Rücken (12A). Bringe den Oberkörper und Beine wieder auf den Boden zurück. (12B). Wiederhole den vollständigen Vorgang 50 mal. Man darf die Hände beim Heben der Beine zu Hilfe nehmen. Entspanne 3 Minuten.

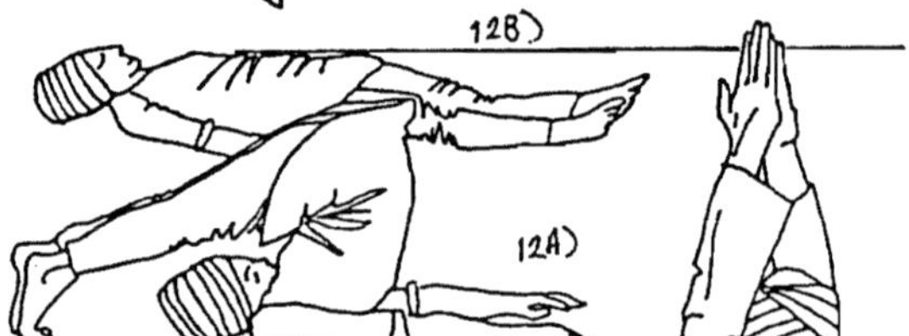

13) SAT KRIYA: Sitze auf den Fersen und bringe die Arme ausgestreckt über dem Kopf zusammen; die Handflächen liegen aneinander. Chante SAT und ziehe den Nabel kräftig ein; chante NAM und laß ihn wieder los. Übe kräftig, aber mit gleichmäßigem Rhythmus 5 Min. lang. Atme ein und ziehe die Energie die Wirbelsäule hoch bis zum Energiezentrum zwischen den Augenbrauen ("3. Auge").

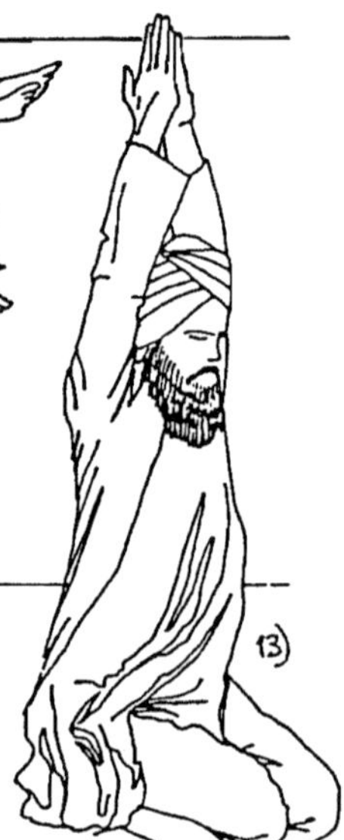

14) Unmittelbar danach beuge Dich nach vorn in Gurpranam: bringe die Stirn auf den Boden; die Arme sind gestreckt, die Handflächen bleiben weiterhin zusammen. Meditiere im Stillen. Halte dabei die Konzentration am 3. Auge und projiziere die Urtöne SA TA NA MA 31 Min. lang.

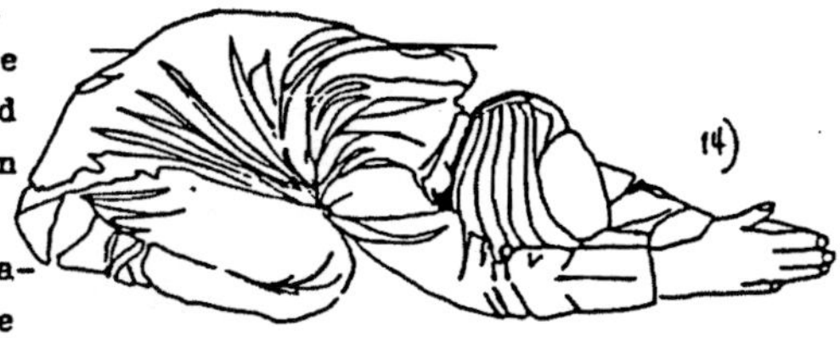

15) Sitze auf den Fersen. Atme ein, hebe beide Arme über den Kopf und lege die Handrücken aneinander (15A). Atme aus und lasse die Arme wieder herunter. Dabei berühren nur die Fingerspitzen den Boden (15B). Mache diese Bewegung 5 Min.

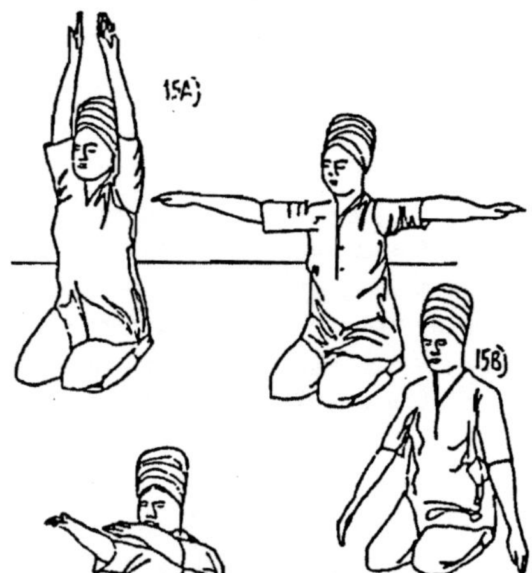

16) Stehe auf, strecke die Arme nach vorn, parallel zum Boden (16A). Mache 25 Kniebeugen. Dabei bleibt der Rücken gerade und die Füße flach auf dem Boden (16B).

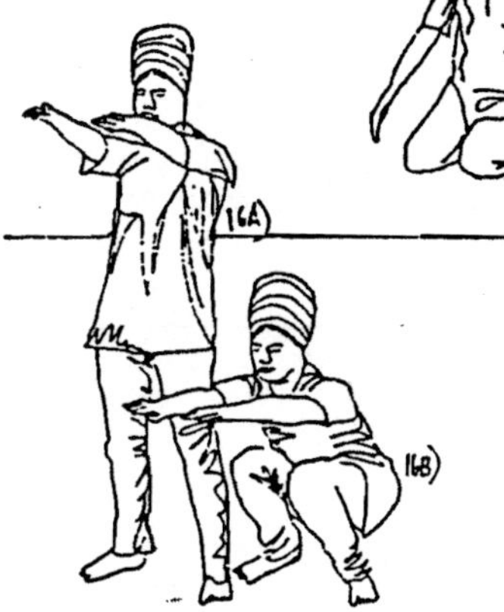

17) Katze-Kuh-Pose: Stütze Dich auf Hände und Knie. Beim Einatmen drücke das Rückgrat nach unten und hebe den Kopf (17A). Beim Ausatmen mache einen Katzenbuckel und bringe den Kopf an die Brust (17B). Wiederhole 5 Min.

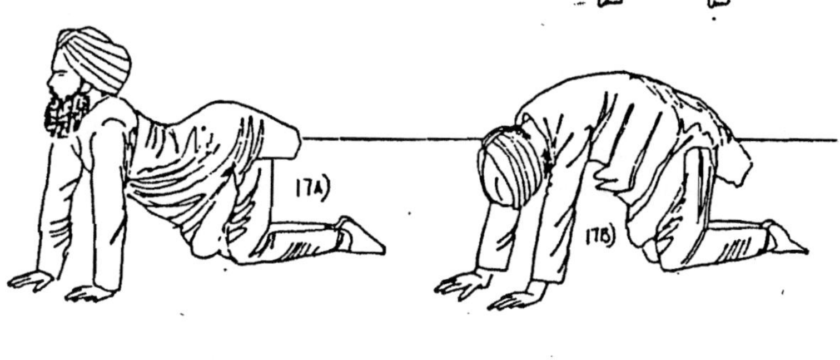

18) Entspanne vollständig für 15-3o Min. auf dem Rücken. Decke Dich warm zu, damit der Körper nicht unterkühlt wird.

18)

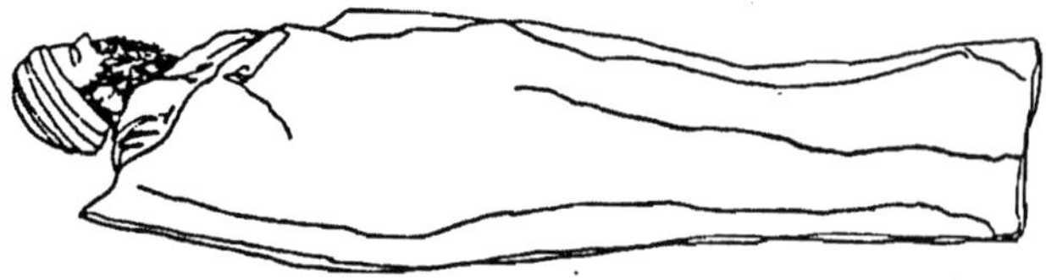

Kommentar:
Diese Übungsfolge ist ein Beispiel für eine Serie, die man in einer normalen Kundalini-Yoga-Klasse nicht anbieten würde. Sie ist für Schüler bestimmt, die schon eine annehmbare Biegsamkeit und Koordinationsfähigkeit in regulären Yogastunden und Sadhanas erworben haben und restliche Giftstoffe und Drogenrückstände aus dem Muskelgewebe entfernen wollen. Wenn man diese Serie 6 Monate lang regelmäßig jeden Morgen macht, wird die Wirbelsäule so gut trainiert, daß man keinen Chiropraktiker mehr aufzusuchen braucht. Bevor Du diese Serie - unter Anleitung - beginnst, vergewissere Dich, daß keine ernsten körperlichen Leiden irgendeine dieser Übungen verbieten.

Im Gegensatz zu den meisten Kundalini-Yoga-Kriyas legst Du zwischen den Übungen keine Ruhepausen von 1-2 Min. ein, es sei denn, es ist ausdrücklich vorgeschrieben. Diese Serie kann für eine reguläre Klasse umgewandelt werden,indem man die Übungsdauer auf 1-2 Min.reduziert und Ruhepausen einlegt.

KRIYA zur Anregung des Lebensnervs*

Ischiasnerv*

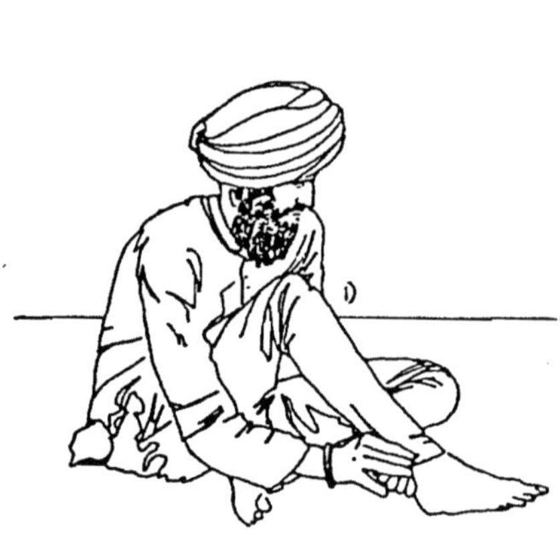

1)

1) Sitze in bequemer Haltung. Massiere die Achillessehnen mit beiden Daumen, von den Fersen ca. 1o cm aufwärts. Wenn Du richtig drückst, werden sich die Zehen leicht mitbewegen. Reibe kräftig und rhythmisch (2 Min. für jeden Fuß).

2) Froschposition: Sitze in der Hocke sodaß das Gesäß die Fersen Berührt. Die Fersen liegen aneinander und berühren nicht den Boden. Stütze die Fingerspitzen zwischen die Knie auf den Boden. Halte den Kopf hoch. Atme ein und hebe das Gesäß hoch. Die Fingerspitzen bleiben auf dem Boden, die Fersen berühren den Boden auch jetzt nicht, die Knie werden durchgedrückt. Atme kräftig aus, komme wieder herunter, bis das Gesäß die Fersen berührt (3 - 5 Min.).

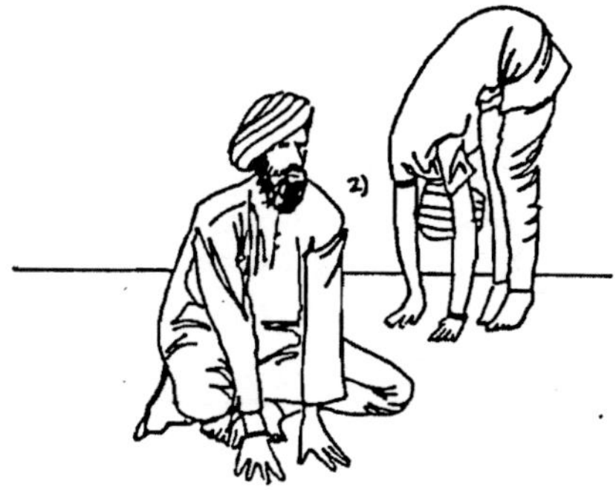

3) Sitze im Schneidersitz. Halte beide großen Zehen mit den Händen fest, drücke den fleischigen Teil entweder mit den Daumen oder den Daumenknöcheln mit einem Druck von etwa 5 bis 6 kg. Halte den Druck stark und beständig. Beginne, das Rückgrat im gleichmäßigen Rhythmus mit tiefen Atemzügen zu biegen; nach vorn beim Einatmen und nach hinten beim Ausatmen. (3Minuten). Atme ein, halte den Atem kurz an und entspanne den Atem.

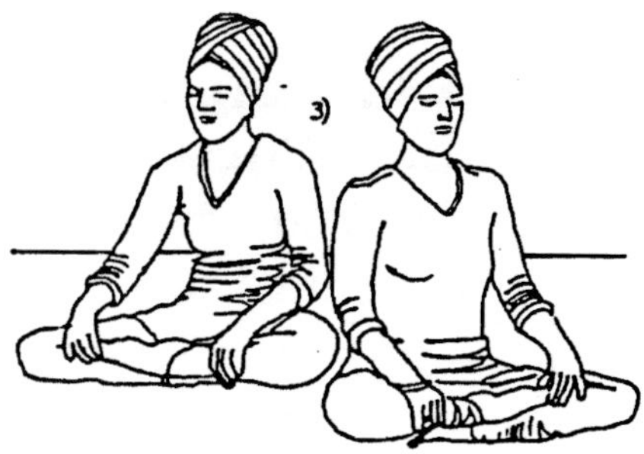

4) Wiederhole Übung2 3 bis 5 Minuten.

5) Sitze mit ausgestreckten Beinen. Beuge Dich nach vorn und fasse die Zehen mit beiden Händen. Ziehe die Zehen 3o Sek. lang zurück. Während Du die Zehen noch festhältst, atme ein, richte Dich auf, mache den Rücken so gerade wie möglich, atme aus und beuge Dich nach vorn. Pumpe mit tiefen Atemzügen 26mal. Dann atme ein, recke den Kopf hoch. Entspanne den Atem.

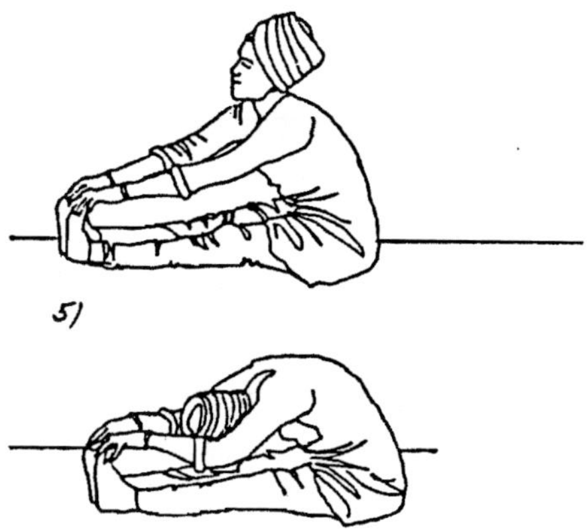

Kommentar:

Diese Kriya kräftigt das Herz, unterstützt das Regenerationsvermögen und versorgt das Sexualsystem mit Energie. Das Reiben um die Fersen herum bewirkt eine Auflösung chronischer Kalkablagerungen, was wiederum zu einer verbesserten Zirkulation in den Beinen führt. 2 vollständige Zyklen dieser Kriya mit maximaler Zeitdauer sind ein Training von durchgreifender Wirksamkeit.

KRIYA für den unteren Teil des Wirbelsäule und für die Ausscheidung

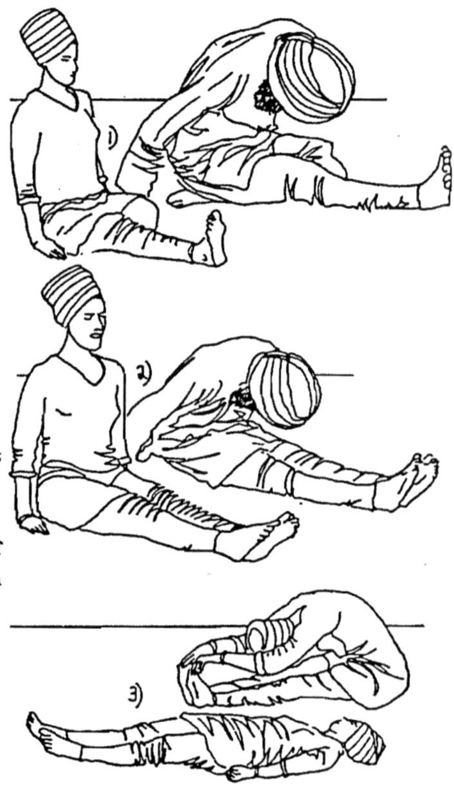

1) Sitze gerade mit ausgestreckten Beinen. Schiebe das linke Bein so unter das Gesäß, daß Du auf der linken Ferse sitzt. Lege beide Handflächen neben den Hüften auf den Boden. Atme tief ein. Beim Ausatmen beuge Dich nach vorn. Beim Einatmen richte Dich wieder auf (2 Min.).

2) Mache das gleiche wie in Übung 1, aber beide Beine bleiben ausgestreckt (2 Minuten).

3) Lege Dich auf den Rücken. Atme tief ein. Während Du ausatmest, setze Dich auf, greife die Zehen und beuge Dich nach vorn. Atme ein und lege Dich wieder hin. Sage dabei im Geist SAT beim Einatmen und NAM beim Ausatmen. (2 Minuten mit tiefen Atemzügen).

4) Liege auf dem Rücken. Hebe die Beine ganz langsam über den Kopf, bis sie den Boden berühren. Das ist die Pflugposition. Lasse die Beine wieder herunter, setze Dich auf und greife die Zehen. (2 Minuten lang mit ruhigen, gleichmäßigen Bewegungen).

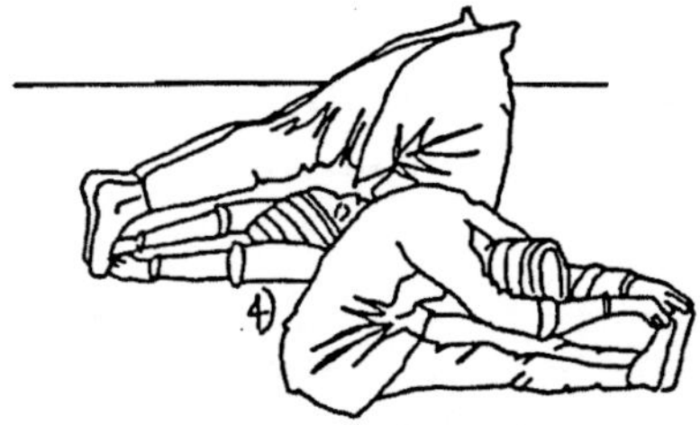

5) Liege auf dem Rücken.Ziehe die Knie an die Brust und drücke sie mit den Händen fest dagegen.Strecke die Beine wieder aus;richte Dich auf und greife die Zehen.(Mache diese Bewegungen rhythmisch für 2 Minuten)

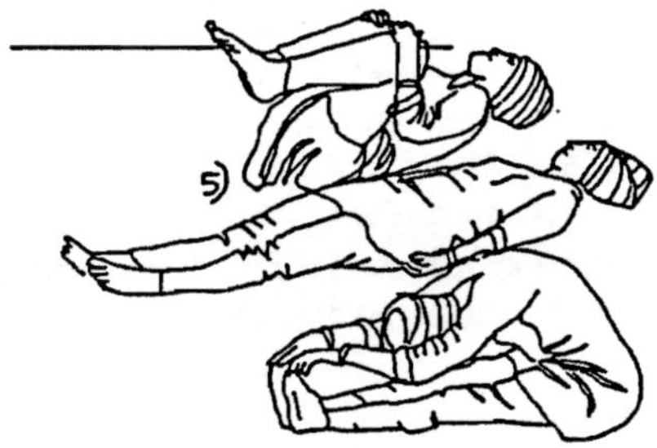

6) Beuge Dich nach vorn und greife die Zehen, wobei die Beine vollkommen gerade bleiben. Halte die Zehen fest, während Du in die Pflugposition zurückrollst. Rolle hin und her, ohne die Zehen loszulassen. (2 Minuten)

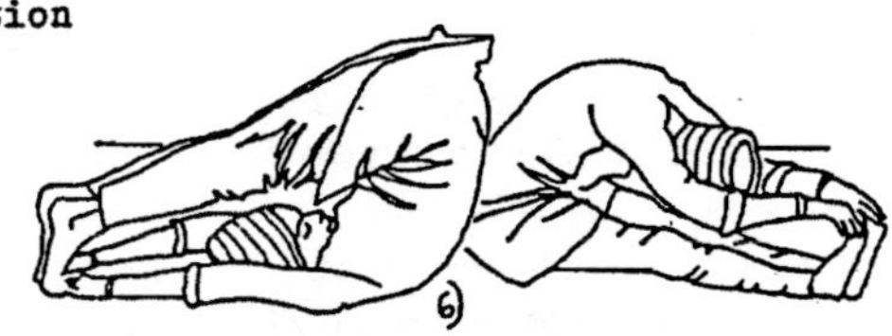

7) Entspanne vollständig.

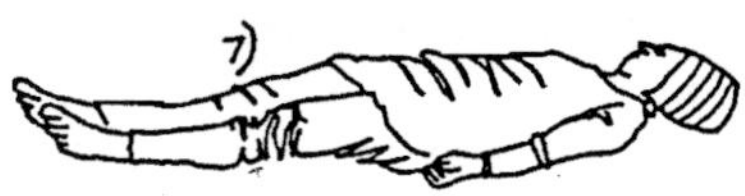

Kommentar:

Das erste, zweite und dritte Chakra, die mit Rektum, Geschlechtsorganen und Nabelpunkt assoziiert sind, werden durch diese Kriya gründlich angeregt. Sie fördert die Biegsamkeit des Rückgrats, die Verdauung und Ausscheidung von Schlacken und Toxinen. Als Anfangsserie ist sie nicht geeignet, da man zur korrekten Durchführung ein gewisses Maß an Beweglichkeit benötigt.

Reinigungsserie für Anfänger

1) Liege auf dem Rücken. Lege die Hände in Venusmudra unter den Nacken, d.h. unter alles lose Haar (1A und 1B). Mache 1 1/2 Min. Feueratem, atme ein und halte den Atem 2o Sekunden. Wiederhole den Feueratem, atme ein und halte den Atem 3o Sekunden, atme aus. Laß den Atem ruhig werden. Atme tief ein und hebe dabei die Beine um etwa 30 cm an (1C). Halte den Atem 15 Sekunden, atme aus atme ein und entspanne.

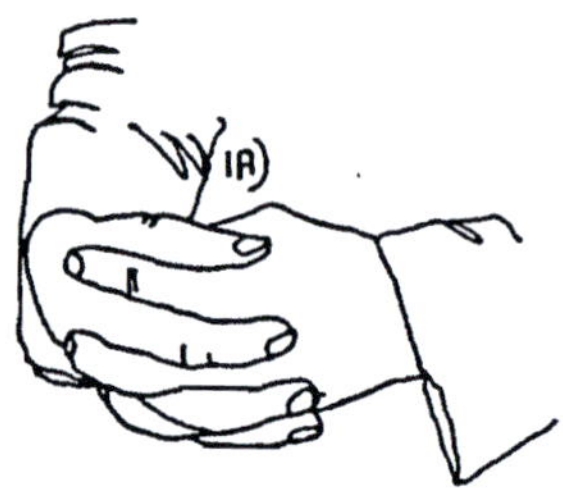

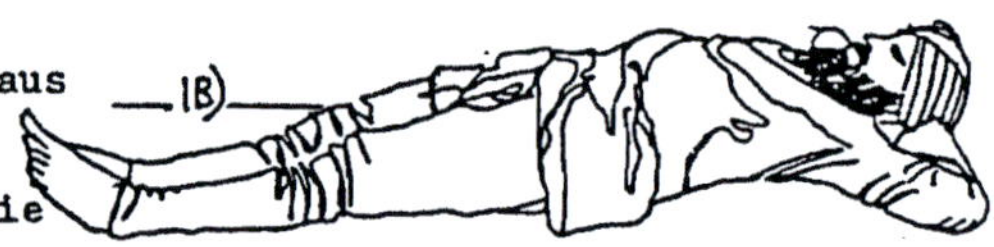

2) In der gleichen Lage spreize die Beine weit auseinander. Mache 1 Minute lang Feueratem. Atme ein, hebe die Beine 9o cm vom Boden und halte sie dort 5 Sekunden lang. Entspanne die Beine wieder auf dem Boden. Wiederhole diesen Vorgang 3mal mit je 1 Minute Feueratem. Noch ein weiteres Mal Feueratem, dann atme ein und hebe diesmal die Beine 3o cm über den Boden. Halte sie so lange hoch wie möglich. Diese Kriya regt die Kanäle der Sexualenergie in den Oberschenkeln an, die mit den Geschlechtsorganen verknüpft sind.

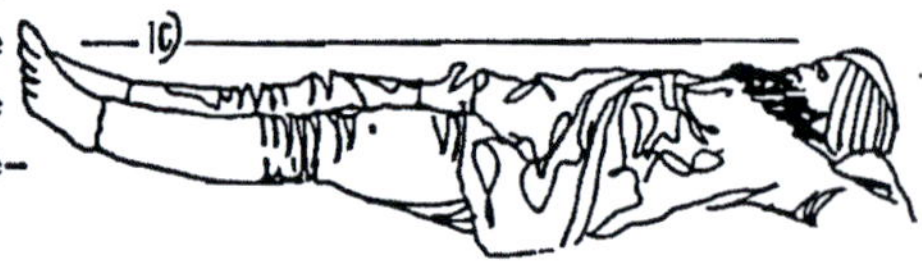

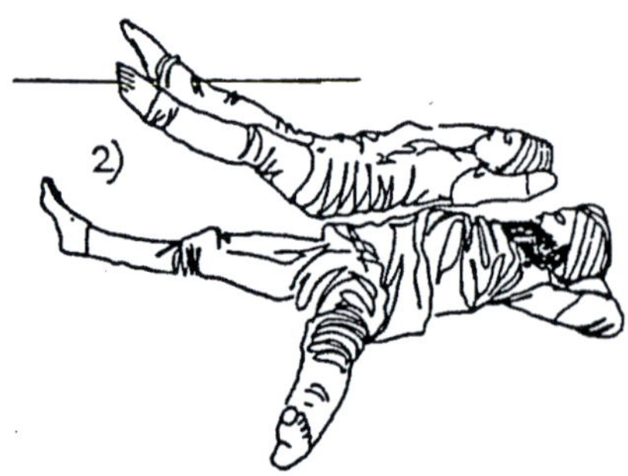

3) Streckposition: Liege mit geschlossenen Beinen auf dem Rücken und hebe die gestreckten Beine, bis die Fersen etwa 15 cm über dem Boden sind. Hebe Kopf und Schultern genau so hoch und schau auf Deine Zehen. Mache in dieser Position 3 Minuten Feueratem. Atme ein und entspanne.

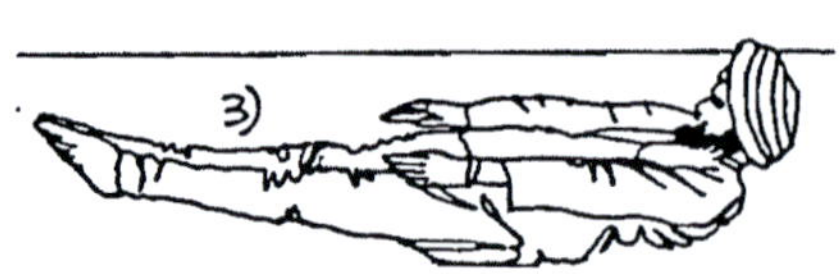

4) Setze Dich mit ausgestreckten Beinen hin. Lege das linke Bein auf den rechten Oberschenkel. Halte die Hände waagerecht nach vorn, die Handflächen nach unten. Atme ein, atme aus und dehne Dich nach vorn, bis die Hände den Boden neben den Füßen berühren. Atme tief ein und richte Dich wieder auf. Lehne Dich 3o° nach hinten (4B). Atme aus und beuge Dich wieder vor. Wiederhole je 25mal und wechsle die Beine.

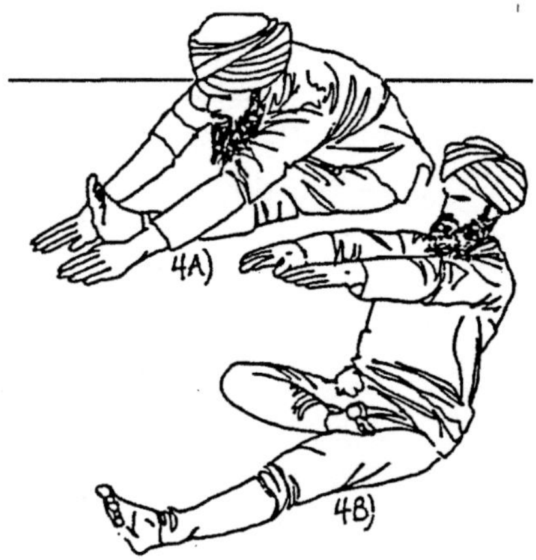

5) Sitze aufrecht und lehne Dich dann zurück, so daß der Winkel zwischen dem Rückgrat und dem Boden etwa 6o° beträgt. Lege die Hände mit den Handflächen nach unten als Stütze hinter dem Rücken auf den Boden. Laß den Kopf nach hinten fallen und schau die Decke an; fixiere dabei Deinen Blick auf einen bestimmten Punkt. Versuche, weder zu blinzeln noch zu zwinkern. Mache 2 Minuten lang Feueratem. Atme ein - hebe beide Beine 3o cm vom Boden und blicke weiter auf den Punkt an der Decke. Halte die Beine 15-2o Sekunden hoch und bringe sie beim Ausatmen herunter. Wiederhole den Feueratem 1 Minute lang. Atme ein, bringe beide Beine 3o cm hoch, halte sie 15 Sekunden lang oben, bringe sie beim Ausatmen herunter und entspanne auf dem Rücken.

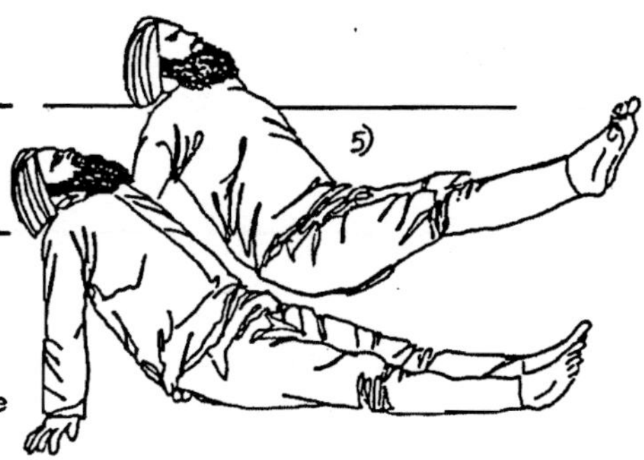

6) Auf dem Rücken liegend atme tief ein. Atme ganz aus. Hebe die Arme mit ausgestreckten Fingern senkrecht hoch. (6A). Balle die Hände zu Fäusten und bringe sie langsam zur

Brust herunter (6B). Spanne die Arme stark an, als müßtest Du gegen einen Widerstand ankämpfen. Die Fäuste zittern, wenn sie die Brust berühren (6C). Entspanne den Atem. Wiederhole die Übung mit eingehaltenem Atem. Entspanne 5 Minuten tief und vollkommen.

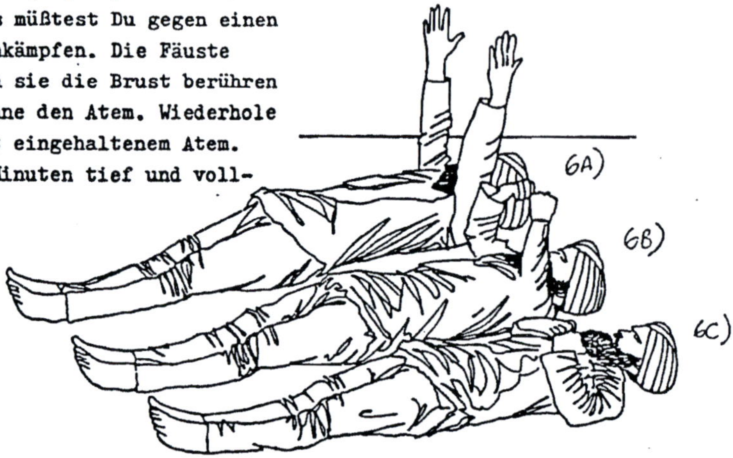

Kommentar:
Diese leichte Serie verschönt Deinen Körper, gibt ihm ein Gefühl von Leichtigkeit. Übung 1 aktiviert die Nabelpunktenergie und den Kreislauf zu den Lungen. Übung 2 fügt die kreative Kraft der Sexualenergie hinzu. Übung 3 regt wiederum den Nabelpunkt an. Übung 4 reguliert das chemische Gleichgewicht im Blut und ist gut für den unteren Teil des Rückgrats und die Taille. Übung 5 bringt die Energie zu Gehirn und Augen. Sie hat sich in vielen Fällen von Kopfschmerzen und Augenkrankheiten wie dem Grauen Star bewährt. Übung 6 beseitigt möglicherweise noch verbliebene Spannungen.

KRIYA für die Ausscheidung von Giftstoffen

1) Vatskar Kriya: Sitze im Schneidersitz, die Hände auf den Knien. Forme mit dem Mund einen "Schnabel" und trinke soviel Luft wie Du kannst mit kurzen Schlucken in den Magen. Zieh den Atem ein und halte ihn. Rolle den Magen nach links, dann zur anderen Richtung nach rechts, wenn

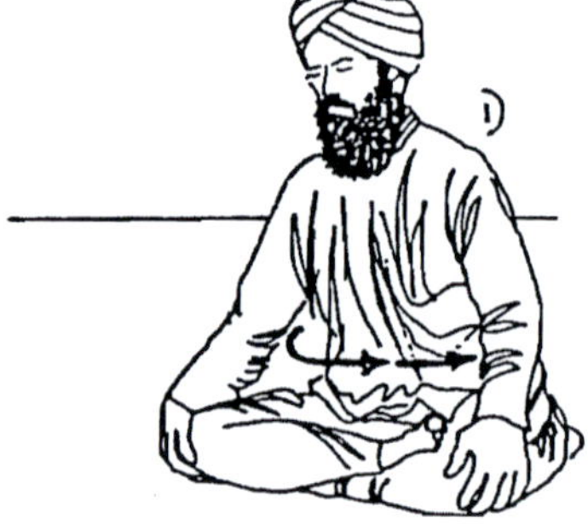

Du den Atem,halb so lange wie Du kannst, angehalten hast. Rolle den Magen möglichst lange mit angezogener Nackenschleuse. Wenn Du den Atem nicht mehr länger anhalten kannst, richte die Wirbelsäule auf und atme langsam (nicht kräftig) durch die Nase aus. Wiederhole die gesamte Übung 2mal. Mache dies nur mit leerem Magen und nicht öfter als 2mal pro Tag.

2) Sitze auf den Fersen und berühre mit der Stirn den Boden. Halte die Arme nach hinten, Handflächen nach oben. Stelle Dir vor, ein großer Schwanz käme aus dem unteren Ende Deiner Wirbelsäule und Du würdest damit wedeln. Stelle Dir vor, dieser Schwanz wiege 1oo Pfund (5o kg) und Du versuchst, damit die Wand zu zerbrechen. Mache diese Übung 3 Minuten und ruhe dann 5 Minuten aus.

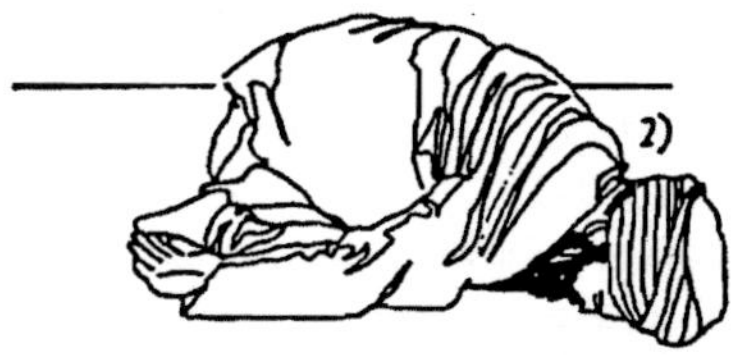

3) Liege auf dem Rücken. Presse die Zehen nach vorne. Hebe beide Beine etwa 1 m vom Boden. Beginne, lang und tief zu atmen. Fahre so 2-3 Minuten fort. Atme ein, halte kurz den Atem an und entspanne.

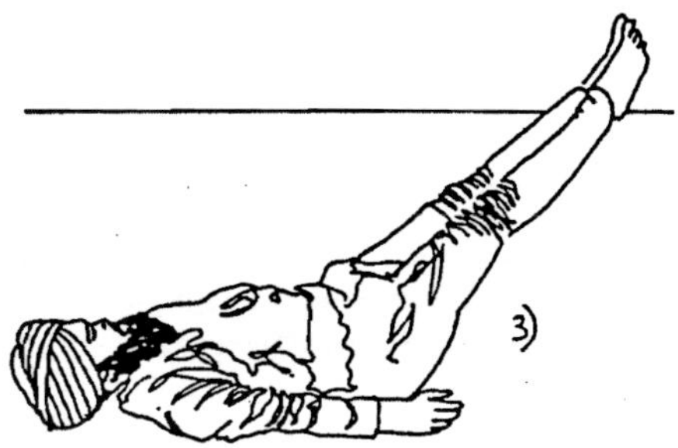

4) Lege Dich auf den Rücken, bringe die Beine über den Kopf und greife die Zehen. Rolle vor und zurück, vom Ende der Wirbelsäule bis zum Hals. Halte die Zehen immer fest und setze diese Übung 3 Minuten lang fort.

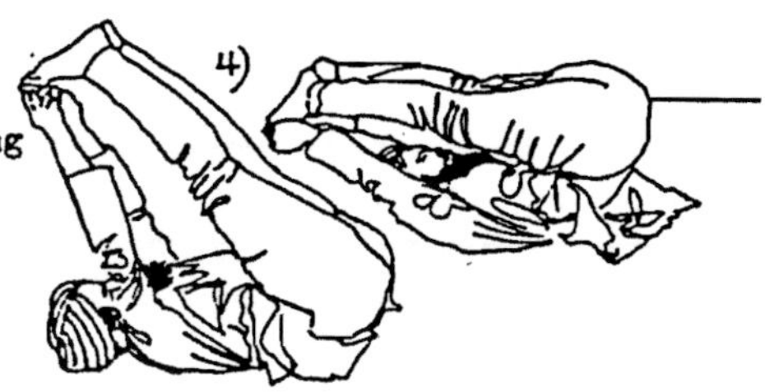

5) Setze Dich sofort danach in den Schneidersitz. So ruhig wie möglich forme ein "U" mit der rechten Hand und schließe das rechte Nasenloch mit dem Daumen der rechten Hand. Benutze den kleinen Finger, um das linke Nasenloch zu schließen. Atme durch das linke Nasenloch ein, durch das rechte aus. Nach 3 Minuten atme ein und fühle die Energie, die Gesundheit und Leben gibt, in den ganzen Körper ausstrahlen.

6) Sitze im Schneidersitz. Halte die Hände im Venusschloß (die Finger verschränkt mit dem rechten Daumen über dem linken) vor der Brust in Herzhöhe, die Handflächen zur Brust gewandt. Drehe den Kopf abwechselnd nach rechts und links. Atme ein, wenn das Kinn über die linke Schulter geht, atme aus, wenn es nach rechts zeigt. (3 Minuten).

7) Sitze im Scheidersitz, die Arme parallel zum Boden ausgestreckt. Schwinge die Arme nach hinten in ei ner kreisenden Bewegung wie beim Schwimmen (7A). Mache das 1 Minute lang. Atme ein, beuge die Ellenbogen, so daß die Fingerspitzen die Schulter berühren; Finger nach vorn, Daumen nach hinten.(7B). Das magnetisiert den elektrischen Stromfluß wieder. Während der Atem angehalten wird, beginnt die Energie zu strömen. Atme aus - laß die Energie in alle Körperteile fließen und fühle Dich er-frischt.

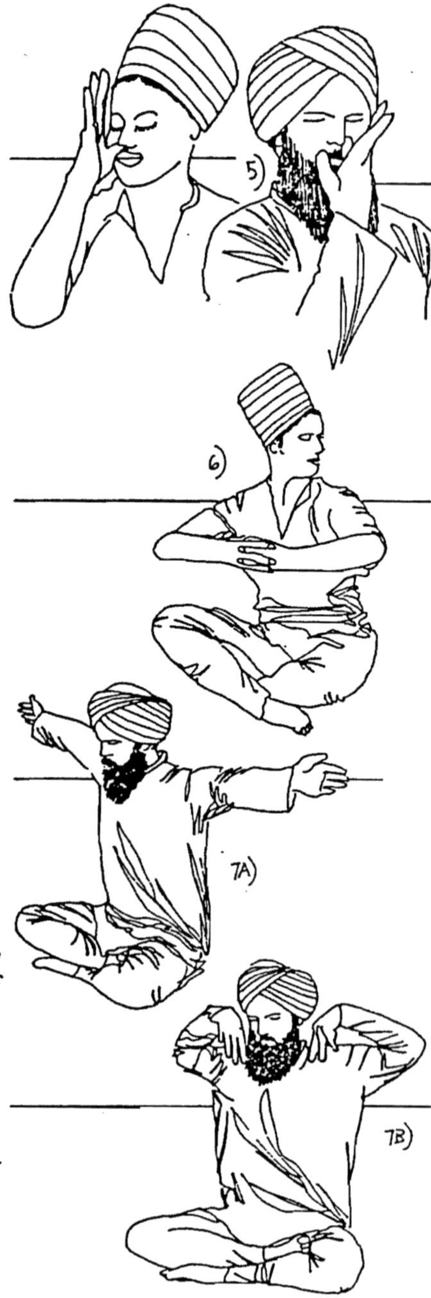

Kommentar:

Dies ist ein gutes Beispiel für eine einfache, aber wirksame Serie, die von den wenigen Yogis, die sie lernten, geheimgehalten wurde. Sie wird Dir die Fähigkeit geben, Dein Verdauungssystem vollständig unter Kontrolle zu bringen und Deiner Haut ein frisches Aussehen geben. Altern kommt nicht mit den Jahren; es fängt mit Ernährungsfehlern an, Verdauungsproblemen und einem unbeweglichen Rückgrat, das den Fluß der Rückenmarkflüssigkeit behindert.

Übung 1 stellt das Säure-Base-Gleichgewicht im Magen wieder her, muß dazu aber regelmäßig praktiziert werden, ohne einen Tag auszulassen.

Übung 2 kräftigt das Herz, Übung 3 bewirkt eine schlanke Taille und reinigt die Gallenblase. Übung 4 regt den Kreislauf an und bringt die Nerven ins Gleichgewicht. Übungen 5 und 6 verteilen die Prana-Kraft im Körper und regen die Schilddrüse und Nebenschilddrüse an. Übung 7 remagnetisiert die Aura.

KRIYA zur Kräftigung des Unterleibes

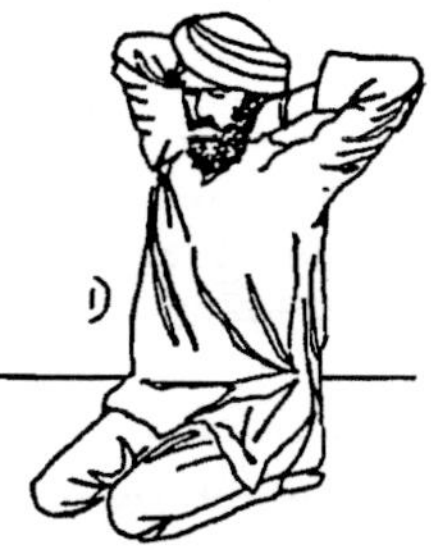

1) Sitze auf den Fersen. Verschränke die Finger (Venusschloß) im Nacken hinter dem Hals. Spreize die Ellbogen weit auseinander. Mache 2 Minuten lang Feueratem.

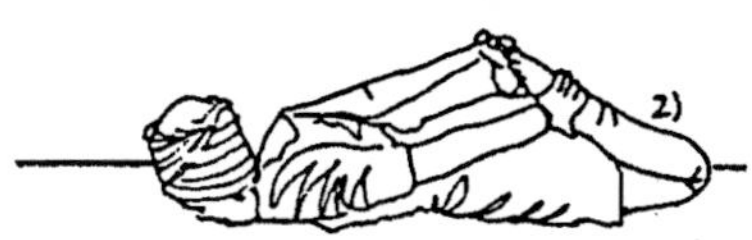

2) Lege Dich auf den Bauch. Umfasse mit den Händen die Fußgelenke. Ziehe die Knöchel ans Gesäß, wobei die Brust auf dem Boden bleibt. Halte diese Position bei normaler Atmung für 2 Minuten.

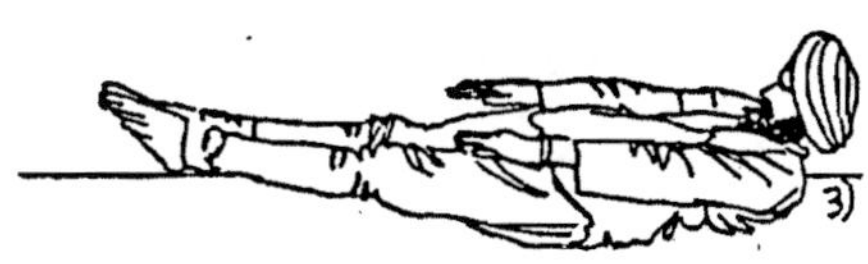

3) Streckposition: Lege Dich auf den Rücken. Hebe den Kopf und die Fersen ca. 15 cm vom Boden. Die Hände zeigen auf die Zehen. Mache 2 Minuten lang Feueratem.

4) In Rückenlage beginne mit den Beinen parallel zum Boden eine Radfahrbewegung zu machen. Mache diese Bewegung mit tiefen Atemzügen. Setze dies für 2 Minuten fort.

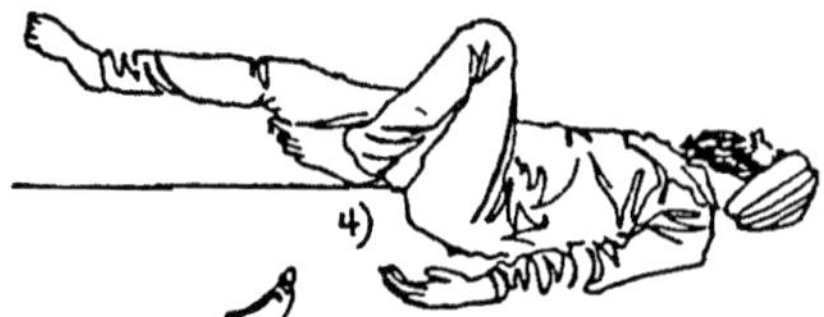

5) Immer noch auf dem Rücken, zeigen die geschlossenen Beine mit den Zehen nach vorn. Atme ein und hebe sie langsam bis 9o° hoch. Indem Du sie allmählich wieder herunterläßt, atme aus. Mache immer tiefe Atemzüge. (2 Minuten).

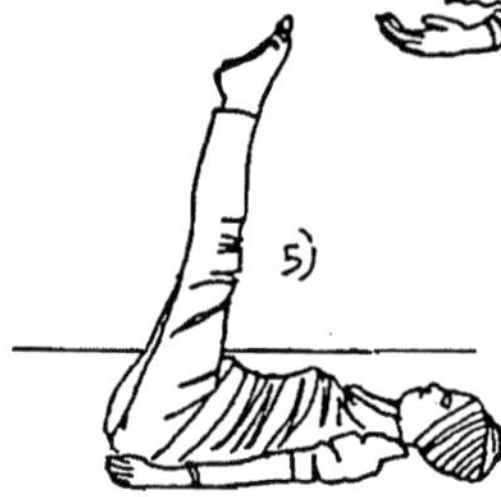

6) Lege Dich auf den Bauch. Lege die Handflächen unter die Schultern auf den Boden (6A). Richte den Oberkröper langsam in die Kobraposition auf (6B). Hebe die Füße dem Kopf entgegen (6C). Halte diese Position 2 Minuten.

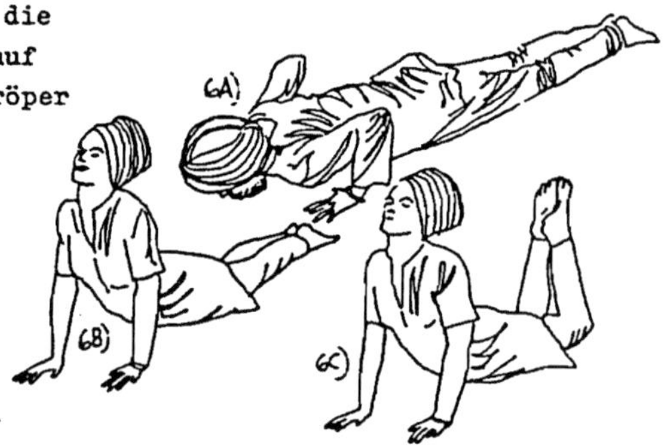

7) Lege Dich auf den Rücken. Ziehe beide Knie an die Brust und umschließe sie mit den Händen. Rolle auf der Wirbelsäule vor und zurück. (2 Minuten).

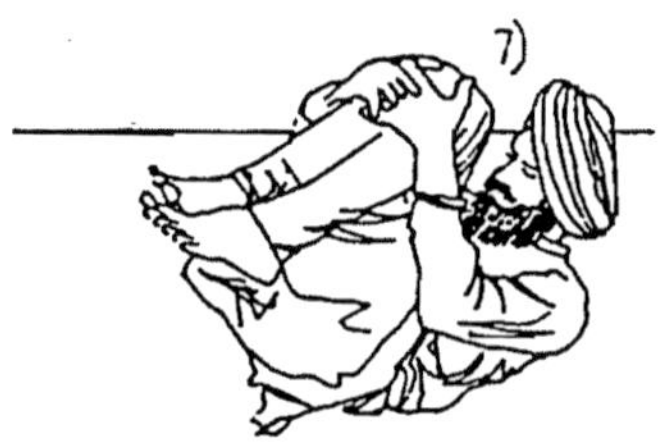

8) Liege auf dem Bauch. Strecke die Arme nach vorn, die Handflächen flach aneinander. Biege die Wirbelsäule so durch, daß Arme, Brust und Beine sich vom Boden heben. Halte diese "Heuschreckenhaltung" mit Feueratem 2 Minuten lang.

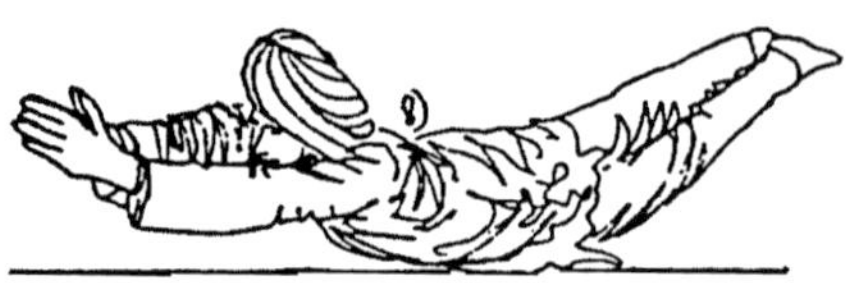

9) Fasse auf dem Bauch liegend die Fußgelenke. Ziehe Dich zur Bogenstellung hoch. Mache 2 Minuten lang Feueratem, dann entspanne.

1o) Stehe aufrecht, die Beine zusammen. Strecke die Arme zu den Seiten aus, parallel zum Boden, mit den Handflächen nach unten. Ohne den Oberkörper zu verdrehen, beuge Dich nach links und atme dabei tief ein, dann beuge Dich nach rechts und atme aus. Mache diese pendelähnliche Bewegung 2 Minuten lang.

11) Stehe aufrecht, die Beine ca. 45 bis 60 cm auseinander. Dann schwinge einen Arm zur Seite, parallel zum Boden, während der andere Arm abgewinkelt ist und die Hand an der Brust liegt. Dann wechsle die Armstellung. Atme ein, wenn der linke Arm ausschwenkt, atme aus, wenn der rechte Arm ausschwenkt. (2 Minuten).

12) Immer noch stehend, hebe beide Arme hoch über den Kopf, die Handflächen nach oben zeigend. Atme aus, wenn Du Dich nach vorn beugst. Versuche, den Boden mit den Handflächen zu berühren. Atme ein, wenn Du Dich aufrichtest. (2 Minuten).

13) Lege Dich auf den Rücken. Wiederhole Übung 4, die Radfahrbewegung parallel zum Boden. (2 Minuten).

14) Auf dem Rücken liegend atme ein, während das linke Bein um 9o° gehoben wird. Atme aus, wenn Du es wieder herunterläßt. Wiederhole dasselbe

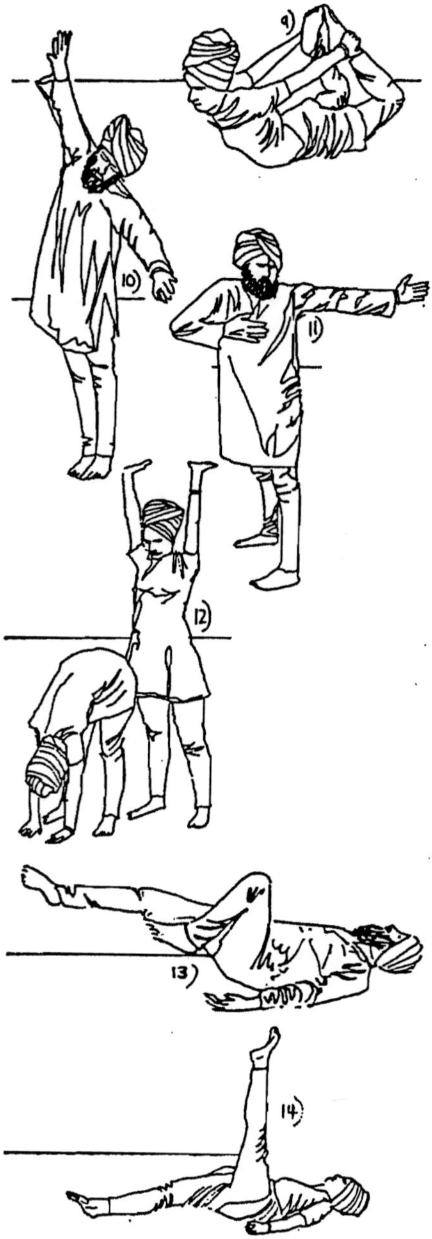

mit dem rechten Bein. Hebe und senke die Beine abwechselnd mit tiefen Atemzügen. (2 Minuten).

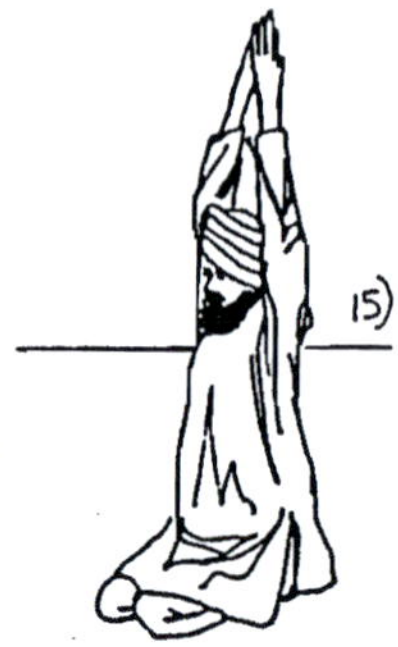

15) Sitze auf den Fersen, die Arme hochgestreckt, die Handflächen zusammen. Beginne mit SAT KRIYA. Ziehe den Nabelpunkt ein und sage SAT, entspanne den Nabelpunkt und sage NAM. Setze dies rhythmisch 2 Minuten lang fort. Dann atme tief ein, halte den Atem, wende Mulbandh an. Entspanne.

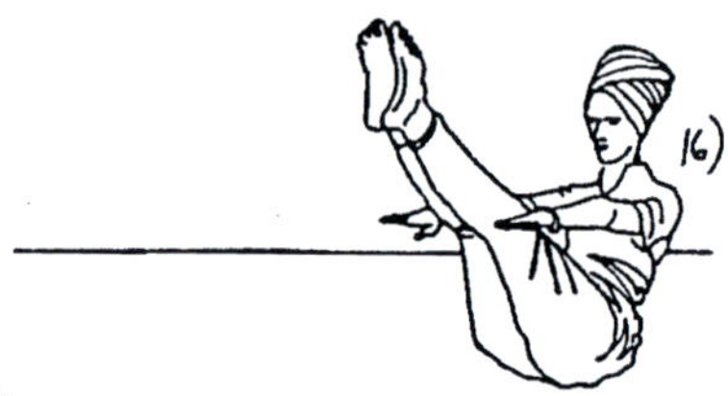

16) Sitze aufrecht, beide Beine ausgestreckt. Hebe die Beine 60° vom Boden. Strecke die Arme nach vorn, parallel zum Boden, die Handflächen nach unten. Mache 2 Minuten lang Feueratem. Dann entspanne vollständig.

Kommentar:
Diese Kriya ist ein gutes körperliches Training. Es stärkt den Nabelpunkt, die Bauchmuskeln und den unteren Rücken. Es verbessert die Blutzirkulation. Es stärkt das Nervensystem, wodurch Dein Verhalten konstant und direkt wird. Es ist auch ein ausgezeichnetes Set zur Stärkung des Verdauungssystems.

KRIYA zur Stärkung der Aura

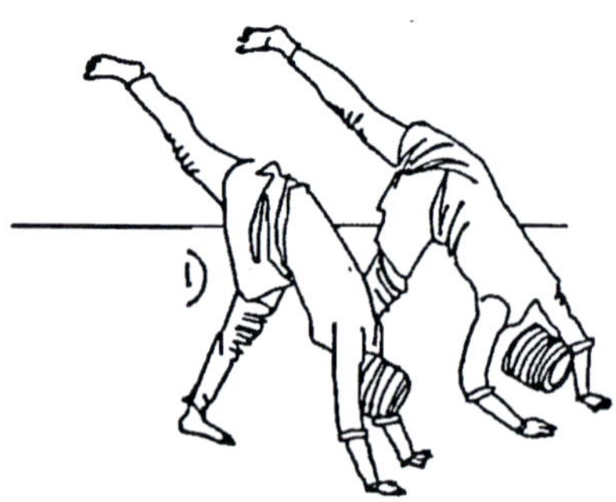

1) Stehe aufrecht. Neige Dich nach vorn, bis die Handflächen auf dem Boden liegen und Dein Körper ein Dreieck bildet. Hebe das rechte Bein mit durchgestrecktem Knie. Atme aus - beuge die Arme und bringe den Kopf dicht zum Boden. Atme ein - richte Dich zur ursprünglichen Dreieckposition auf. Mache diese Beugebewegung 1 1/2 Minuten, dann mit dem anderen Bein weitere 1 1/2 Minuten.

2) Sitze im Schneidersitz. Strecke die linke Hand nach vorn, die Handfläche weist nach rechts. Bringe die rechte Handfläche, nach unten zeigend, kreuzweise unter das linke Handgelenk (2A). Hebe die rechte Hand über den Rücken der linken, so daß beide Handflächen nach rechts zeigen. Verschränke die Finger ineinander (2B). Atme ein - hebe die Arme 6o° nach oben (2C). Atme aus - senke die Arme wieder. Laß die Ellenbogen durchgedrückt. Atme 2 - 3 Minuten lang tief ein und aus. Dann atme ein - strecke die Arme nach oben (2D). Entspanne.

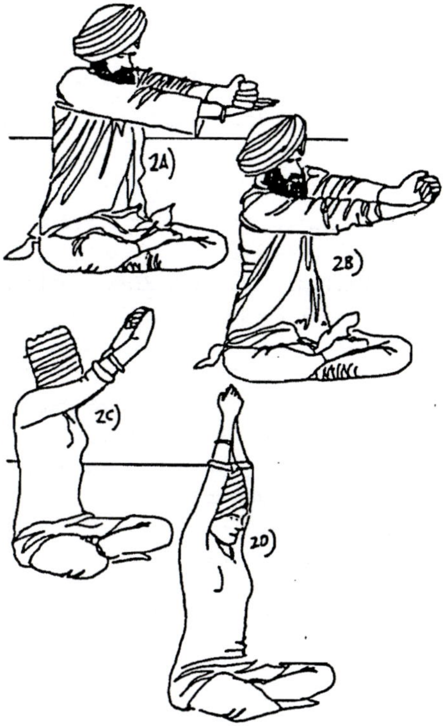

3) Halte beide Arme nach vorn, parallel zum Boden, ca. 15 cm auseinander, die Handflächen nach innen. Beim Einatmen bewegst Du die Arme nach hinten und streckst sie einander entgegen. Atme aus - bringe sie wieder nach vorn in die Ausgangsposition. Setze die Übung 3 Minuten lang mit tiefem rhythmischem Atmen fort.

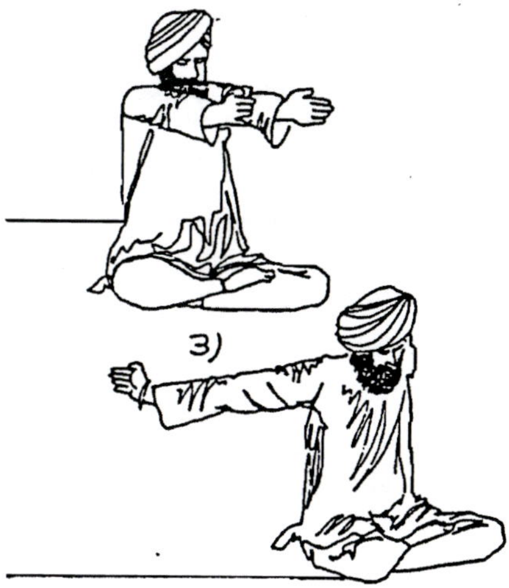

Kommentar:
Dies ist eine großartige Kriya, um Krankheiten fernzuhalten und die Aura (das elektromagnetische Feld um den Körper) zu stärken. Die Übungsdauer kann bis zu 7 1/2 Minuten für jede Seite bei Übung 1 gesteigert werden, und je 15 Minuten für Übung 2 und 3. Das wird Dich ins Schwitzen bringen und fast jedes Verdauungsproblem lösen. Es stärkt die Arme und steigert das Abwehr- und Projektionsvermögen der Persönlichkeit.

KRIYA für Hingabe und Opferbereitschaft

1) Sitze mit gerader Wirbelsäule und hochgezogener Brust im Schneidersitz. Lege die Fingerspitzen beider Hände zusammen wie ein Zeltdach (1A). Halte die Hände, Handflächen nach unten, in Kinnhöhe (1B). Singe "Gott und ich, ich und Gott sind eins." Halte die Finger fest zusammengepreßt, während Du singst. (3 - 6 Minuten).

2) Hake die Mittelfinger beider Hände in Brusthöhe ineinander. Ziehe die Finger, so fest Du kannst, auseinander. Sei ausdauernd. (1 1/2 Minuten).

3) Im Schneidersitz mit gerader Wirbelsäule, halte beide Handgelenke gegenseitig mit den Händen (3A). Lege sie so hinter den Nacken und ziehe die Hände und Unterarme hinunter (3B). Halte diese Position mit langen tiefen Atemzügen für 3 Minuten.

4) Nun fasse die Fingerspitzen jeder Hand, indem Du den linken Arm von unten auf den Rücken legst und zwar mit den Handflächen nach außen; und den rechten Arm über die rechte Schulter auf den Rücken bringst. Dann atme ein, atme tief aus, halte den Atem aus und ziehe den Bauchnabel fest ein. Wiederhole den Atem- und Einziehzyklus 3 Minuten lang.

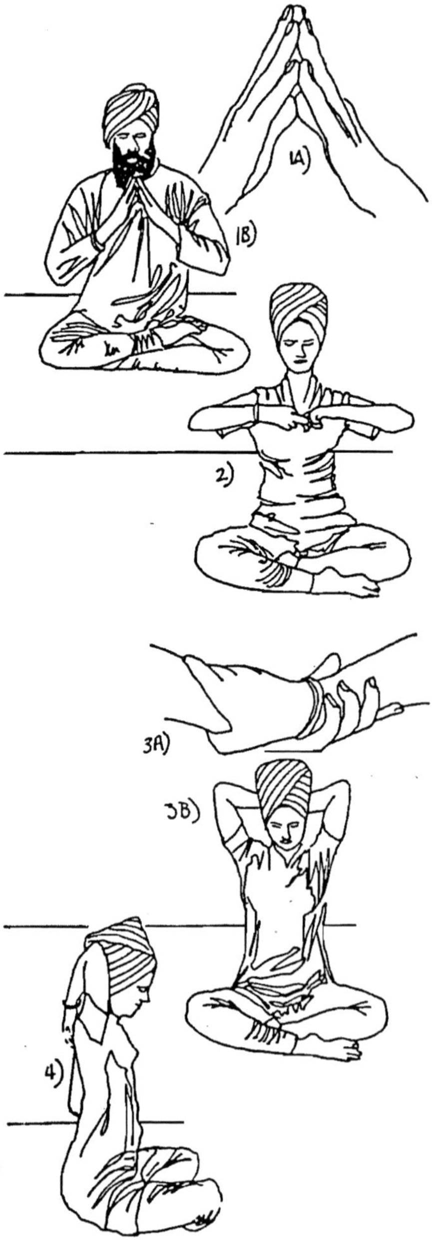

5) Strecke die Beine nach vorn. Beuge Dich vor und greife die Zehen. Verharre so still wie ein Felsen für 1o Sekunden. Dann entspanne.

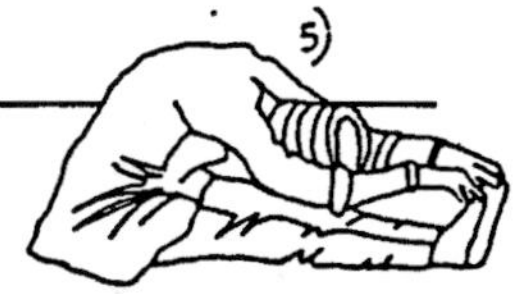

Kommentar:

Es wird von einem Yogi und Heiligen die Fähigkeit der übermäßigen physischen Inanspruchnahme seines Körpers verlangt. Das erfordert starke und ausgeglichene Nerven. Die umgebende magnetische Kraft der Aura muß so stark sein, daß keine Negativität in Dein Feld eintreten kann. Die Fähigkeit, richtig zu lehren, erfordert die Eigenschaft, direkt und zu zu aufnahmefähigen Ohren zu sprechen. Du brauchst die Stärke, von Antworten in albernen Diskussionen nicht provoziert zu werden. Deine Worte sollen rein sein. Ein Sinn für die Wirklichkeit kommt manchmal, indem man sich über kleine Schmerzen erhebt. Diese Kriya hilft, zwei große negative Züge des Menschen zu überwinden: die Unfähigkeit, sich zu verpflichten und zu hören, was wirklich gesagt wird, nicht nur, was man hören möchte.

KRIYA zur Stärkung von Nerven, Nabelzentrum und Rücken

1) Sitze so auf der linken Ferse, daß sie direkt unter dem After liegt; das rechte Bein ist ausgestreckt. Beuge Dich nach vorn und greife die Zehen mit beiden Händen. Mache den Rücken gerade und blicke auf die Zehen. Bleibe vollkommen unbeweglich, atme ganz normal und spanne leicht mul bhand an. (3 Minuten). Dann atme tief ein und ziehe den Oberkörper zurück, halte die Zehen weiterhin fest. Atme vollkommen aus, ziehe die Zehen weiter zurück und spanne kräftig mul bhand an. Wiederhole

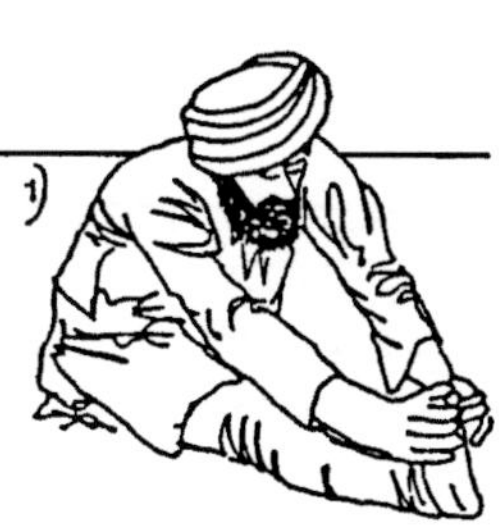

diesen tiefen Atem noch 2mal. Entspanne.

2) Komme in Kundalini Lotusposition: Balanciere auf dem Kreuzbein und halte die Zehen beider Füße fest. Spreize die Beine weit auseinander und hebe die Beine so weit hoch, daß sie einen Winkel von 6o° mit dem Boden bilden. Die Beine und der Rücken bleiben gerade. Ziehe mul bhand an und halte es, atme normal. Halte die Position 3 Minuten lang. Dann atme tief ein, atem aus und ziehe kräftig mul bhand an. Wiederhole den tiefen Atem noch 2mal. Entspanne.

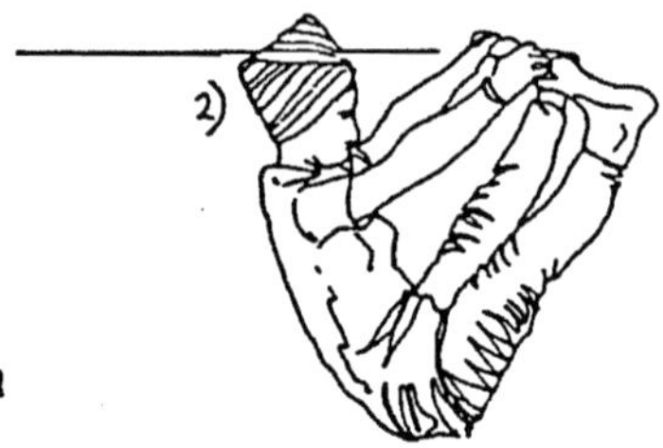

3) Strecke beide Beine gerade aus. Beuge Dich nach vorn und halte die Zehen fest. Mache den Rücken gerade und halte Dich wieder an den Zehen fest; ziehe sie leicht zurück. Ziehe das Kinn ein, aber laß den Kopf dabei gerade. Langer tiefer Atem. (3 Minuten). Nimm einen tiefen Atemzug, atme aus und spanne kräftig mul bandh an. Wieder hole mul bandh noch 2 mal.

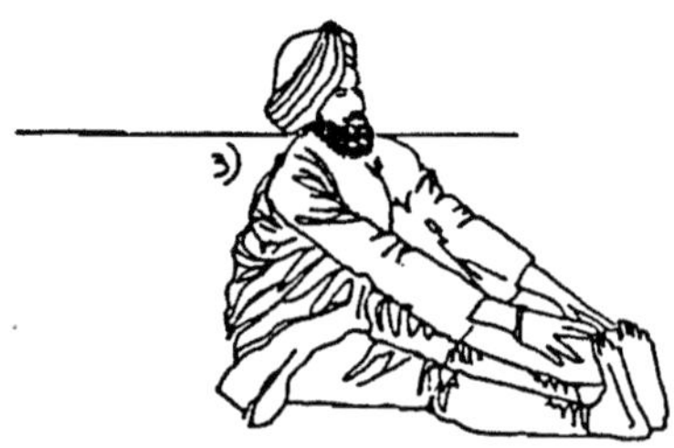

4) Plattform-Position: Die Beine bleiben gerade ausgestreckt. Stütze Dich auf die ausgestreckten Arme hinter Dir. Hebe Bauch und Gesäß an, bis der Körper eine gerade Linie bildet und nur Fersen und Handflächen den Boden berühren. Drücke das Kinn gegen die Brust. Drücke die Zehen nach vorn. Halte diese Position bei normalem Atem (3 Minuten). Atme tief ein, atme aus und spanne mul bandh an. Wiederhole das Atmen noch 2 mal. Entspanne.

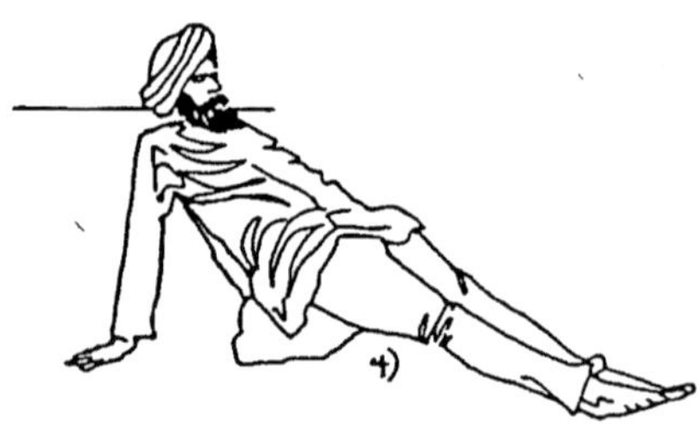

5) Lege Dich auf den Bauch. Lege die Hände unter die Schultern auf den Boden. Drücke Dich hoch, bis die Arme gerade sind und laß den Körper vollkommen gerade (Liegestütze). Atme aus, während Du Dich langsam herunterläßt. Atme ein, während Du langsam wieder hochkommst. Kein mul bhand! Wiederhole 26mal mit langem tiefem Atem. Entspanne.

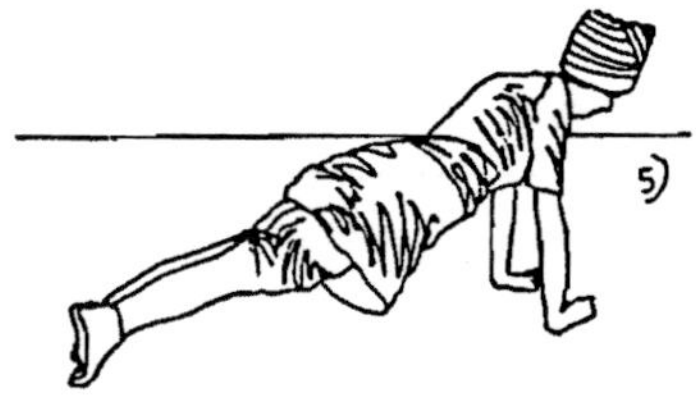

6) Lege Dich auf den Rücken. Richte Dich etwas auf, bringe die Ellbogen zurück unter die Schultern und stütze Dich auf sie. Hebe das Gesäß hoch, bis die Wirbelsäule und der ganze Körper eine gerade Linie bilden. Nur die Fersen und die Ellbogen berühren den Boden. Drücke die Zehen nach vorn. Halte die Position mit langem tiefem Atem. (3 Minuten). Atme vollkommen aus und spanne mul bhand an.

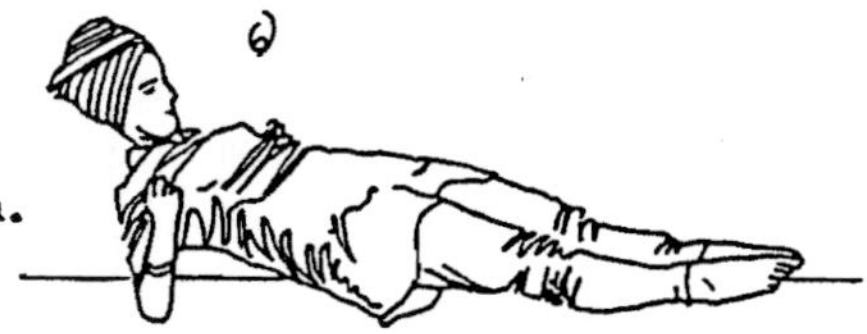

7) Sitze auf den Fersen. Lehne Dich langsam zurück, bis der Kopf und möglichst auch die Schultern den Boden berühren. Die Arme liegen entspannt auf dem Boden neben den Beinen. Behalte leichtes mul bhand bei. Atme lang und tief für 3 Minuten. Atme ganz aus und spanne mul bhand kräftig an. Atme ein und wiederhole den vollständigen Zyklus(Ausatmen und mul bandh) 2 mal.Entspanne.

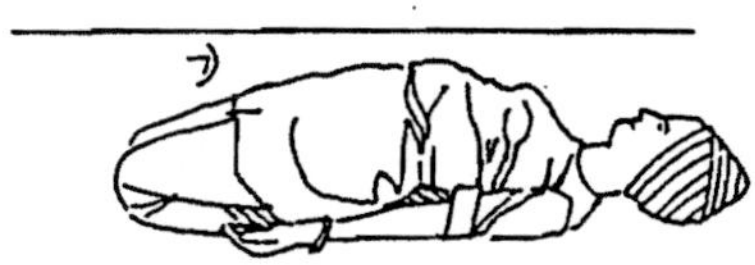

8) Froschposition: Geh in die Hocke, laß aber nur die Zehen den Boden berühren. Die Fersen sind hoch und berühren einander; stütze Dich zwischen den gespreizten Knien auf. Atme ein, hebe das Gesäß hoch, wobei

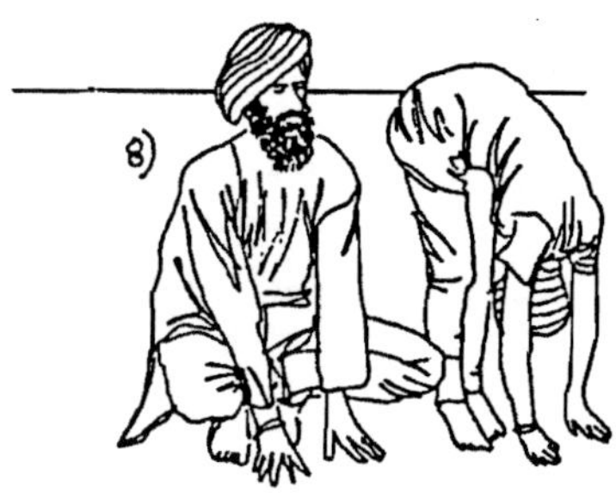

der Kopf nach unten geht. Atme aus - geh wieder in die Hocke (Ausgangsposition). Wiederhole 30mal mit tiefem Atem.

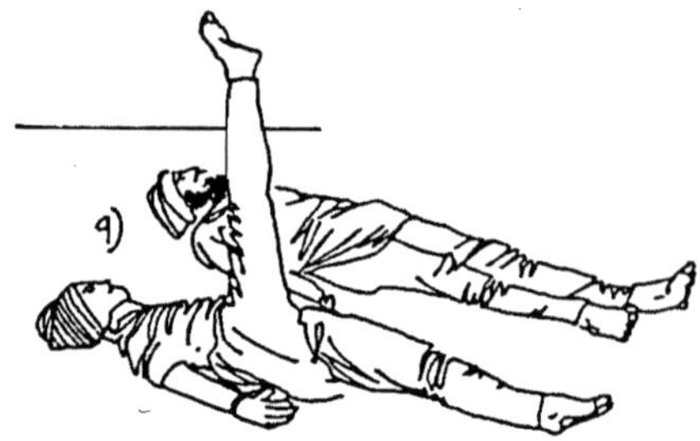

9) Lege Dich auf den Rücken. Laß die Arme entspannt neben dem Körper liegen, die Handflächen nach oben. Atme ein - hebe ein Bein hoch, bis es einen 90°-Winkel mit dem Boden bildet. Atme aus - laß das Bein behutsam wieder herunter. Wechsle bei jedem Atemzyklus das Bein. Bei jedem Einatmen spanne mul bhand leicht an. (3 Minuten).

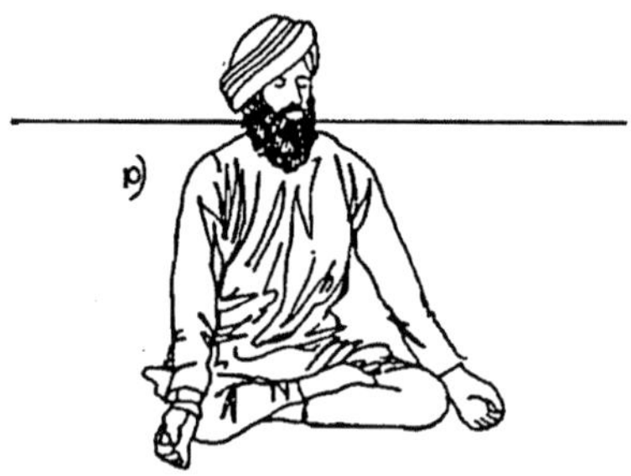

10) Sitze in bequemer Meditationshaltung. Ziehe den Nabel ein und spanne mul bhand an. Stell Dir im Geiste Deinen ganzen Körper vor. Dann negiere jede Identität,die Dir in den Sinn kommt:"Ich bin kein Mann,keine Frau,kein Schüler,kein Lehrer,ich sitze nicht etc." Du bist weder Körper,Geist noch Seele, sondern das Universalbewußtsein, das diese Phänomene hervorruft und vereinigt. Setze diese Übung mindestens 3 Minuten lang fort.

Kommentar:

Dieses Kriya ist für völlige Anfänger nicht empfehlenswert. Es ist ein gutes Training, das Biegsamkeit und Durchhaltevermögen voraussetzt. Auf die unteren Nervengeflechte wird Druck ausgeübt, und die Vitalenergie wird über das Zwerchfell hinaus hochgezogen. Dieses Set ist für alle, die Verdauungs- oder Ausscheidungsschwierigkeiten haben, von unschätzbarem Wert. Wenn Du in gespannten Situationen nervös und zittrig wirst, wird Dir dieses Set ausgezeichnete Dienste leisten. Es ist ein gutes Kriya zur Vorbereitung auf Meditationen, die Dich von falschen Identifikationen mit Deinem Geist oder Körper befreien.

KRIYA zur Stärkung des inneren Lichts

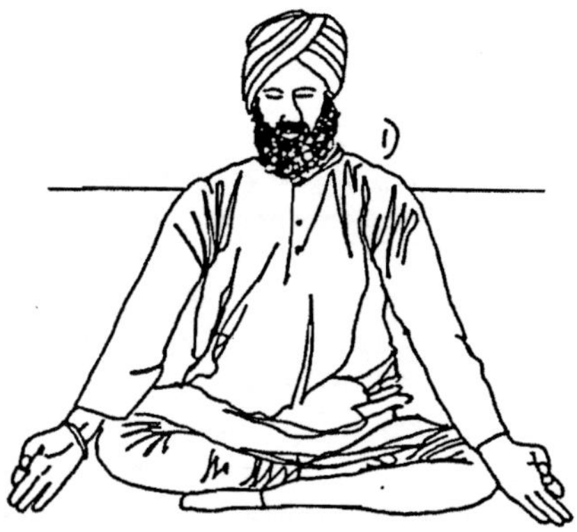

1) Sitze mit gerader Wirbelsäule im Schneidersitz. Halte die Hände in gyan mudra, mit gestreckten Armen auf den Knien. Schließe die Augen und konzentriere Dich intensiv. Atme tief ein und aus. Dieser Zyklus wird ca. 8 Sekunden dauern. Mache 12 Atemzüge. Beim 13. Atemzug atme vollkommen aus und halte den Atem an. Pumpe den Magen aus und ein in gemäßigtem Rhythmus. (Du kannst im Geist SAT beim Einziehen des Bauches sagen und NAM beim Loslassen und Auswölben). Wenn Du den Atem nicht mehr länger auslassen kannst, wiederhole die Übung. (3 Minuten).

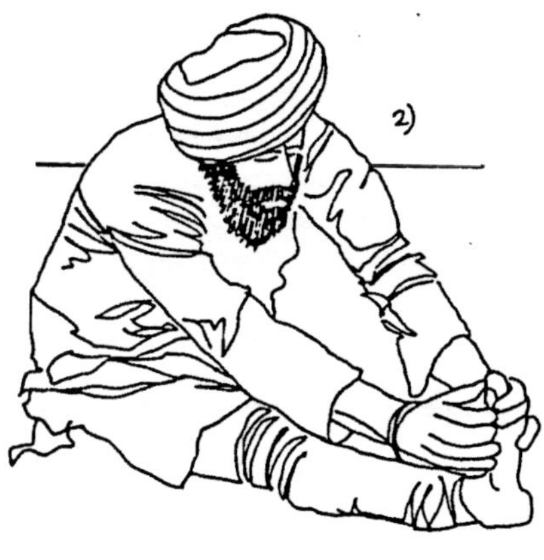

2) Strecke die Beine nach vorn. Laß die Wirbelsäule aufrecht. Beuge das rechte Bein, so daß der rechte Fuß auf dem linken Oberschenkel, im Ansatz der Hüfte, ruht. Beuge den Oberkörper von der Taille aus nach vorn und fasse den linken Fuß mit beiden Händen. Halte die Wirbelsäule so gerade wie möglich und blicke auf die Zehen. Atme lang und tief. Beim Atmen presse Deine Nasenspitze zusammen, als würdest Du "schnüffeln." (3 Minuten lang). Dann atme ein, halte den Atem kurz an. Entspanne.

3)Sitze gerade und meditiere auf den ruhigen Fluß Deines Atems. Stelle Dir kurz Deine Wirbelsäule von der Basis bis zum höchsten Punkt vor und von dort bis zum

Punkt zwischen den Augenbrauen ("drittes Auge").
Entspanne und meditiere.

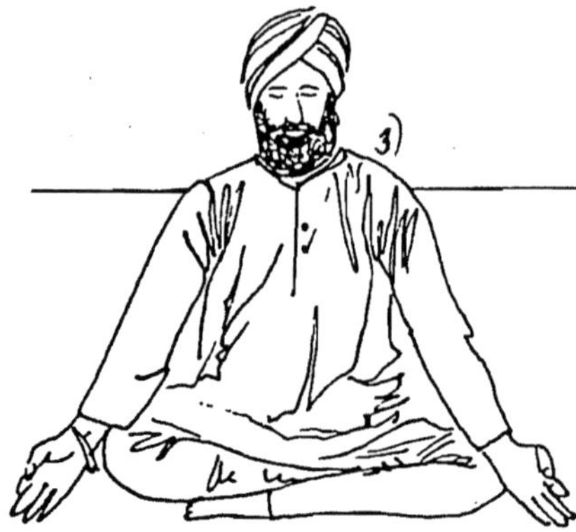

Kommentar:

Diese Übung hilft Dir, Ausdauer und Beständigkeit zu erlangen. Die erste Übung regt die Nabelgegend an und die Verdauung. Die zweite gibt Kraft für die obere Körperhälfte und streckt die Lebensnerven in den Beinen. Die dritte Übung erlaubt der neuen Energie so zu wirken, daß sie sich selbst festigt und stabilisiert.

Im Leben müssen wir unser Wissen und unsere Erfahrungen vergrößern, so daß wir normal leben können, aber mit höherem Bewußtsein. Das Ziel des Yoga ist es, mit einem Maximum an Erleuchtung und Effektivität, aber dabei sehr demütig zu leben. Aus diesem Grund bleibt ein Lehrer zugleich immer Schüler und wird mit zunehmendem Alter nur bescheidener und demütiger. Diese Übung bewirkt, daß das höhere Ich vor dem groben Ich bewahrt bleibt, so daß der physische Körper genügend Energie hat, um die Wünsche des Selbst in die Tat umzusetzen. Regelmäßige Praxis dieser Übung hilft, den Unterschied zwischen Deiner inneren Realität und Deinen äußeren Handlungen ins Gleichgewicht zu bringen. Ein guter Weg, diese Übung zu praktizieren ist, sie 3 bis 4mal zu wiederholen, danach 5 bis 10 Minuten vollkommen zu entspannen.

KRIYA zur Entwicklung der Toleranz

1) Sitze im Schneidersitz mit aufrechter Wirbelsäule. Hake die Fingerspitzen ineinander, wobei die rechte Handinnenfläche nach unten zeigt. Drücke die Handkanten in die Magengegend. Wenn Du die Hände hineinpreßt, atme vollkommen aus und halte den Atem 7 bis 8 Sekunden an. Wiederhole diesen Zyklus 3 Minuten.

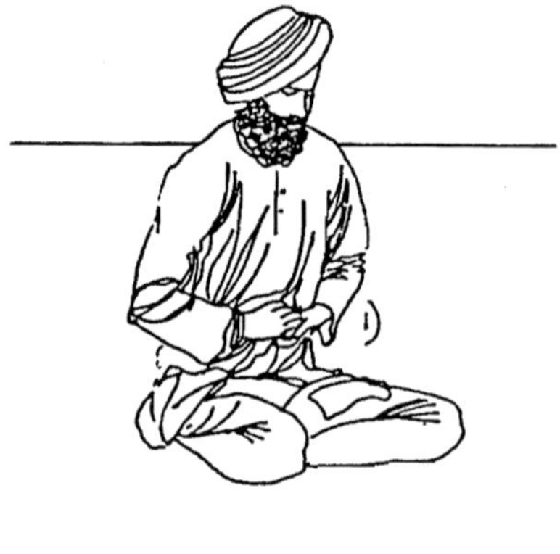

2) Sitze auf den Fersen und hebe die Arme über den Kopf, die Handflächen aneinander; ziehe den Nabelpunkt ein und sage SAT, entspanne den Nabel und sage NAM. Mache dieses SAT KRIYA 3 Minuten lang.

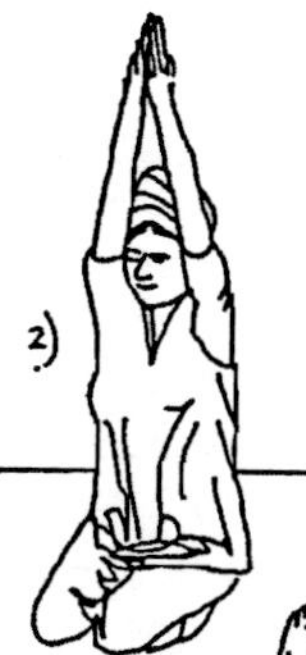

3) Strecke die Beine gerade vor Dir aus. Setze die Handflächen hinter den Hüften auf den Boden. Hebe beide Beine in einem Winkel von 60° vom Boden. Bleibe in dieser Stellung und beginne Feueratem. Nach 2 Minuten atme ein, atme aus, spanne mul bhand an. Entspanne sofort danach im Schneidersitz und lache 1 Minute lang aus dem Bauch heraus.

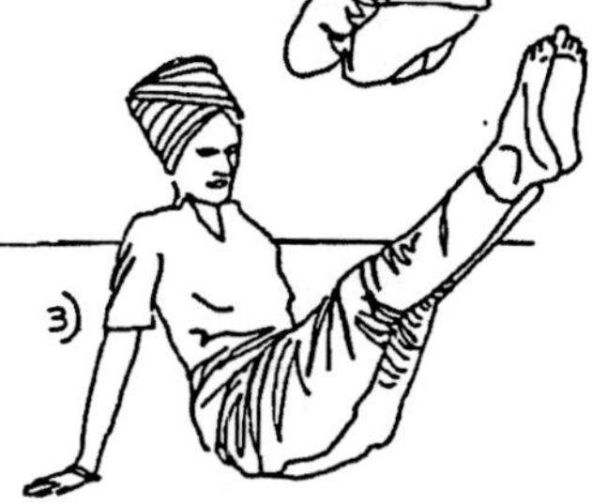

4) Sitze im Schneidersitz. Halte beide Arme gebeugt, wobei die Hände in Schulterhöhe zu Fäusten geballt sind. Atme tief ein und halte den Atem. Solange Du den Atem hältst, mache abwechselnd mit den Fäusten vorwärtsstoßende Bewegungen (wie beim Boxen). Wenn es nötig ist, atme aus und atme wieder tief ein. (3 Minuten).

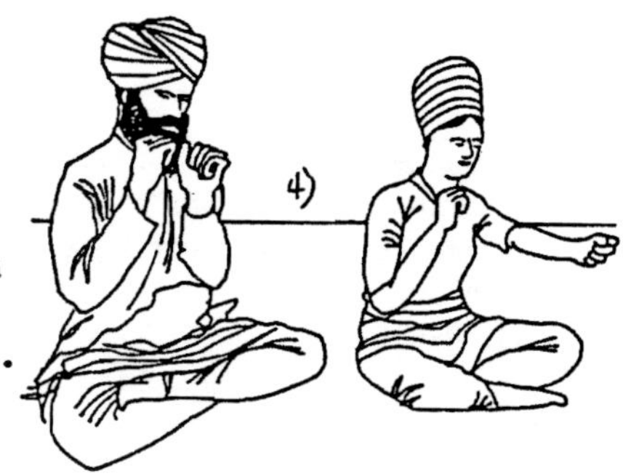

5) Sitze im Schneidersitz. Mache abwechselnd "Kamelreiten" und "Schulterheben". Lege die Hände auf die Schienbeine. Atme ein - drücke die Wirbelsäule nach vorn (5A), atme aus - drücke sie zurück (5B). Atme ein - ziehe die Schultern bis zu den Ohren hoch (5C). Atme aus - laß die Schultern runter (5D).
Mache diesen Zyklus mit tiefen Atemzügen 3 Minuten lang. Dann atme ein, atme vollständig aus und spanne mul bandh an. Entspanne.

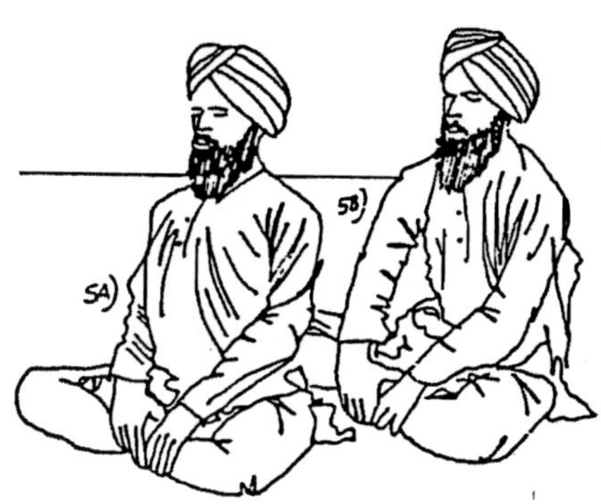

Kommentar:

Um die Kraft zu Toleranz und Bescheidenheit zu erlangen, muß das Nabelzentrum entwickelt werden. Diese Übungen wirken auf die Bauchgegend und regen die Nabelenergien an, in höhere Zentren aufzusteigen, um sich dann mit der ganzen Aura zu vereinigen. Es ist eine gute Vorübung zur Meditation.
Zwei Zyklen dieser gesamten Übung geben Dir eine gute körperliche Auffrischung.

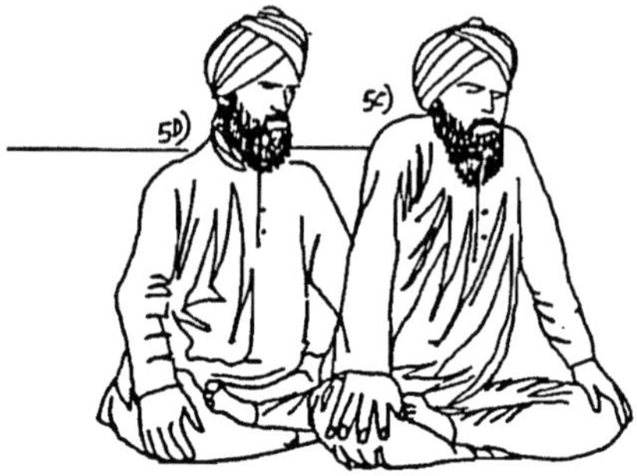

KRIYA zur Abwehr von Krankheiten und Herzstärkung

1) Sitze im Schneidersitz. Verschränke die Finger beider Hände. Presse die Daumenspitzen zusammen. Lege die zusammengefalteten Hände in den Schoß, Handflächen nach oben, spanne mul bhand an, indem Du Rektum, Nabelpunkt und Geschlechtsorgan zusammenziehst. Chante "Gott und ich, ich und Gott sind eins". Mit jedem Zyklus des Mantras ziehe die "Schleusen" ein wenig fester an. (3 Minuten)

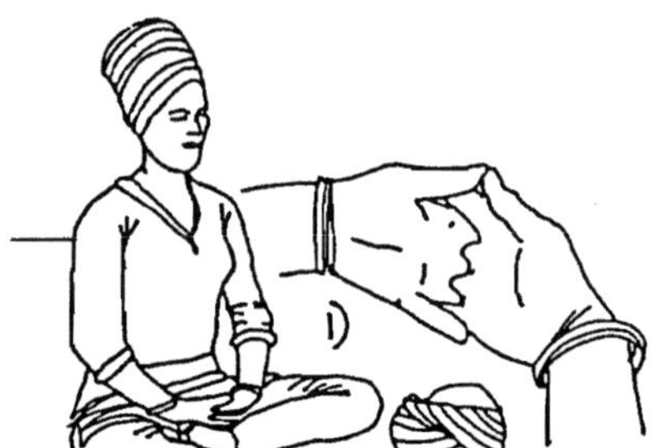

2) Sitze im Schneidersitz, die Hände in gyan mudra auf den Knien. Atme tief ein, atme langsam aus, so weit Du kannst, ohne den Brustkorb einsinken zu lassen. Halte in ausgeatmetem Zustand aus und pumpe den Magen aus und ein. Wenn Du nicht mehr pumpen kannst, hole wieder Luft und mache die Übung 3 Minuten lang.

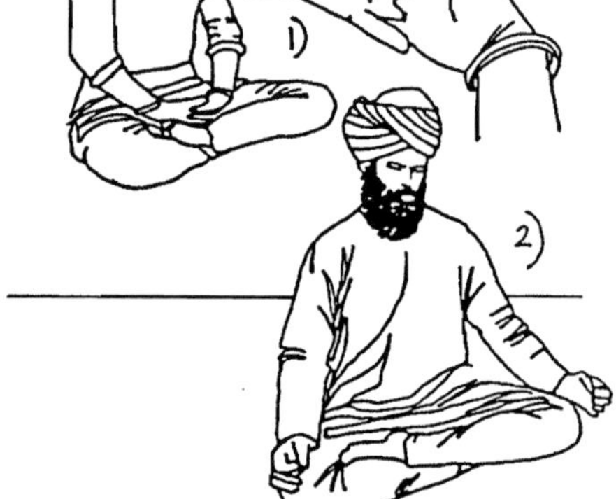

3) Sitze im Schneidersitz. Bringe den linken Arm hinter Deinen Rücken, beuge den Ellenbogen und strecke die linke Hand zur rechten Schulter aus. Die Handfläche ist dabei vom Körper abgekehrt. Atem tief ein, atme vollkommen aus. Halte in ausgeatmetem Zustand aus, solange es geht. Spanne mul bhand an. Dann atme ein und wiederhole den Zyklus. (3 bis 5 Minuten).

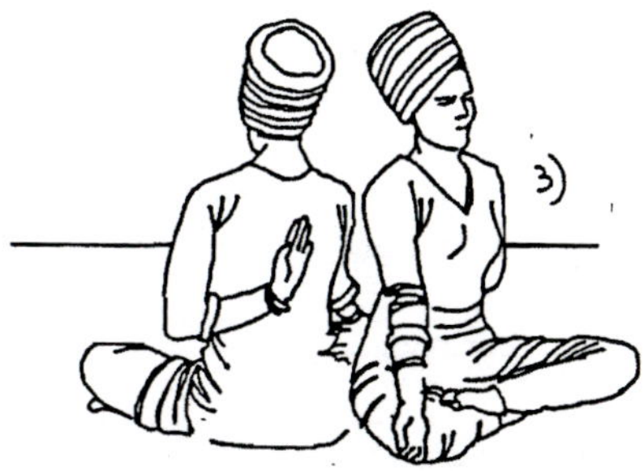

4) Sitze in beliebiger, bequemer Meditationshaltung. Betrachte innerlich den regelmäßigen Energiestrom des Atems. Fühle Deine Ausstrahlung und Dein Licht.

Kommentar:
Die erste Übung stärkt Deine Gesundheit, indem sie das erste Chakra (Erde) mit Kraft versorgt und bewußt macht. Dies bewirkt innere Ruhe und Widerstandskraft gegen Krankheit.

Durch die 2. Übung wird das dritte Chakra (Feuer) gestärkt, Ausdauer und Nervenkräfte werden verbessert.

Übung 3 stärkt das Herz und fördert die Blutzirkulation oberhalb des Zwerchfells.
3 Wiederholungen dieser Übungsserie sind eine sehr wirkungsvolle Übung.

KRIYA für Kreislauf und magnetisches Feld

1) Lege Dich flach auf den Rücken, die Arme neben den Oberschenkeln, Fersen und Zehen zusammen. Drücke die Zehen nach vorn. Drücke sie 1 Minute lang immer weiter herunter, dann hebe die Fersen ca. 15 cm vom Boden. Beginne, lang und tief zu atmen. Halte den Kopf entspannt auf dem Boden. (3 Minuten).

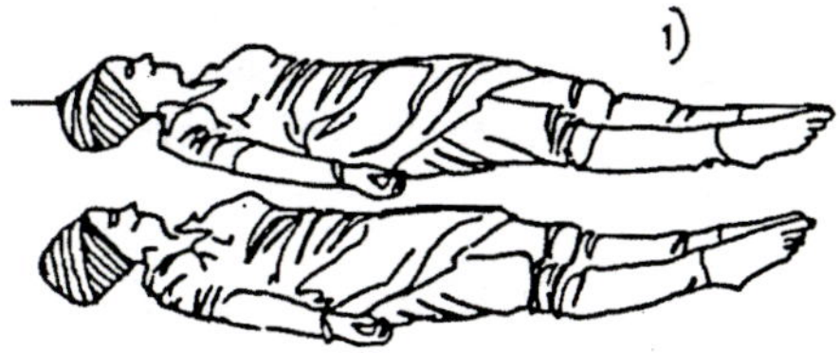

2) Entspanne vollständig für 2 Minuten.

3) Drücke wieder die Zehen nach vorn, die Hände neben den Oberschenkeln; drücke die Zehen so stark nach unten, wie es nur irgend geht. Verharre so 1 Minute lang. Nun hebe die Fersen ca. 8 cm vom Boden. Spanne mul bhand an. Entspanne.

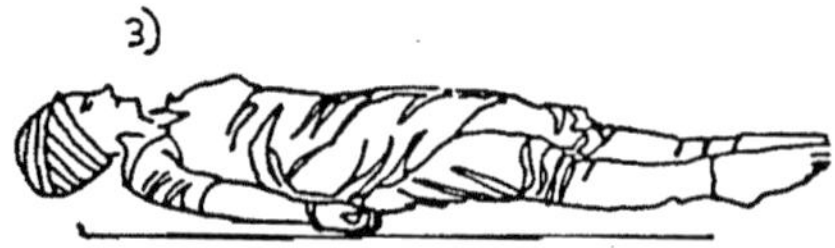

4) Entspanne vollständig. Versuche, Dich vom Körper zu lösen. Stelle Dir vor, Du hättest keine Beine, keine Arme, keinen Körper, keinen Kopf. (2 Minuten).

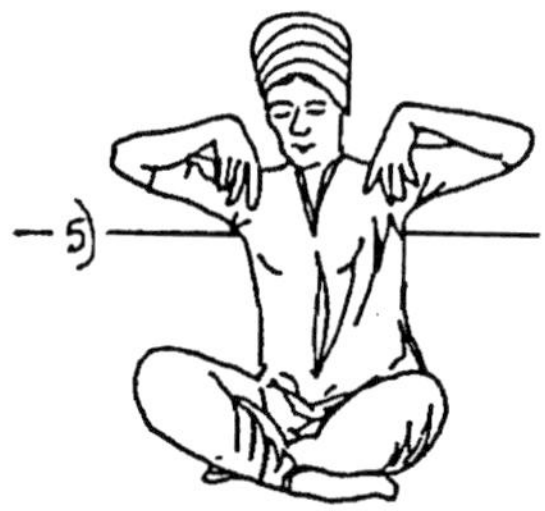

5) Sitze im Schneidersitz. Lege die Hände in U-Form auf die Schultern, die Finger vorn, die Daumen hinten. Beginne, 3 Minuten lang und tief zu atmen, dann atme ein, und lasse in in Deiner geistigen Vorstellung die Atemenergie zirkulieren. Entspanne.

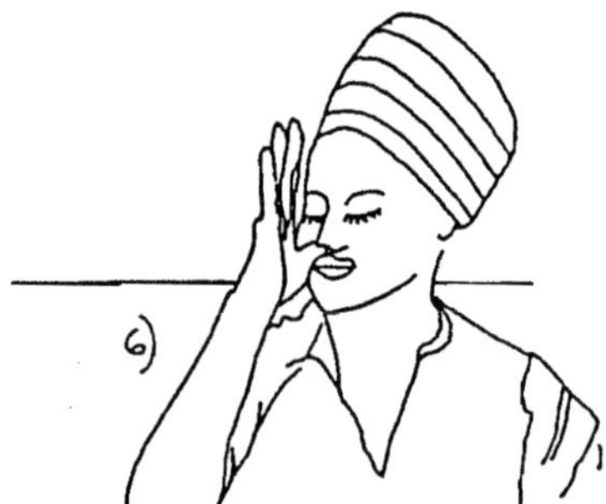

6) Mache mit Deiner rechten Hand eine "Antenne", wobei die Finger nach oben gestreckt sind und der Daumen das rechte Nasenloch verschließt. Beginne 5 Minuten lang und tief durch das linke Nasenloch zu atmen. Atme ein - halte 3o Sekunden lang den Atem und lasse die Energie durch Deinen Körper kreisen. Atme aus.

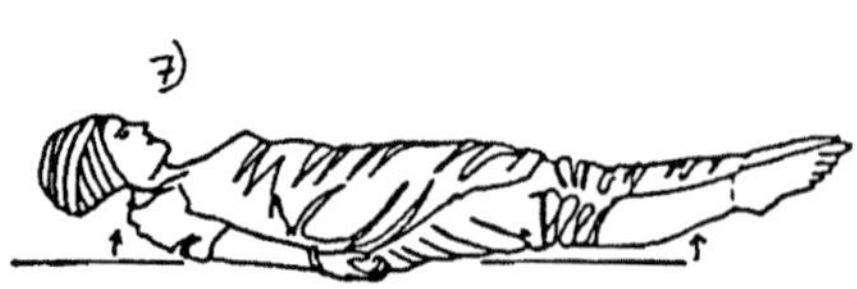

7) Lege Dich auf den Rücken. Hebe Füße und Kopf 3o cm vom Boden. Halte diese Stellung! Atme 2 Minuten lang normal und danach 1 Minute lang Feueratem, um den Schmerz zu erleichtern. Atme ein - halte den Atem, dann entspanne.

8) Tiefe Entspannung mit begleitendem Gong oder dem Chanten eines langen SAT NAMs oder einer wahlweise schönen Version des heiligen Ashtang Mantra. Entspanne 1o Minuten lang. Dann kreise mit den Hand- und Fußgelenken und strecke die Wirbelsäule.

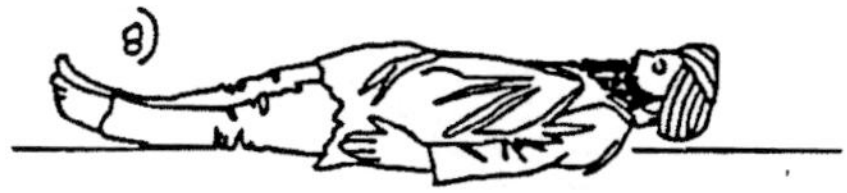

9) Liege auf dem Rücken, mit den Händen an der Seite, die Beine geschlossen. Beginne, Dich um Deine Längsachse zu drehen. Stelle Dir vor, Dein Körper sei ein Bündel Holz, das fest zusammengebunden ist und immer wieder um sich selbst rollt, ohne die Beine und Arme zu Hilfe zu nehmen, wie Holz, das den Berg hinunterrollt.

1o) Ohne Dich auszuruhen, lege Dich flach auf den Rücken, öffne den Mund und lache laut. Lasse Energie durch die Lungen entweichen. Entspanne 1 Minute lang und lache wieder. Entspanne.

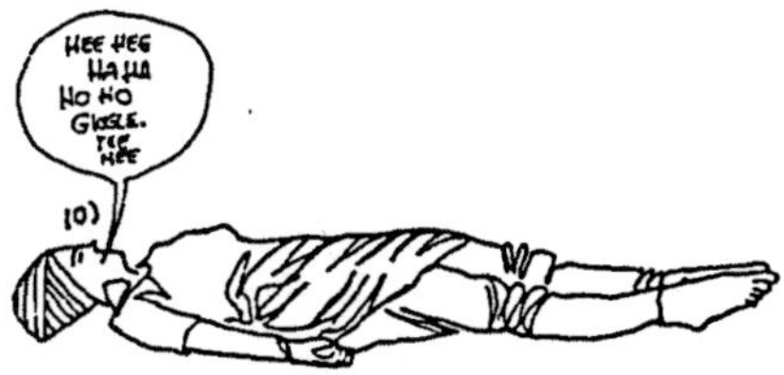

Kommentar:

Blut ist der lebensspendende Strom zu all Deinen Zellen. Wußtest Du, daß sich die Blutzellen je nach Art des magnetischen Einflusses anders verhalten?
Die Übungen 1 bis 4 erhöhen und senken den Blutdruck und verstärken die Zirkulation zu den Körpergliedern und zum Kopf.

Die Übungen 5- 7 magnetisieren und laden das Blut mit neuer Prana-Energie auf. Dies wirkt wie eine Bluttransfusion mit neuem jungen Blut. Die letzte Übung läßt die neue Energie durch den Körper zirkulieren und ihre Wirkung ausüben. Mit dem "Holzbündelrollen" verfestigt sich diese Wirkung für den Rest des Tages.

KRIYA zur Stärkung des magnetischen Feldes und des Herzzentrums

1) Sitze im Schneidersitz. Halte die durchgedrückten Arme so, daß sie einen Winkel von 6o° bilden, die Handflächen nach oben gerichtet. Mache 1 Minute Feueratem. Dann atme ein, halte den Atem und pumpe den Magen 16mal ein und aus. Atme aus - entspanne den Atem. Wiederhole den Zyklus 2 - 3 Minuten.

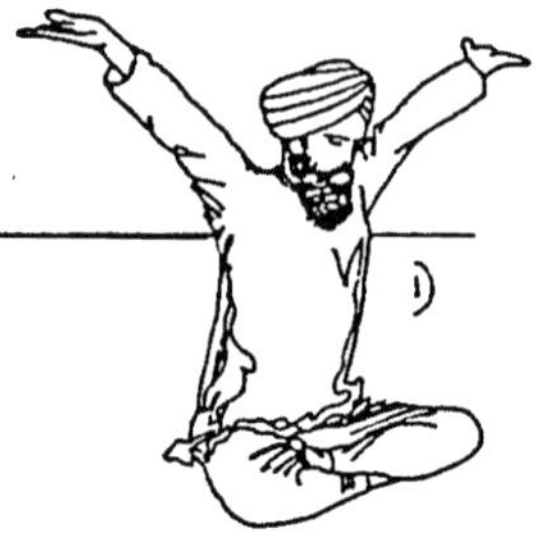

2) Setze Dich anschließend sofort auf die Fersen, die Arme seitlich parallel zur Erde ausgestreckt. Laß die Hände locker herabhängen. Mache 3 Minuten Feueratem. Atme ein - halte den Atem und entspanne.

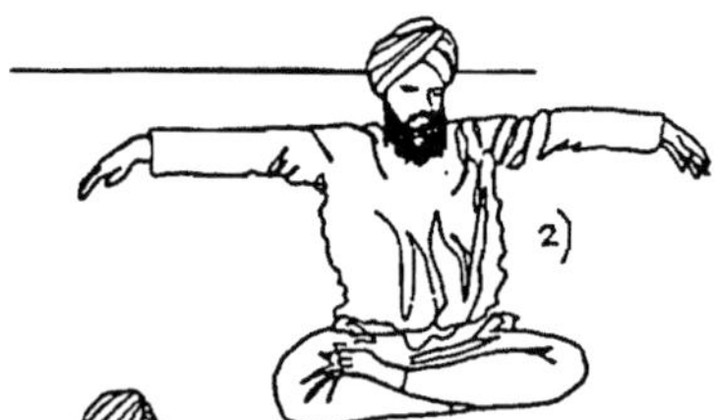

3) Sitze auf den Fersen. Spreize die Knie weit auseinander und lehne Dich 60° vom Boden zurück. Stütze Dich hinten auf die Arme.(3A) Laß den Kopf nach hinten fallen, atme ein, pumpe den Magen aus und ein, solange Du den Atem halten kannst. Atme aus.
Mache das 1 1/2 bis 2 Minuten lang. Dann beuge die Wirbelsäule noch weiter zurück (im Winkel von 30° zum Boden) und wiederhole diese Atemübung 1 1/2 bis 2 Minuten lang.

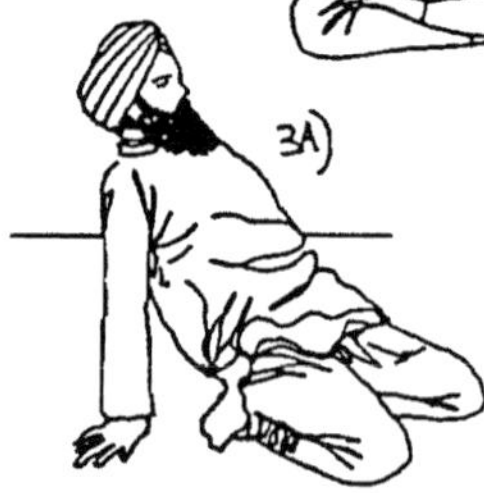

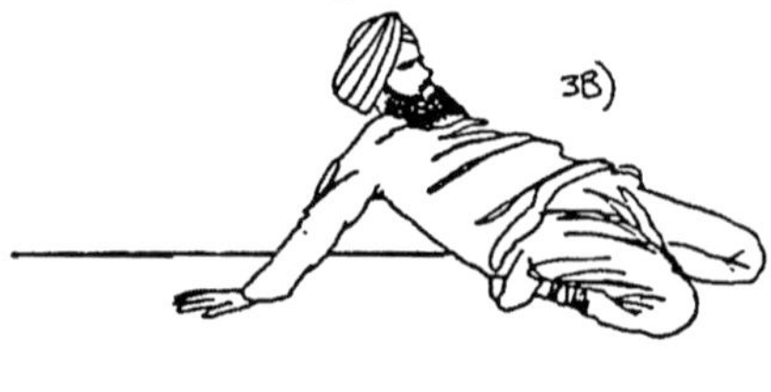

4) Sitze immer noch auf den Fersen, die Knie weit auseinander, lege die Stirn auf den Boden, die Arme entspannt nach vorn ausgestreckt. Nach 1 Minute beginne 2 Minuten lang tief zu atmen.

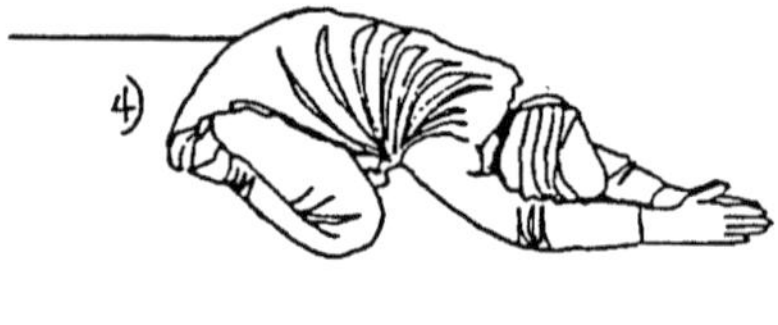

Dann singe 2 Minuten:

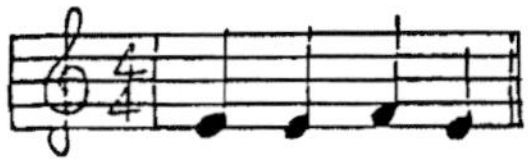

Lehrer: ONG, ONG, ONG, ONG
Schüler: ONG, ONG, ONG, ONG
Lehrer: SOHUNG (4x)
Schüler: SOHUNG (4 x)

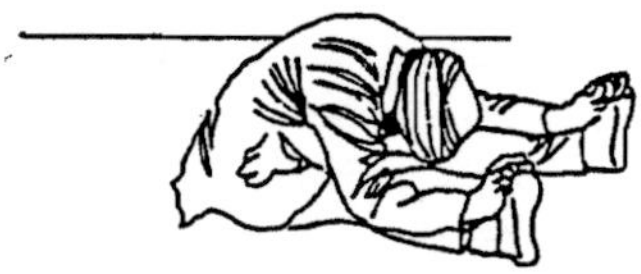
5)

5) Greife die Zehen der leicht gegrätschten Beine. Bleibe 1 Minute in dieser Stellung.

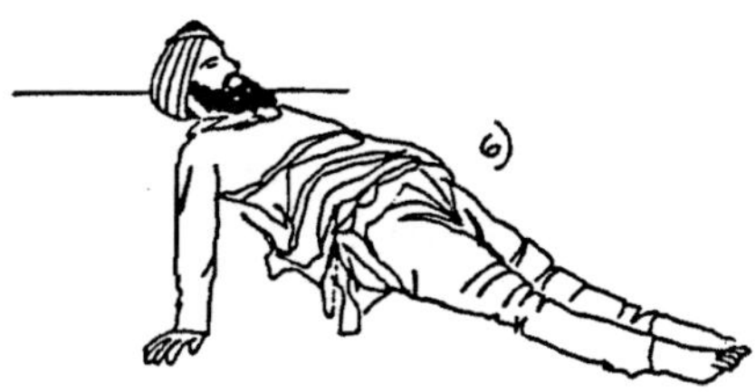
6)

6) Rücken-Plattform: Der Körper ist vollkommen gerade, die Fersen liegen auf dem Boden, der obere Teil des Körpers wird mit gestreckten Armen gestützt. Laß den Kopf nach hinten fallen und beginne Feueratem. Nach 3o Sekunden spreize die Beine in dieser Haltung so weit wie Du kannst. Bringe die Beine wieder zusammen und setze dieses "Gehen" fort, wobei Du weitere 3o Sekunden Feueratem machst. Atme ein, atme aus und begib Dich sofort in die vordere Streckhaltung (s. Übung 5). Halte die Zehen wieder 1 Minute lang fest. Entspanne vollkommen 3 Minuten, auf dem Rücken liegend.

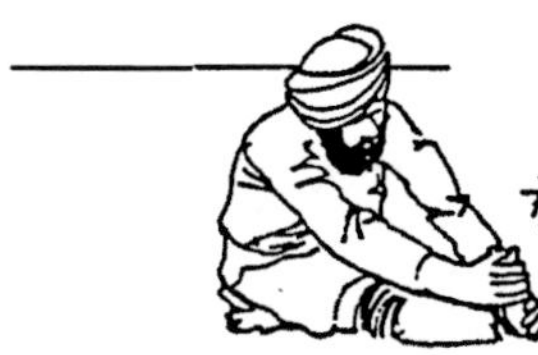
7)

7) Sitze auf der linken Ferse, strekke das rechte Bein nach vorn und greife den rechten großen Zeh mit der rechten Hand. Lehne Dich, den Zeh festhaltend, zurück und fasse mit der linken Hand die Ferse. Halte dabei das Kinn auf der Brust, die Augen blicken auf den großen Zeh. Atme tief ein - atme aus und halte

den Atem 8 Sekunden lang ausgeatmet, während Du mul bhand und die Bauchschleuse fest anspannst. Atme ein. Mache dies 3 Minuten lang. Entspanne 5 Minuten auf dem Rücken.

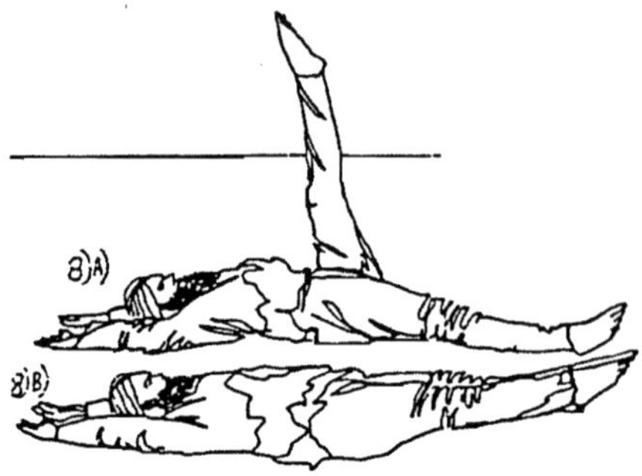

8) Liege auf dem Rücken. Strecke die Arme über dem Kopf am Boden aus. Hebe das linke Bein 90° hoch und mache 1 Minute lang Feueratem (8A). Wechsle nun die Beine und mache wieder 1 Minute lang Feueratem. Dann hebe beide Beine 30 cm vom Boden und mache wieder 1 Minute Feueratem (8B). Entspanne 2 Minuten.

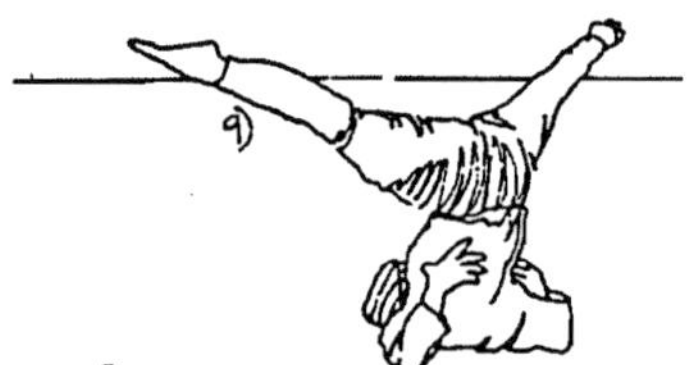

9) Komme langsam in den Schulterstand. Spreize die Beine weit und mache 3 Minuten lang Feueratem. Entspanne 3 Minuten auf dem Rücken.

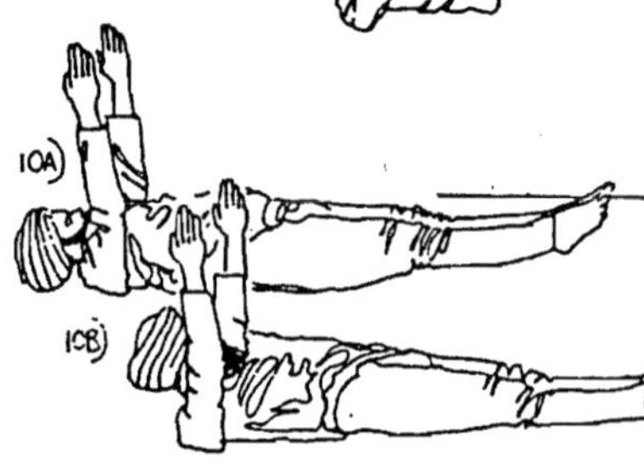

10) Liege auf dem Rücken. Strecke die Arme senkrecht hoch, Handflächen nach innen, hebe die Beine beim Einatmen 30 cm hoch (10A); beim Ausatmen lege sie auf den Boden und hebe den Kopf, presse das Kinn gegen die Brust (10B). 3 minuten mit langem tiefen Atmen. Entspanne 2 Minuten.

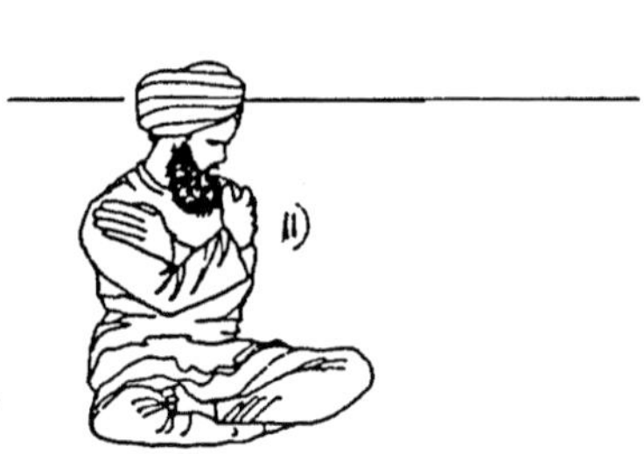

11) Sitze im Schneidersitz und verschränke die Arme über der Brust, rolle den Kopf in einer langsamen 8-Bewegung 3o Sekunden in jede Richtung, dann atme tief ein und neige Dich tief nach vorn; atme aus und richte Dich so schnell Du kannst wieder auf. Wiederhole das Ganze 1omal.

12) Meditiere singend:

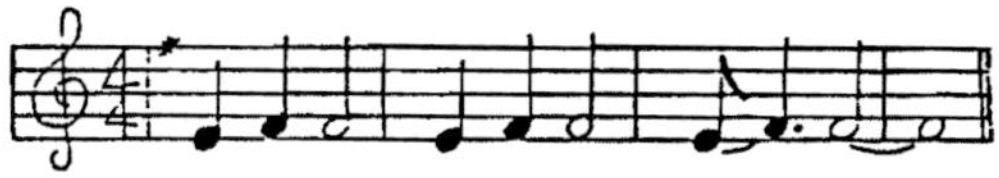

"Gott und Ich,Ich und Gott sind Eins."

Kommentar:

Dieses Kriya arbeitet an der Koordination und der Heilung des Nervensystems durch Anregung des Herzzentrums. Dein normales Gefühl von Glück, Verbindung und Wohlbefinden hängt von dem Gleichgewicht Deines individuellen seelisch- elektromagnetischen Feldes(Aura)ab.Wenn es stark ist, dann gehorchen Deine Muskeln den Sende-Nerven, und die Sende-Nerven empfangen einwandfrei vom Gehirn. Die Instandhaltung der Nerven hängt von den Grundelementen und Hormonen in der Zusammensetzung des Blutes ab.
Übung 1 baut die Aura auf. Wenn die Ellbogen gebeugt sind, wird die Aura nicht einwandfrei aufgebaut und gestärkt. Wenn Dein Ausatmen nach dem Magenpumpen rauh oder japsend ist, ist Dein elektromagnetisches Feld sehr schwach. Die zweite Übung ist für das Herz. Übung 3 regt die Schilddrüsen, Nebenschilddrüsen und das Nabelzentrum an. Wenn Du sie übst, wirst Du keine Kosmetika mehr brauchen. Ein sanfter strahlender Teint, ein Leuchten in den Augen und im Gesicht sind natürliche Nebenwirkungen dieser Übung.
Übung 4 führt das erneuerte Blut in die Gehirnzellen und bringt die Rückenmarksflüssigkeit in Bewegung. Dieses hilft gegen Schäden, die das Gehirn durch Drogen wie Alkohol, Marihuana und anderes erlitten hat. Übung 5 ist für das Gleichtgewicht und Übung 6 ist für die Schilddrüse, den unteren Rücken und das Herz. Übung 7 ist das große Siegel des Yoga: Maha-Mudra. Seine Wirkungen füllen Bände. Sie kann auch allein geübt werden. Übung 8 bringt Prana und Apana ins Gleichgewicht, Übung 9 ist für die Schilddrüse, Übung 1o und 11 sind für das Herzzentrum.
Die besten Ergebnisse erzielt man, wenn man diese Kriya übt, bis man sie beherrscht.Wenn Du die Übungen nicht die gesamte Zeit machen kannst, übe sie so gut Du kannst und baue die volle Zeit langsam auf. Wenn Du alle angegebenen Zeiten durchhalten kannst und jede Übung in guter Haltung machst, dann mache die Übungsserie 4o Tage lang, um die geistige Wohltat und Meditation der ganzen Kriya zu meistern.

VARUYAS KRIYA

Stehe aufrecht. Stelle den rechten Fuß leicht nach vorn. Strecke das linke Bein weit nach hinten. Lege die Zehen des linken Fußes auf den Boden. Strecke die Arme nach vorn, die Handflächen zusammen. Neige die Wirbelsäule leicht aus der senkrechten Haltung nach vorn. Richte den Blick auf den Horizont oder auf das "dritte Auge".
Hole tief Atem, dann beginne rhythmisch SAT NAM zu singen. Betone den Laut SAT, wenn Du den Nabel einziehst, wende dabei leichtes Mulbandh an. (1 1/2 Minuten). Dann atme tief ein. Entspanne.
Wechsle die Beine, stelle jetzt den linken Fuß nach vorn. Wiederhole die Übung genauso lange wie oben beschrieben.

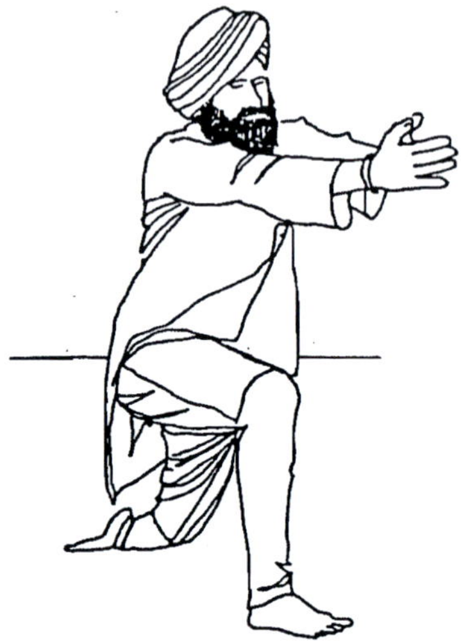

Kommentar:

Diese Übung wird Dich ins Schwitzen bringen, wenn Du sie richtig durchführst. Du wirst auch bemerken, wie Deine Wangen anfangen zu brennen. Man kann diese Übung langsam auf die Dauer von 7 1/2 Minuten auf jeder Seite steigern. Die Durchführung und Vervollkommnung dieser Übung soll die Funktion der Hypophyse anregen, gesteigerte sexuelle Energien regulieren und allgemeine Abwehrkräfte gegen Krankheiten stärken. Es prüft die Nervenkräfte und bringt das magnetische Feld des Körpers wieder ins Gleichgewicht. Wenn Du im Alter nicht schwach und zittrig sein willst, dann fange mit dieser ausgezeichneten Übung schon an, wenn Du noch jung bist.
Abgesehen davon, daß man diese Übung für sich durchführen kann, läßt sie sich auch sehr gut an eine Serie von Übungen anfügen, die zur Biegsamkeit und zur Anregung der Blutzirkulation dienen. Die Übung hilft, den "Lebenssaft" umzuformen "ojas" , um die Funktion des gesamten Nervensystems aufrechtzuerhalten.

KRIYA zur Umwandlung sexueller Energie

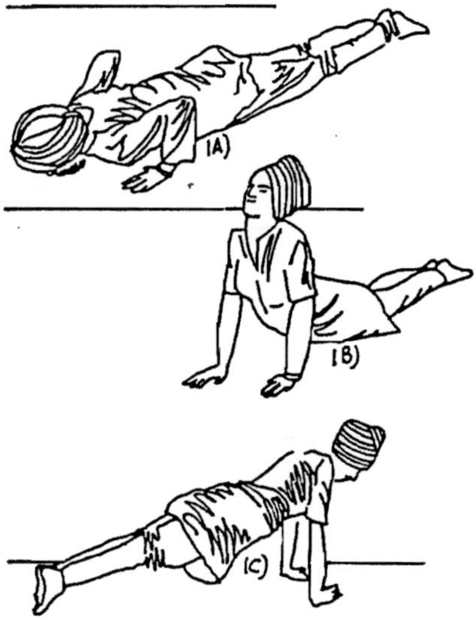

1) Liege auf dem Bauch. Lege die Händ direkt unter die Schultern auf den Boden. (1A). Biege die Halswirbel zurück und richte Dich in Kobrastellung auf.(1B). Atme ein und hebe die Hüften vom Boden, strecke dabei den ganzen Körper in die Waagerechte, nur auf die Arme und Fußspitze gestützt.(Plattformposition) (1C). Atme aus, wenn Du wieder in die Kobra-Stellung herunterkommst. Wiederhole dies 26mal, danach entspanne 2 Minuten lang auf dem Bauch. Der Lehrer sollte ONG singen - das unendliche, schöpferische Bewußtsein beim Einatmen und SOHUNG - Ich bin Du - beim Ausamten. Der dadurch gegebene Rhythmus hält den Geist zusammen.

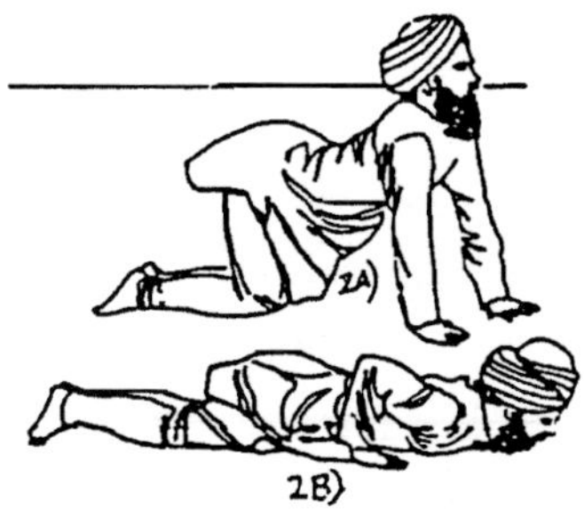

2) Komme auf Hände und Knie und drücke das Kreuz nach unten durch (Kuh-Stellung).(2A) Strecke Dich nun beim Ausatmen nach vorn und lasse Kinn und Hüften den Boden berühren. Halte den Kopf aufrecht und die Arme gebeugt (2B). Atme ein und komme zurück in die "Kuh-Stellung". Der Lehrer singt rhythmisch ONG - SOHUNG,und zwar ONG in der Vorwärtsbewegung und SOHUNG in der zum Anfang zurückkomenden Bewegung. Wiederhole 26mal.

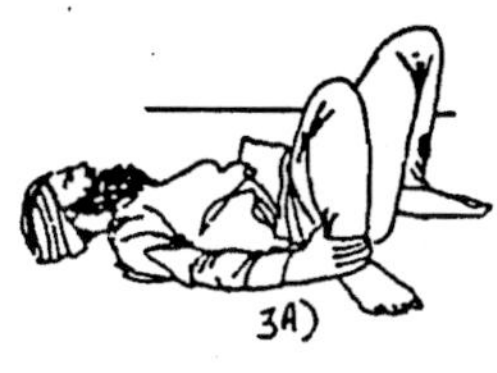

3) Sofort ohne auszuruhen lege Dich auf den Rücken. Beuge die Knie und halte die Fußgelenke mit den Händen. Die Fußsohlen sollten auf dem Boden

ganz nah am Gesäß stehen (3A).
Beim Einatmen hebe die Hüften hoch (3B), beim Ausamten bringe sie wieder herunter. Wiederhole 26mal. Entspanne 2 Minuten und wiederhole 26 mal.

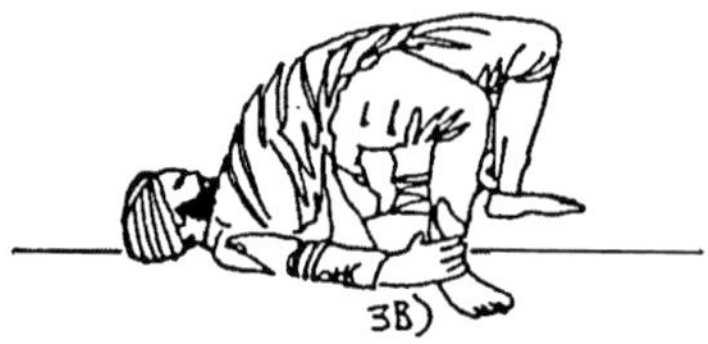

4) Lege Dich sofort danach auf den Rücken. Hebe beide Beine 45 cm vom Boden und beginne langes tiefes Atmen, 3o Sekunden lang. Bringe ein Knie zur Brust, dann das andere, jeweils mit tiefem Einatmen. (1 Minute) Atme ein - halte beide Beine gerade ausgestreckt für 5 Sekunden. Entspanne.

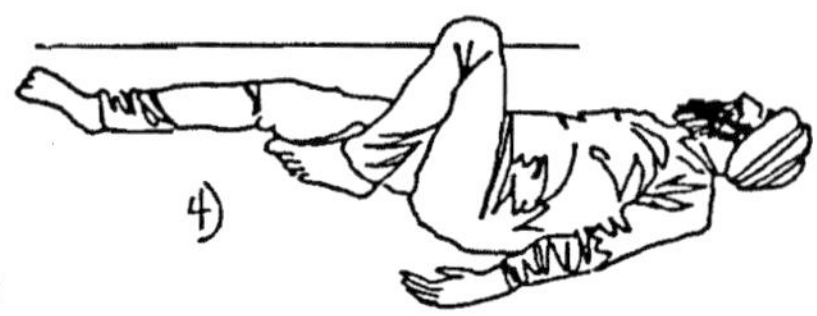

5) Liege auf dem Rücken und bringe beide Fußsohlen zusammen. Umgreife sie mit den Händen. Schaukle hin und zurück. (3o-45 Sekunden). Entspanne.

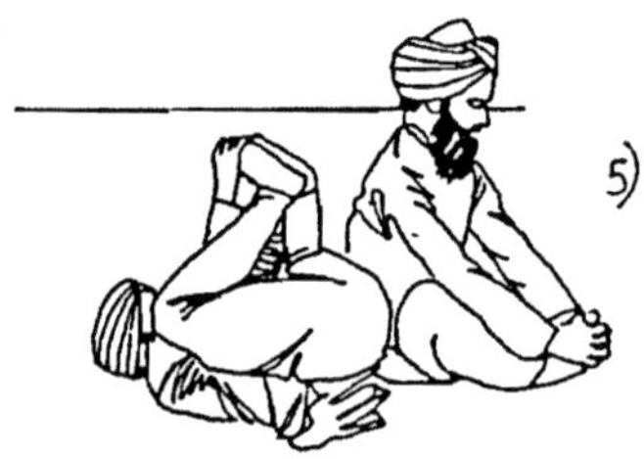

6) Tiefe Entspannung für 2 Minuten.

7) Streckposition: Halte die Füße und den Kopf 15 cm vom Boden und atme normal. Die Augen sind auf die Zehen fixiert. Balanciere in dieser Position und halte sie bis maximal 7 Minuten. Atme tief ein, atme aus, halte den Atem aus und spanne mul bandh an. Halte den Atem so lange wie möglich ausgeatmet. Dann entspanne.
Wiederhole das Einatmen, Ausatmen und Entspannen 5 mal.

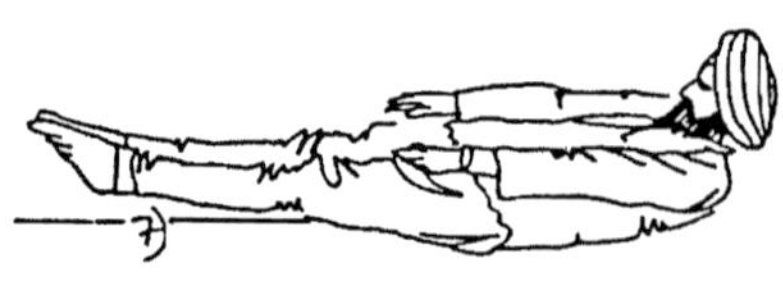

8) Entspanne vollkommen für 5 Minuten und laß die Energie zirkulieren. Denke an Gott und Gottbewußtsein. Fühle Dich unbegrenzt. Auf dem Rücken liegend, wiederhole laut: "Gott und ich, ich und Gott, sind eins" etwa 12mal, steigere öfter die Tonhöhe und Lautstärke. Atme tief ein, halte den Atem für 15 Sekunden, dann atme aus. Beginne das Chanten nochmals, aber sehr kräftig. Chante laut vom Sonnengeflecht aus. Die Augen sollen geschlossen sein. Habe keine Scheu. Atme 8mal tief ein und aus, dann atme ein und halte den Atem an. Hebe beide Beine 90° (15 Sekunden). Atme aus und entspanne.

9) Sitze in Sidhasana (perfekter Position), oder Sukasana (leichte Position - Schneidersitz). Benutze die Daumenspitze und die Spitze des kleinen Fingers, um abwechselnd die Nasenlöcher zuzuhalten. Atme durch das linke Nasenloch ein und durch das rechte aus. Meditiere auf den unteren Teil der Wirbelsäule und spanne mul bhand an. Beim Einatmen denke SAT, beim Ausatmen NAM (SAT - die Wahrheit, NAM - die Identität oder der Name). Fahre 1 Minute fort. Dann beginne Feueratem, atme durch das linke Nasenloch dabei ein, durch das rechte aus. (1 Minute). Ohne Pause, atme ein und aus durch das linke Nasenloch, gemäßigt schnell. (etwa 15 Sekunden). Beginne Feueratem durch das linke Nasenloch (15 Sekunden), dann durch das rechte Nasenloch (15 Sekunden). Dann atme 5 Sekunden durch jedes Nasenloch.

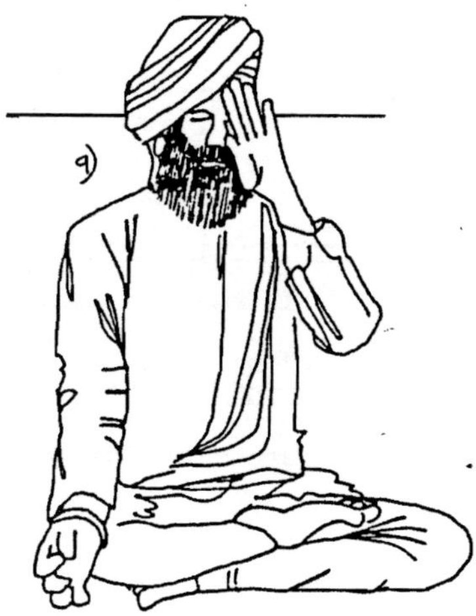

Atme durch beide Nasenlöcher ein und halte den Atem 5 Sekunden. Atme aus und halte den Atem ausgeatmet, während Du im Geist SAT NAM wiederholst und den Klang spiralenförmig die Wirbelsäule hochsteigen läßt. (3o Sekunden). Dann stelle Dir vor, daß SAT an beiden Seiten der Wirbelsäule heruntersteigt und in die Basis des Rückgrats mündet und NAM in der Mitte der Wirbelsäule aufsteigt. Bewahre den Geist vor jedem anderen Gedanken und konzentriere Dich. JETZT ist die Zeit. Atme tief ein. Atme aus. Wiederhole die geistige Meditation noch einmal.

1o) Chante EK ONG KAR SAT NAM SAT NAM SIRI WHA GURU in folgender Art und Weise:

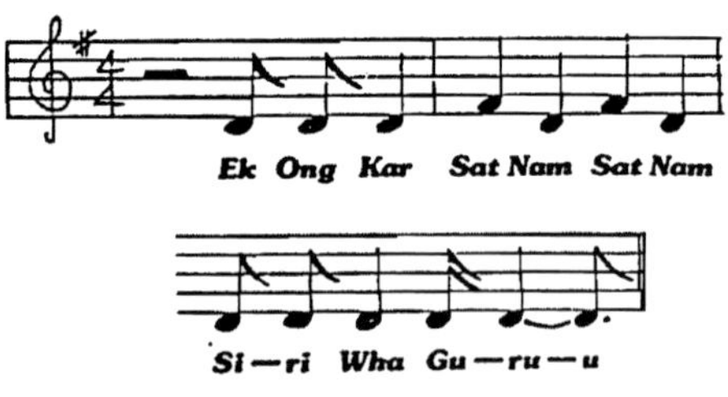

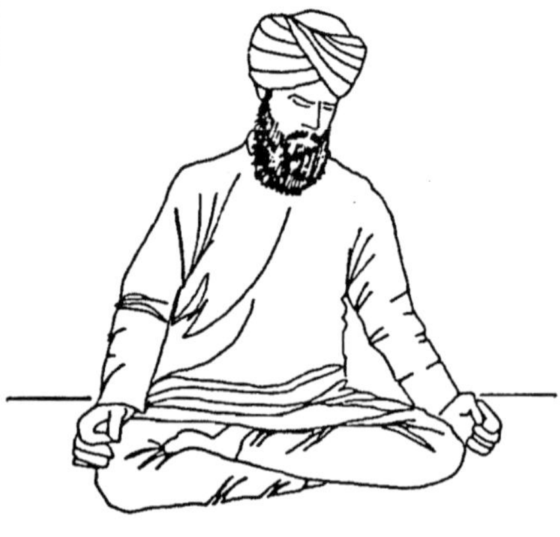

Wenn Du "SAT NAM" und "GURU" chantest, spanne und entspanne mul bandh. Nach und nach wird Dein mul bandh so stark werden, daß es leicht sein wird, es während des ganzen Gesanges angespannt zu lassen. Fahre 6 Minuten mit dem Chanten fort. Atme ein, halte den Atem 15 Sekunden. Entspanne oder meditiere.

Kommentar:

In unserer Kultur wird uns gelehrt, die Sexualität als Vergnügen und zur Fortpflanzung zu begreifen. Wir sind in der Sexualität nicht zur Mäßigung erzogen, das den Zweck hat, unsere Gesundheit zu erhalten und unsere Nerven im Gleichgewicht zu halten. Sexuelle Erfahrung im richtigen Bewußtsein kann Dir die Erfahrung Gottes geben und Dich selig machen. Aber bevor sich das ereignen kann, mußt Du Deine sexuellen "Batterien" laden und eine echte Potenz besitzen. Die halbflüssigen Säfte, die in Mann und Frau produziert werden, enthalten hohe Konzentrationen von Mineralien und Elementen, die entscheidend für eine richtige Gehirnfunktion und nervliches Gleichgewicht sind. Die geschlechtliche Flüssigkeit wird vom Körper wieder aufgenommen, wenn sie ausreifen kann. Ihre Essenz oder "Ojas" wird in die Rückgratflüssigkeit transportiert. Den Geist ohne Ojas zu steuern ist wie ein Auto ohne Öl zu fahren. Schnelle Abnutzung ist die Folge. Etwa 9o% Deiner sexuellen Energie wird benutzt, um die Organe Deines Körpers zu erhalten und zu verjüngen.
Die normale Spanne der Potenz eines Yogis ist gleich der Spanne seines Lebens. In den USA nimmt die Potenz schon Anfang 4o ab. Diese Kriya erzeugt sexuelle Energie, die in Ojas und heilende Kraft umgewandelt wird. Die ersten 3 Übungen aktivieren das Chakra der Sexualität,dann den Nabelpunkt und den unteren Teil der Wirbelsäule. Übung 3 ist besonders wirksam,um Spannungen und Probleme in den Eierstöcken zu beseitigen.
Übung 4 und 5 bewegen die Energie aus dem Verdauungssystem.

Übung 7 verteilt die Energie vom Nabelpunkt über das Sonnengeflecht zum Herzzentrum. Übung 9 benutzt Pranayama, um Deine psychischen Kanäle vollkommen zu öffen und die Kundalini-Energie den ganzen Weg zu den höchsten Chakras aufsteigen zu lassen.Übung 10 benutzt die Kundalini Energie im Mantra,um den Geist in die Unendlichkeit des Kosmos und über das normale irdische Bewußtsein hinauszutragen.

Atem-Medititations-KRIYA für das Gleichgewicht der Drüsenfunktionen

1) Sitze im Schneidersitz. Teile Dein Einatmen in 16 kurze Atemzüge. Mit jedem Atemzug laß im Geist SAT NAM mitschwingen. Beim Ausatmen unterteile Deine Atemstöße wieder in 16 kurze Stöße, denke dabei ständig SAT NAM. Bei dieser Atemübung ziehe Deinen Nabel bei jedem Einatmen ein wenig mehr ein. Beginne mit 5 Minuten täglich. Füge jeden Tag 1 Minute mehr hinzu, bis zum Maximum von 31 Minuten.

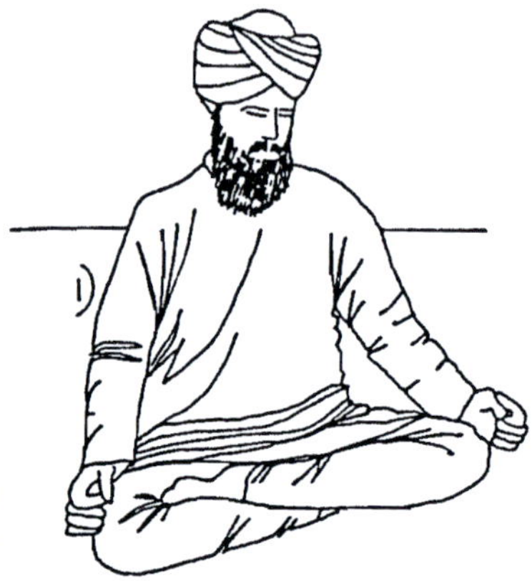

2) Liege auf dem Rücken. Strecke die Arme über dem Kopf auf dem Boden aus, die Handinnenflächen nach oben gerichtet. Atme ein - hebe beide Beine ca. 15 cm in die Höhe. Atme aus - laß die Beine langsam herunter und drücke das Kinn gegen die Brust. Mache das mit langen Atemzügen 3 Minuten lang. Danach entspanne für 2 Minuten.

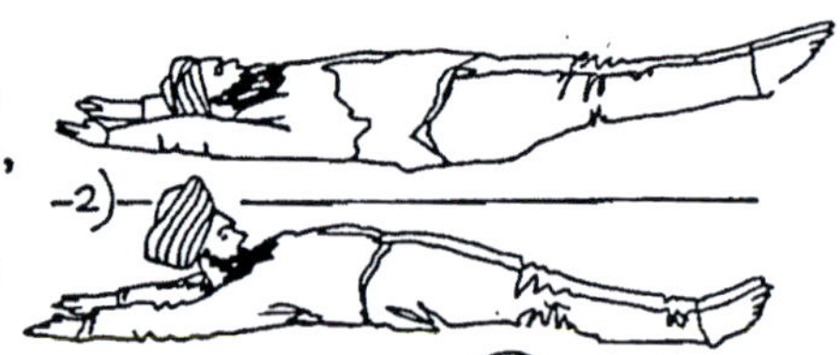

3) Sitze im Schneidersitz. Fasse die Ellbogen mit über der Brust gekreuzten Armen. Atme ein, komme dabei in eine ganz aufrechte Sitzhaltung. Atem aus, beuge Dich dabei nach vorn, bis Deine Stirn den Boden berührt. Mache diese Übung 3 Minuten lang mit langen, tiefen Atemzügen.

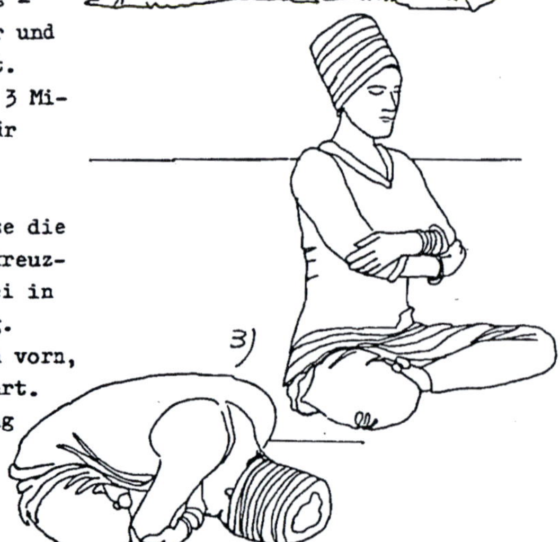

Kommentar:

Deine Drüsen sind die Wächter Deiner physischen Gesundheit und Deiner Festigkeit im unendlichen Bewußtsein. Ihre Sekretionen bestimmen die chemische Zusammensetzung des Blutes, das Blut wiederum bestimmt die Reaktionsweisen Deiner Persönlichkeit. Wenn Du z.B. unter Jodmangel der Schilddrüse leidest, wird es Dir an Geduld fehlen und Du wirst infolge dessen selten ruhig und beherrscht bleiben können.
Wenn Du die Meisterschaft eines unbegrenzten Bewußtseins in Dir erreichen willst, dann mußt Du darauf hinarbeiten, daß das physische Bewußtsein Dir dabei behilflich ist und Dich nicht behindert. Es ist am wirksamsten, daran zu arbeiten, so lange man noch jung ist. Wird man erst alt, ist es oft zu spät, dem Altern Einhalt zu gebieten. Beginne jetzt damit, Dein Drüsensystem in Harmonie zu bringen, so daß Alter, Krankheit und Ermüdung nicht die Freude des Gottbewußtseins trübt, das Du aufbauen willst.
Wenn Du dabei bleibst, die erste Übung 5 Minuten lang auszuführen, dann wiederhole dieses Kriya 3mal, um die Drüsen maximal anzuregen.

KRIYA zur Freisetzung von Energiereserven

1) Liege auf dem Bauch, die Fersen zusammen. Atme ein, wenn Du den Oberkörper hebst und stütze Dich dabei auf die Arme. Nur ein Teil der gestreckten Zehen und die Handinnenflächen bleiben auf dem Boden. Atme aus und lege Dich dabei auf den Boden zurück. Wiederhole diese Übung 15mal, immer heben und senken, in gemäßigtem, langsarem Rhythmus.

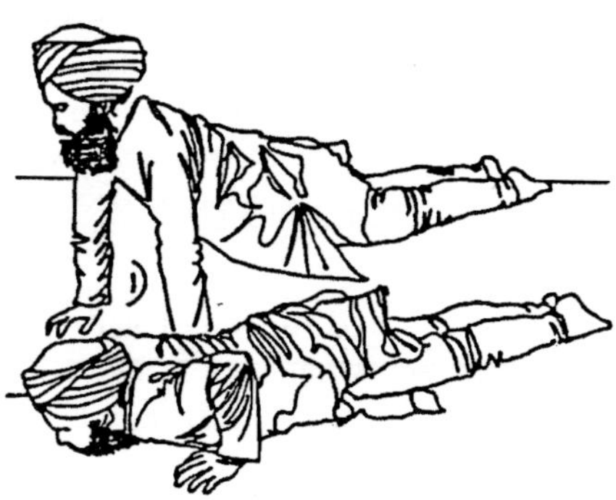

2) Liege auf dem Bauch. Nimm die Arme nach hinten und umfasse die Fußgelenke. Strecke Dich in die Bogenposition. Mache 30 Sekunden lang Feueratem. Atme ein, atme aus und entspanne Dich auf dem Bauch, die Arme seitlich neben dem Körper

2)

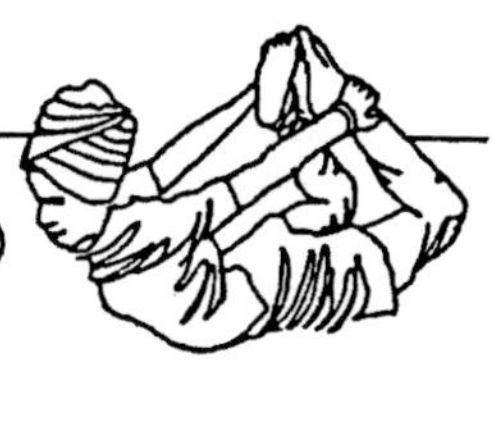

3) Liege auf dem Bauch. Balle die Hände zu Fäusten und lege sie in die Leistengegend. Atme ein - hebe dabei das linke Bein hoch.
Atme aus- hebe das rechte Bein und lasse gleichzeitig das linke herab. Mache das 2 Minuten mit wechselnden Atemzügen.

3)
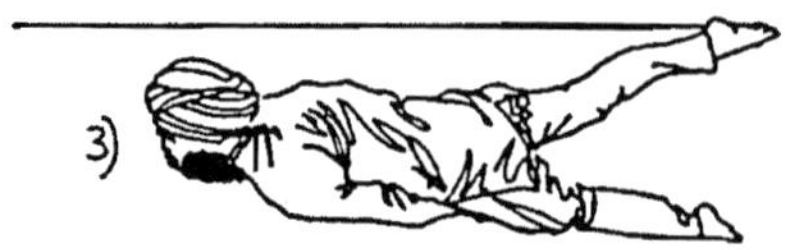

4) Entspanne in der Kobraposition. Halte diese Stellung, aber entspanne dabei (4A). Die Fersen sind geschlossen, die Arme stützen den Oberkörper, der Kopf ist zurückgeneigt. Verharre so 45 Sekunden, dann spreize die Beine soweit Du kannst und führe die Hände etwas näher zum Körper, damit Du Dich noch weiter nach hinten durchbiegen kannst (4B). Rolle den Kopf vor, zur Seite und zurück, indem Du das Kinn von der rechten zur linken Schulter bewegst, dabei atme rechts ein und links aus. Mache diese Übung 4 bis 5 mal.

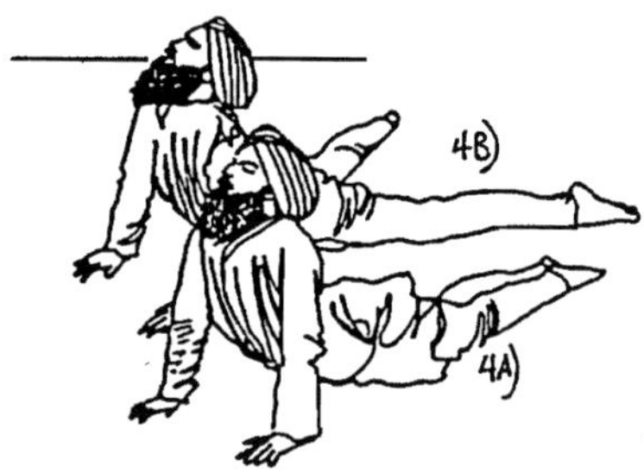

5) Entspanne auf dem Bauch, fasse dabei die Handgelenke gegenseitig auf dem Rücken. Rolle den Brustkorb und die gestreckten Beine mit geschlossenen Fersen 3o Sekunden lang nach links und nach rechts.

5)
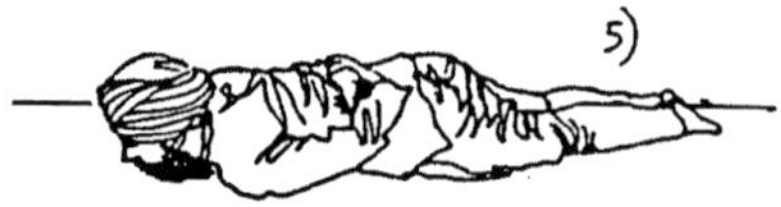

6) Bleibe in der gleichen Lage, aber lege die Arme an die Seiten des Körpers und entspanne völlig. Entspanne jeden Muskel Deines Körpers. Versenke Dich in Dich selbst für 5 Minuten.

6)
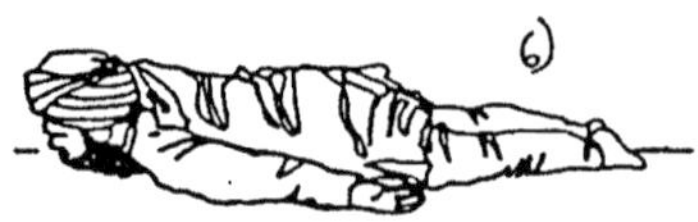

7) "Holzbündelrollen": Liege ausgestreckt auf dem Rücken, die Arme an den Seiten, wie ein verschnürtes Bündel Holz. Drehe Dich um die Längsachse vom Bauch auf den Rücken, vom Rücken auf den Bauch, Arme an den Beinen. Bleibe dabei vollkommen gestreckt und steif. (3 Minuten).

7)

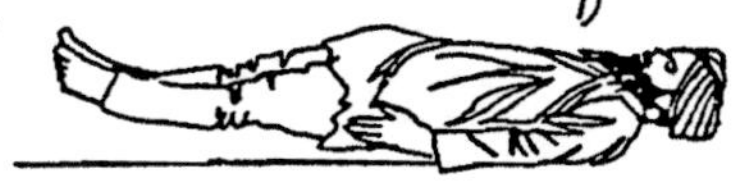

8) Entspanne 1o Minuten vollkommen auf dem Rücken.

Kommentar:

Beim "Anzapfen" des Reservestroms der Kundalini-Energie aktivierst Du durch Übung 1 die Sexualenergien, durch Übung 2 und 3 die Energien in der Nabelgegend, die dann bei Übung 4A in der Wirbelsäule aufsteigen. Während Übung 4B scheidet die Schilddrüse Sekrete aus, und die Zirkulation zum oberen Gehirn setzt ein. Das klärt Dein Denken und stärkt Deinen Willen. Die beiden letzten Übungen stärken und laden Dein elektromagnetisches Feld auf und stabilisieren den neuen Energiezustand, den Du herbeigeführt hast.

Diese Übungsreihe gibt Dir besondere Widerstandskraft gegen die Unruhe Deiner Umgebung.

KRIYA zur Reinigung des Selbst

1) Aus dem Stand gehe in die Hocke und halte die Füße flach am Boden. Strecke ein Bein so weit Du kannst zurück, dabei ist die Oberseite des Fußes am Boden. Das größte Gewicht liegt auf dem gebeugten Bein. Lege die Handflächen vor der Brust aneinander. Richte Deinen Blick auf das dritte Auge. Atme tief ein und halte den Atem für 7-8 Sekunden. Mache diesen Zyklus 3mal. Dann wechsle die Beinstellung und wiederhole das Ganze. Setze die Übung fort, bis jedes Bein 3mal in der gestreckten Rückwärtsstellung war.

1)

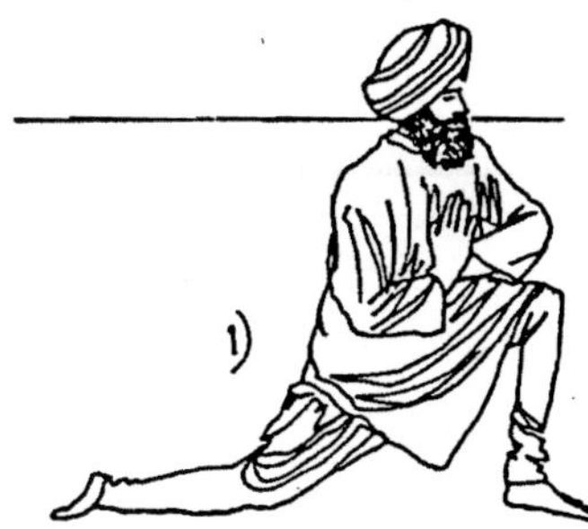

2) Sitze im Schneidersitz. Hebe das Zwerchfell. Hebe beide Schultern so hoch wie möglich, lege die Hände an die Hüften. Atme sehr tief aus und ein, verändere dabei nicht die Stellung.(2 bis 3 Minuten)

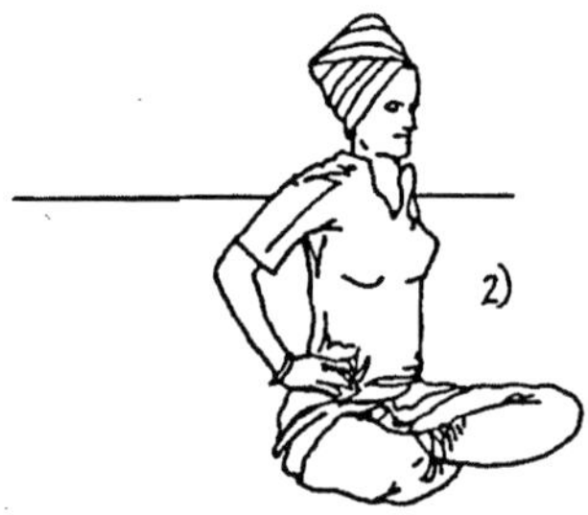

3) Noch im Schneidersitz hake die Finger vor der Brust ineinander, die rechte Handinnenfläche dem Boden zugewandt. Unterarme und Ellbogen sind parallel zum Boden. Atme tief ein. Atme mit Nachdruck aus und spanne mul bhand an. Atme ein - halte den Atem, spanne mul bhand an und lasse im Geist die Prana-Energie vom Ende der Wirbelsäule nach oben steigen. Mache diese Atemübung 3 Minuten lang.

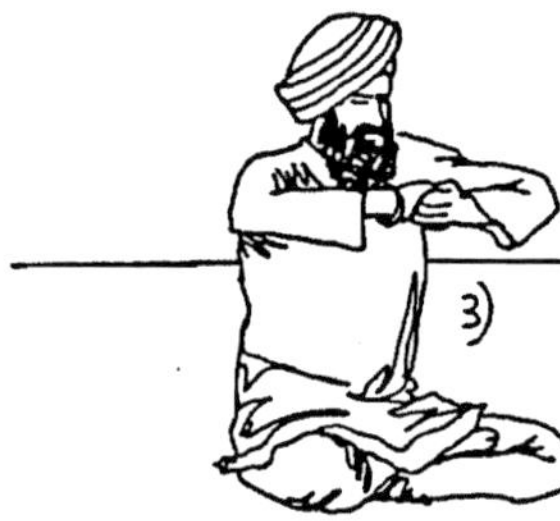

4) Sitze im Schneidersitz. Strecke die Arme nach den Seiten aus, drücke die Finger nach oben, die Handflächen nach außen gerichtet. Rolle die Augen nach oben und halte den Atem, spanne 2o Sekunden ganz stark mul bhand an. Dann atme aus und beginne die Übung von neuem. (Bis zu 3 Minuten)

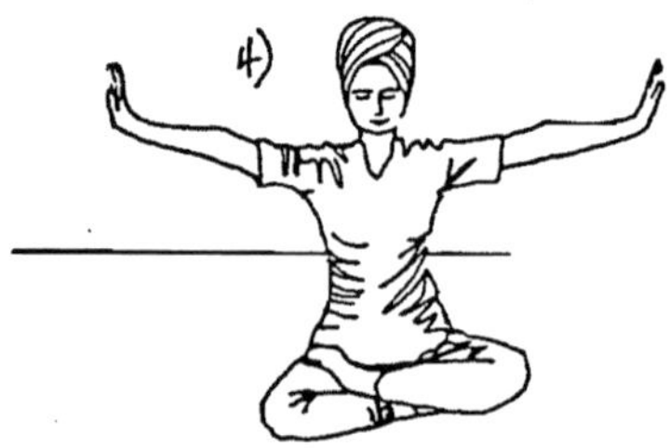

5) Presse im Schneidersitz die Handflächen zusammen, wobei die Finger nach oben zeigen. Halte die Wirbelsäule ganz gerade. Drücke die Handflächen mit 15 bis 25 kg Druckkraft gegeneinander. Halte diese Position 2 Minuten lang. Dann entspanne.

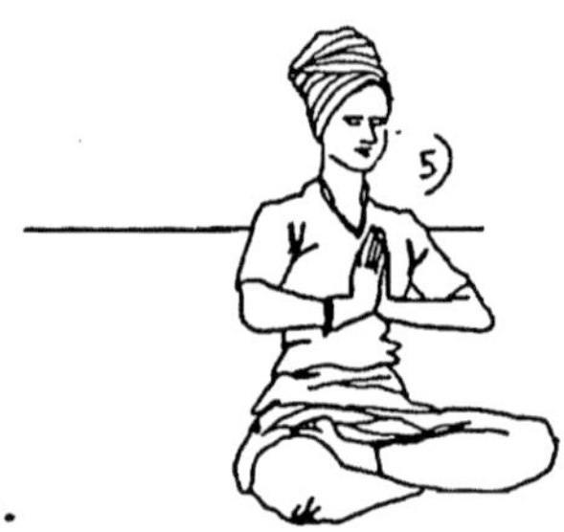

Kommentar:

Dieses Kriya lädt Dich mit neuer Energie auf und hilft Dir, Geist und Körper zu reinigen. Es ist eine ausgezeichnete Übung, bevor man jemandem eine heilende, entspannende Massage gibt. Wenn Du beruflich Menschen massierst, kann es Deine Energie zusammenhalten und Dich vor Erschöpfung bewahren. Übung 2 öffnet die Lungen und die Schilddrüse. Übung 3 öffnet das Herz und gibt ihm Kraft. Die Übungen 4 und 5 erhöhen die Heilkraft der Hände und regen den Blutkreislauf im oberen Teil des Körpers an.

SURYA-KRIYA

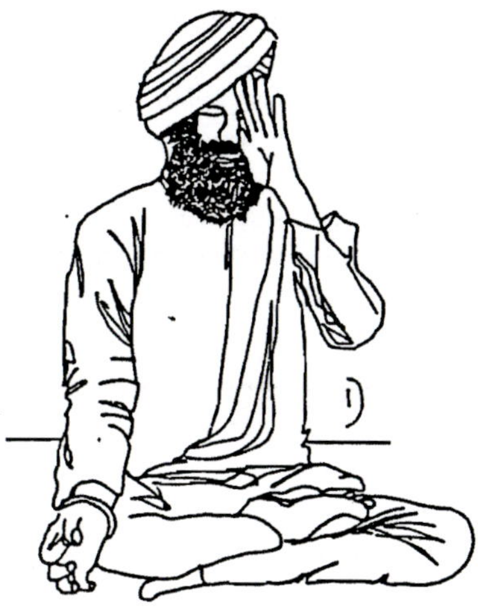

1) Sitze mit gerader Wirbelsäule im Schneidersitz. Die rechte Hand ruht in gyan-mudra auf dem Knie. Halte das linke Nasenloch mit dem linken Daumen zu. Die anderen Finger sind nach oben ausgestreckt. Beginne lang, tief und kraftvoll durch das rechte Nasenloch zu atmen. Konzentriere Dich ganz auf das Atmen. Setze diese Übung 3-5 Minuten fort. Atme ein und entspanne.

2) Sitze auf den Fersen. Hebe die Arme senkrecht über den Kopf, die Handflächen aneinander. Um Sat Kriya auszuüben, beginne rhythmisch SAT NAM zu singen. Betone SAT, wenn Du den Nabel einziehst und mul bhand

anspannst. Bei NAM lockere diese Muskeln wieder. Konzentriere Dich auf das "dritte Auge". (3 Minuten). Dann atme ein - halte den Atem, spanne mul bhand an und stelle Dir vor, daß Deine Energie vom Nabelpunkt ausstrahlt und durch den ganzen Körper zirkuliert. Entspanne. Wiederhole diese Übung 3 Minuten lang. Dann atme ein, spanne mul bhand an und denke Dir, daß Du alle Energie in die obersten Fingerspitzen ziehst. Entspanne.

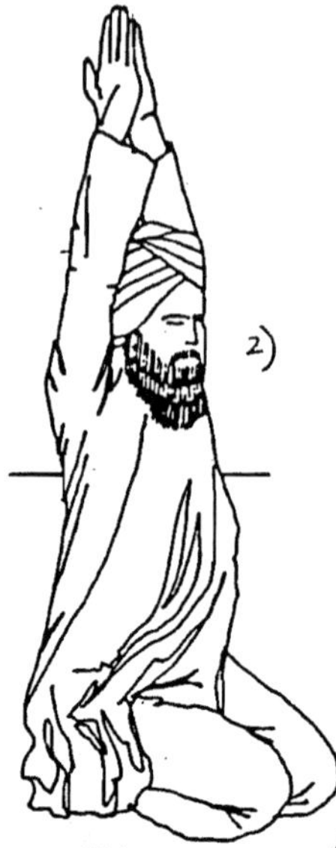

2)

3) Sitze im Schneidersitz. Fasse die Schienbeine mit beiden Händen. Atme ein - drücke die Wirbelsäule nach vorn durch und hebe den Brustkorb. Atme aus - drücke dabei die Wirbelsäule nach hinten. Halte den Kopf bei dieser Übung immer auf gleicher Höhe. Bei jedem Einatmen lasse in Gedanken SAT durch Dich schwingen, beim Ausatmen höre NAM. Bei jedem Ausatmen spanne mul bhand an. Übe rhythmisch mit 108 tiefen Atemzügen. Dann atme ein - halte den Atem kurz an, die Wirbelsäule ganz gerade. Entspanne.

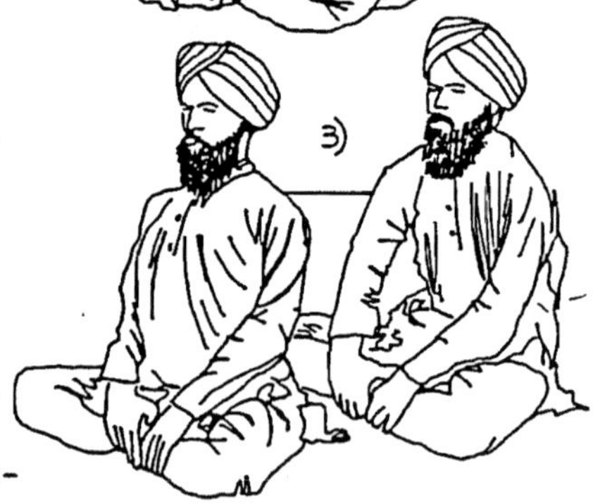

3)

4) Geh in die Hocke. Setze die Zehen auf den Boden, die Fersen hoch, die Finger auf dem Boden zwischen den Knien, Der Kopf ist gerade. Atme ein - strecke dabei die Beine und hebe das Gesäß. Senk die Stirn gegen die Knie und lasse die Fersen vom Boden entfernt. Atme aus - komme in die ursprüngliche Froschhaltung zurück. Mache die Übung mit tiefen Atemzügen, 26mal. Atme ein, wenn das Gesäß oben ist, dann entspanne auf den Fersen.

4)

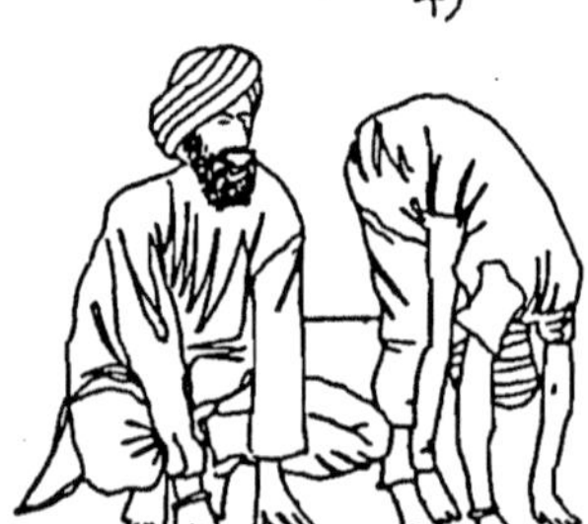

5) Sitze auf den Fersen, lege die Hände auf die Oberschenkel. Mit völlig gerader Wirbelsäule atme tief ein und drehe den Kopf nach links. Sage in Gedanken SAT. Atme völlig aus, während Du den Kopf nach rechts drehst, sage im Geiste NAM. (3 Minuten lang). Dann atme ein, der Kopf zeigt nach vorn. Entspanne.

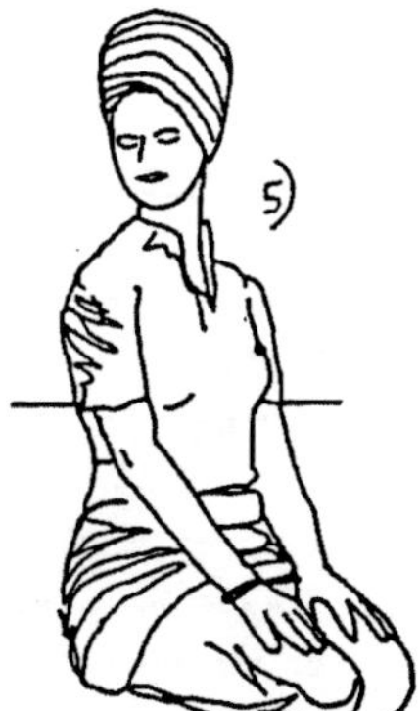

6) Sitze im Schneidersitz. Lege die Hände an die Schultern, die Finger nach vorn, die Daumen nach hinten, Oberarme und Ellbogen parallel zum Boden. Atme ein, während Du Dich nach links biegst - atme aus, während Du Dich nach rechts biegst. Setze diese Übung des Hin- und Herbiegens mit tiefen Atemzügen 3 Minuten lang fort. Dann atme in aufrechter Haltung ein. Entspanne.

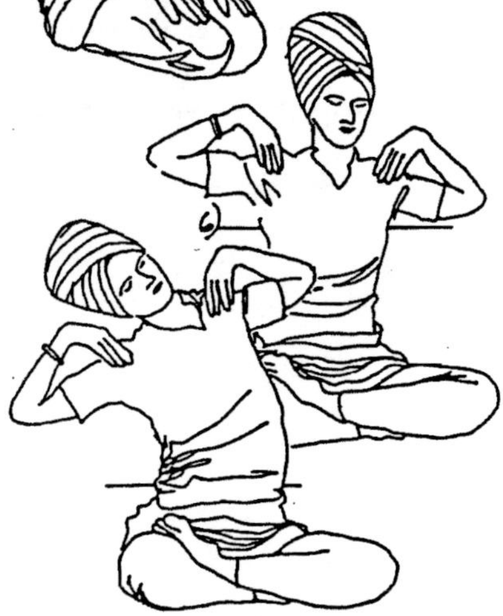

7) Sitze in vollkommener Meditationshaltung mit gerader Wirbelsäule. Konzentriere Dich auf das "dritte Auge". Ziehe den Nabelpunkt ein, halte die Stellung, spanne mul bhand an. Achte auf den Atemstrom. Beim Einatmen lausche dem gedachten SAT, beim Ausatmen dem NAM. Mache diese Übung 6 Minuten oder länger.

<u>Kommentar</u>:

Diese Kriya ist nach der Sonnenenergie benannt. Wenn Du die "Sonnenenergie" besitzt, brauchst Du nicht zu frieren, Du bist sehr kraftvoll, ausdrucksstark, nach außen gerichtet und begeisterungsfähig. Es ist die Energie der Selbstreinigung. Sie hält Dein Gewicht niedrig, fördert die Verdauung, klärt den Geist, läßt ihn klar unterscheiden und macht ihn handlungsorientiert. Diese Übungen regen systematisch die positiven, aufbauenden Kräfte und damit die Kundalini Energie selbst an.

Übung 1 zieht den Sonnenatem heraus und gibt Dir ein klares Konzentrationsvermögen. Übung 2 setzt die am Nabelpunkt gespeicherten Energien frei. Übung 3 bringt die befreite Kundalini-Energie entlang der Wirbelsäule hinauf und trägt zu ihrer Beweglichkeit bei. Übung 4 setzt die sexuelle Energie um. Übung 5 öffnet das Hals-Chakra, regt die Blutzirkulation zum Kopf an und wirkt sich auf Schilddrüse und Nebenschilddrüse aus. Übung 6 bewegt die Wirbelsäule, verteilt die Energie über den ganzen Körper und hält das magnetische Feld im Gleichgewicht. Übung 7 versetzt Dich in tiefe, selbstheilende Meditation. Diese Übungsfolge solltest Du von Zeit zu Zeit machen, um Deinem Körper Kraft zu verleihen und Deine Konzentrationsfähigkeit auf vielerlei Arbeiten zu stärken.

KRIYA zur Überwindung von Schlafstörungen

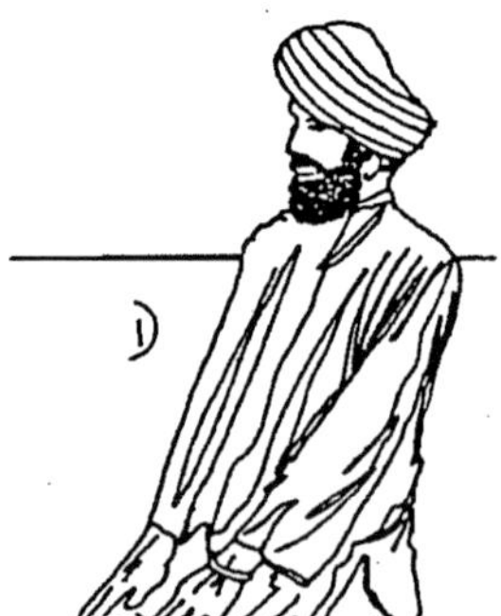

1) Sitze auf den Fersen, die Handinnenflächen auf den Oberschenkeln. Richte die Wirbelsäule gerade auf und lehne Dich 3o° aus der Senkrechten zurück. Halte diese Stellung, atme dabei 1 Minute lang tief ein und aus. Dann entspanne.

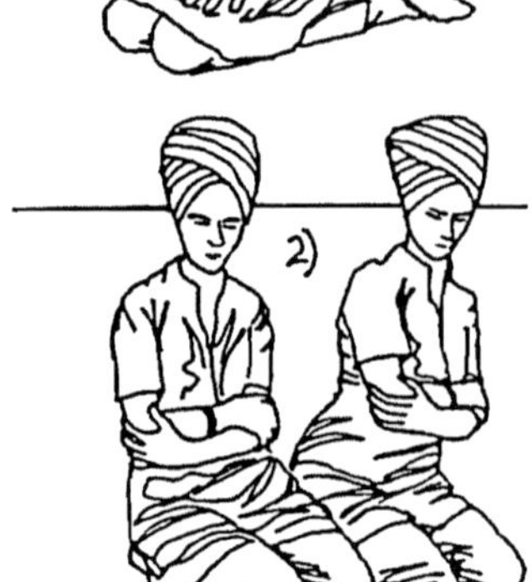

2) Bleibe auf den Fersen, falte die Arme über der Brust und halte die Ellbogen fest. Kreise mit dem Oberkörper von rechts nach links drehend. (3 Minuten).

3) Strecke gleich danach die Beine nach vorn aus. Lege die Hände neben die Hüften auf den Boden. Beim Einatmen hebe Fersen und Körper vom Boden. Beim Ausatmen lasse Dich auf das Gesäß fallen. Mache diese Übung 20 mal.

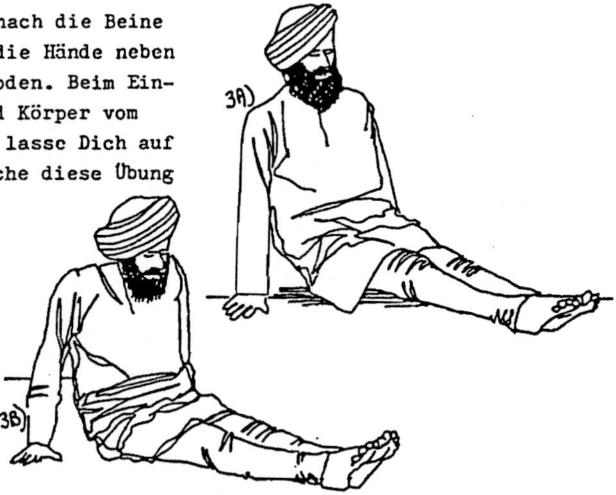

4) Wiederhole Übung 2 3 Minuten lang.

5) Wiederhole Übung 3 15mal.

6) Komme in die "Brücke". Rücken und Gesäß bilden eine Linie. Handflächen und Füße sind auf dem Boden. Laß den Kopf entspannt nach hinten fallen. Halte die Stellung bei normaler Atmung 1 Minute lang. Mache dann 3 Minuten Feueratem. Atme ein, atme vollständig aus, spanne in ausgeatmetem Zustand mul bhand an. Entspanne.

6)

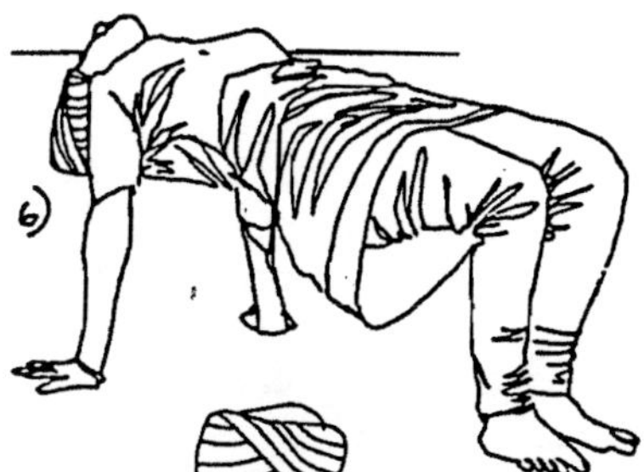

7)

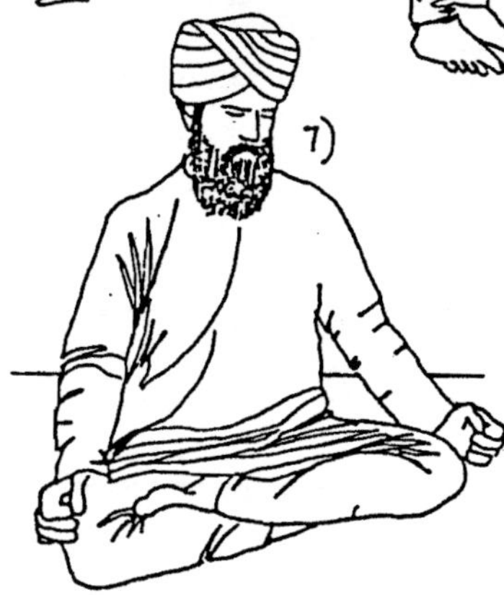

7) Wiederhole Übung 3 mit nur 10 mal Heben und Fallenlassen des Körpers.

8) Wiederhole Übung 6 (Brückenposition) für 3 Minuten mit Feueratem.

9) Entspanne vollkommen auf dem Rücken für 2 - 3 Minuten.

1o) Komme in die"Brücke". Hebe das rechte Bein 6o° hoch. Strecke die Zehen nach vorn. Mache 1 1/2 Minuten kräftig Feueratem. Dann hole tief Atem, atme vollständig aus und spanne mul bhand an. Wiederhole dieselbe Übung mit dem linken Bein. Entspanne.

11) Sitze in "Krähenhaltung". Hocke Dich mit flachen Füßen auf den Boden. Strecke die Arme parallel zum Boden nach vorn aus, Handflächen nach unten. Atme tief ein und stehe dabei auf - atme vollständig aus, wenn Du wieder in die Hockstellung hinuntergehst. Halte dabei die Wirbelsäule so gerade wie möglich. 3o mal auf und ab.

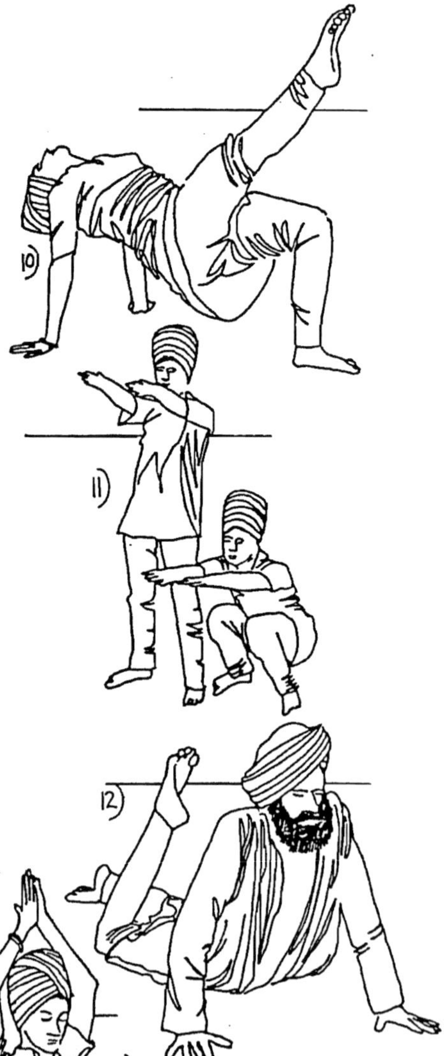

12) Liege auf dem Bauch. Lege die Hände in Schulterhöhe auf den Boden. Komme langsam hoch in die Kobraposition. Bleibe 1 Minute in dieser Position bei normaler Atmung Dann schlage 1 Minute lang mit einem Fuß auf das Gesäß. Jedesmal, wenn die Ferse das Gesäß berührt, atme leicht aus. Mache das gleiche mit dem anderen Bein. (2 Minuten) Entspanne.

13) Sitze in Felsen-Position auf den Fersen. Strecke die Arme senkrecht über den Kopf, die Handflächen zusammen. Bringe die Hände in Richtung Kopf herunter, die Ellbogen leicht gebeugt. Richte den Blick aufwärts und konzentriere Dich auf den Scheitelpunkt, auf die Hypophyse und durch den Scheitelpunkt hindurch. (Mindestens 3 Minuten).

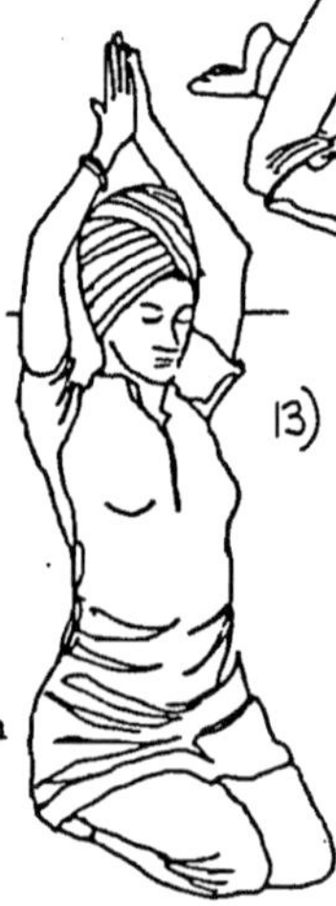

Kommentar:

Wenn Du dauernde Schlafstörungen hast, mache diese Übungsreihe regelmäßig 90 Tage lang. Und zwar entweder vor dem Schlafengehen oder morgens nach dem Aufstehen. Millionen werden verschwendet für Schlaf- und Stimulanzmittel und dabei gibt es einen viel sichereren und gesünderen Weg: die tägliche Übungen und Meditation.
Allerdings erfordert dies Anstrengung und Bemühung; Tabletten dagegen nicht. Wenn Du Dich zu dieser Übungsreihe entschließt, werden Deine Schlafstörungen beseitigt werden, Du wirst Dich den ganzen Tag munter und unternehmungsfreudig fühlen.

SITALI PRANAYAM

Sitze mit gerader Wirbelsäule in bequemer Meditationshaltung. Rolle die Zunge seitlich ein und schiebe sie leicht durch die Lippen nach vorn. Atme tief und sorgfältig durch Zunge und Mund ein. Atme durch die Nase wieder aus. Setze die Übung 5 Minuten lang fort. Dann atme ein - halte den Atem. Ziehe die Zunge zurück. Atme aus und entspanne. Wiederhole diese 5-Minuten-Übung 2mal.

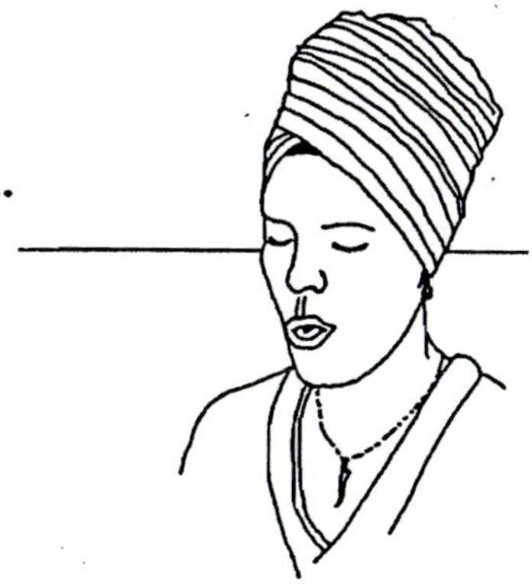

Kommentar:

Sitali Pranayam ist eine weithin bekannte Übung. Sie beruhigt und kühlt die Wirbelsäule im Bereich zwischen dem 4. und 6. Wirbel. Diese Wirbel regulieren die sexuellen und Stoffwechsel-Energien. Diese Atemtechnik wird auch häufig benutzt, um Fieber zu senken. Große Kräfte der Verjüngung und Entgiftung werden dieser Atmung zugeschrieben, wenn sie regelmäßig durchgeführt wird. 52 Atemzüge täglich können Deine Lebensspanne erweitern. Bei den ersten Versuchen schmeckt die Zunge oft bitter. Das ist ein Zeichen von Vergiftungserscheinungen. Wenn Du die Übung fortsetzt, wird die Zunge schließlich süß schmecken.

KRIYA zur Öffnung der Poren

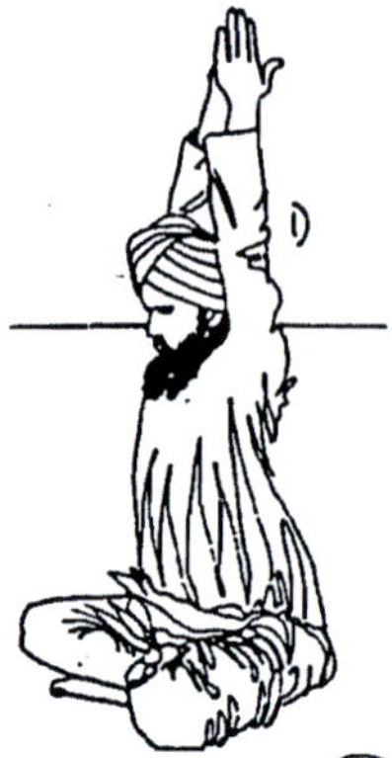

1) Sitze im Schneidersitz. Bringe die Hände über dem Kopf zusammen. Die gestreckten Arme berühren die Ohren. Mache 2 Minuten lang Feueratem. Atme ein - halte den Atem 2o Sekunden, atme aus. Wiederhole den Feueratem für weitere 2 Minuten. Atme ein - halte den Atem 3o Sekunden - atme aus. Wiederhole das Ganze noch einmal. Entspanne 2 Minuten lang.

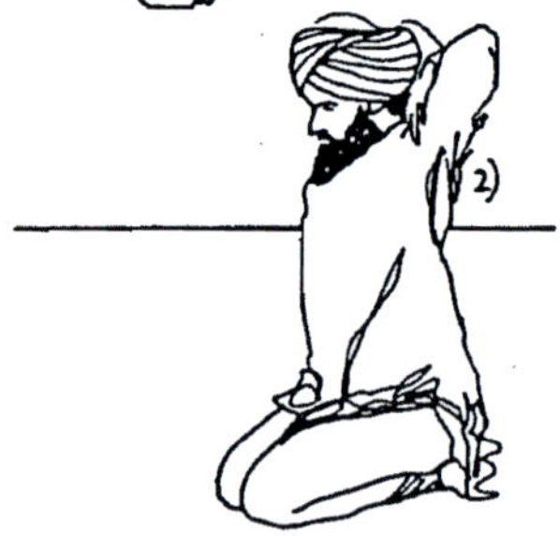

2) Sitze auf den Fersen in Felsenhaltung (Vajrasana). Kreuze die Hände hinter dem Kopf und halte die Schultern mit der jeweils gegenüberliegenden Hand fest. Mache in dieser Haltung 2 Minuten Feueratem. Atme ein - halte den Atem, atme aus. Entspanne. Wiederhole Feueratem eine weitere Minute. Dann entspanne 3 Minuten lang.

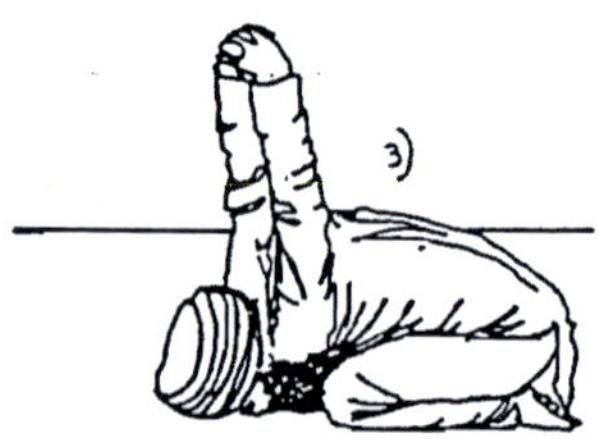

3) Yoga mudra: Sitze auf den Fersen. Falte die Hände im Venusgriff hinter den Rücken. Beuge den Oberkörper allmählich nach vorn, bis die Stirn den Boden berührt. Nunn hebe die Arme im Winkel von 90° steil in die Höhe und halte die Stellung so lange wiemöglich, mindestens 3 Minuten.

4) Entspanne 10 Minuten vollkommen auf dem Rücken.

Kommentar:

Die Haut atmet. Ihre Poren sauber zu halten ist genauso wichtig wie das Reinhalten der Atemwege von Nase und Lunge. Diese Übungsserie macht die Wege frei, damit das Prana durch die "dritten Lungen" (die Poren der Haut) eindringen kann.

Atemübung zur Reinigung

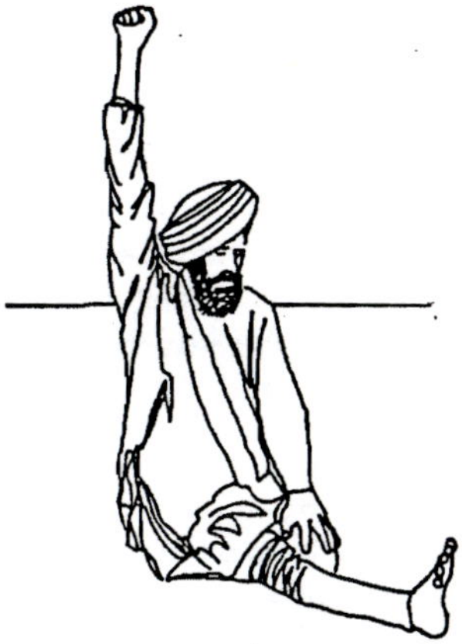

Sitze auf der linken Ferse und strecke das rechte Bein nach vorn. Strecke den rechten Arm senkrecht in die Luft und balle die Hand zur Faust. Atme lang und tief, aber versuche, den Atem durch das rechte Nasenloch ein- und austreten zu lassen. Beim Einatmen denke SAT, beim Ausatmen NAM. Setze diese Übung 3 Minuten lang fort. Dann wechsle die die Seite, diesmal alles links, Bein, Arm und Nasenloch. Beginne wieder für 3 Minuten tief und kräftig zu atmen.

Kommentar:

Diese Atemübung ist dazu da, alles Negative zu entfernen, auch den Zwang, immer in den Anderen Schlechtes zu sehen, statt sich selbst zu reinigen. Sie regt das Lymphdrüsensystem zur Selbstreinigung an. Sie erhöht die Nervenenergie im ganzen Körper.

Übungen zur Erweiterung der Lungenkapazität

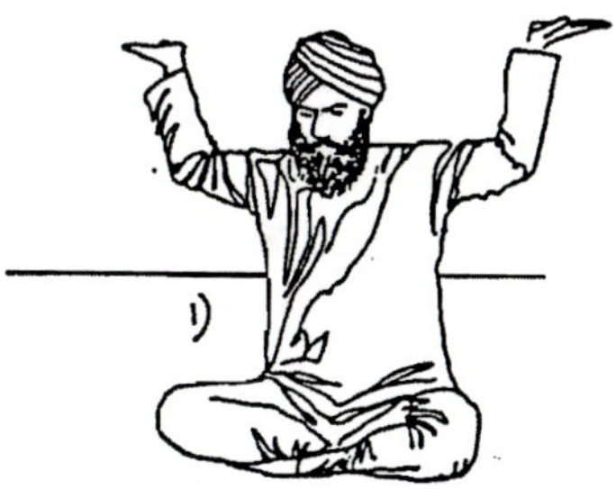

1) Sitze im Schneidersitz. Hebe die Arme so, daß die Oberarme parallel zum Boden, die Unterarme senkrecht zum Boden stehen. Biege die Handgelenke so, daß die Handinnenflächen nach oben zeigen, parallel zum Boden. Halte diese Stellung 1 Minute. Atme tief ein und halte den Atem 10 Sekunden lang an. Atme aus. Wiederhole dies 4mal. Dann halte den Atem aus und spanne mul bhand an. Atme ein, halte den Atem kurz an und atme aus.

2) Mache 10 Minuten lange und tiefe Atemzüge, die Hände ruhen dabei im Venusgriff im Schoß. Bei jedem Einatmen hebe den Brustkorb. Möglicherweise bewirkt dies ein vorübergehendes Schwindelgefühl, aber das Resultat führt zur Kontrolle des Geistes. Scharfe Konzentration auf das "dritte Auge" wird dem Schwindelgefühl abhelfen.

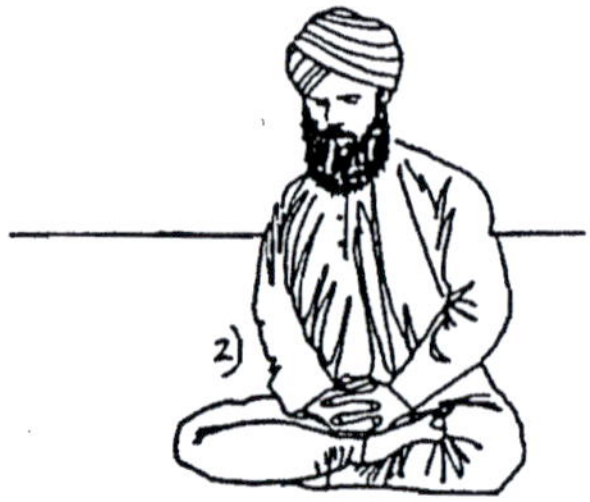

3) Diese Übung muß der Übung 2 unmittelbar folgen. Sitze mit nach vorn ausgestreckten Beinen. Beuge Dich vor und halte die Zehen fest. Atme ein, atme aus und verharre in ausgeatmetem Zustand. Pumpe den Bauch so lange wie möglich ein und aus, dann atme ein und wieder aus.
Wiederhole diese Übung noch 2 weitere Male.

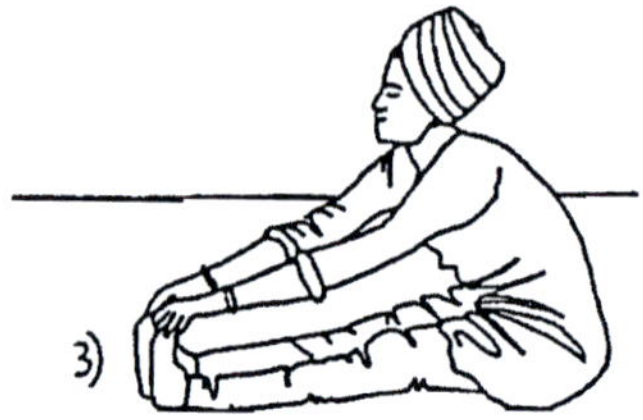

Kommentar:
Übung 1 bringt Kräfte in Lunge und Herz. Übung 2 benutzt diese Energien, um die Lungenkapazität zu erweitern. Übung 3 verteilt das Prana gleichmäßig. Für Anfängergruppen sollte dieser Übungssatz 3mal durchgeführt werden, aber in Übung 2 sollte nicht länger als 2-3 Minuten geatmet werden.

Grundlegende Atemserie

1) Sitze im Schneidersitz. Bilde mit den Fingern der rechten Hand eine "Antenne" und halte das rechte Nasenloch mit dem rechten Daumen zu. Beginne lang und tief durch das linke Nasenloch zu atmen. (3 Minuten).
Atme ein - halte den Atem 1o Sekunden.

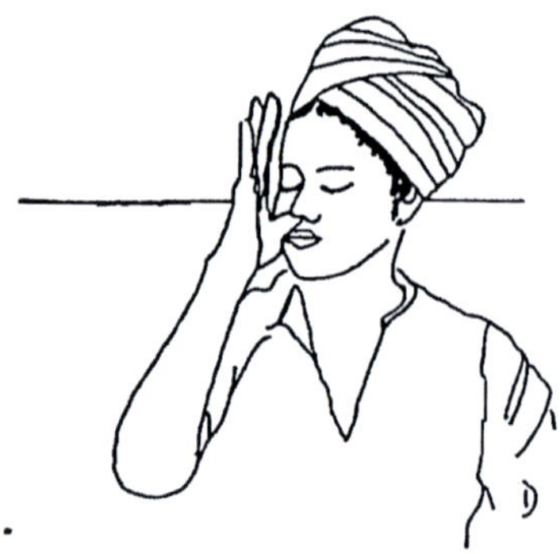

2) Wiederhole Übung 1, nimm aber jetzt die linke Hand und atme durch das rechte Nasenloch. (wieder 3 Minuten). Atme ein - halte den Atem 1o Sekunden.

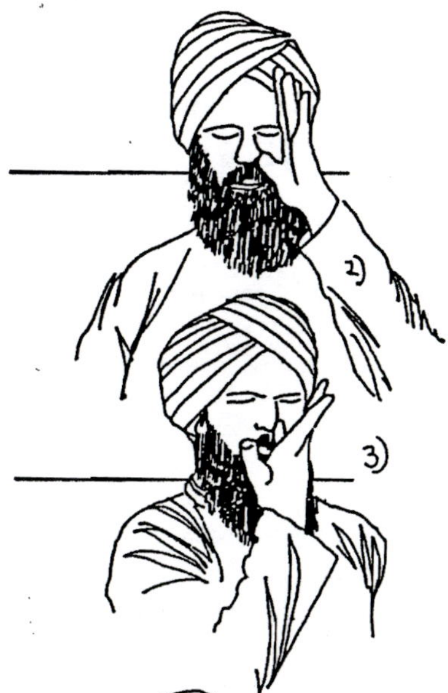

3) Atme durch das linke Nasenloch ein, atme durch das rechte aus, jedesmal mit langen tiefen Atemzügen. Benutze den Zeigefinger und den kleinen Finger, um abwechselnd die Nasenlöcher zuzuhalten.

4) Wiederhole Übung 3, atme jedoch durch das rechte Nasenloch ein und durch das linke aus.

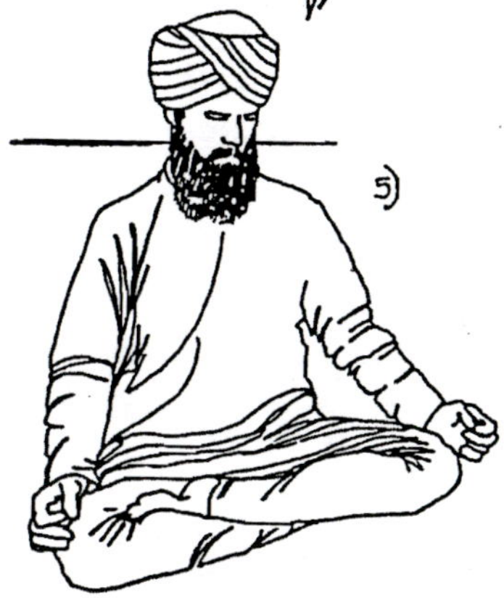

5) Sitze im Schneidersitz, die Hände in gyan mudra. Mache Feueratem. Konzentriere Dich völlig auf das "dritte Auge" (den Punkt zwischen den Augenbrauen). Atme kräftig und regelmäßig, 7 1/2 Minuten. Dann atme ein, laß die Energie zirkulieren. Entspanne oder meditiere 5 Minuten, danach chante ein langes SAT NAM.

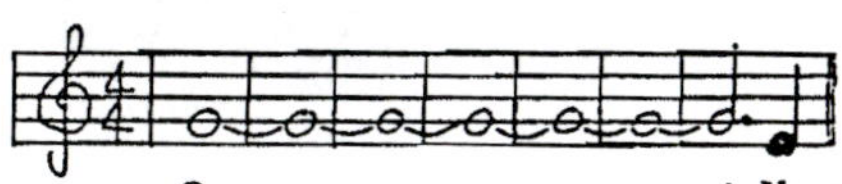

Kommentar:
Diese Übungsfolge öffnet die Prana-Kanäle und gleicht den Atem in beiden Körperhälften aus. Sie wird oft vor eine körperlich anstrengende Übung gesetzt. Wenn man geistigen Aufschwung und einen klaren Kopf braucht, kann sie aber auch sehr gut für sich allein durchgeführt werden.

PRANAYAMA
Übungsreihe I

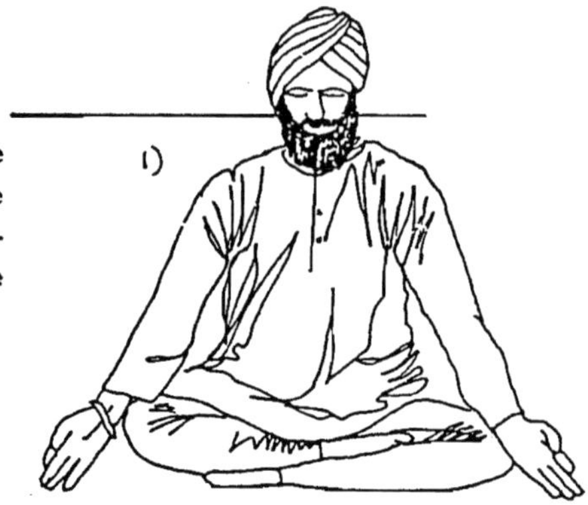

1) Sitze im Schneidersitz, die Hände in gyan mudra, Arme gestreckt. Mache 7 Minuten lang Feueratem. Atme ein - halte den Atem für 3o Sekunden, atme aus.

2) Beginne, durch beide Nasenlöcher lang und tief zu atmen. Atme tiefer als normal, so daß der ganze Brustkorb sich etliche Zentimeter hebt. (5 Minuten). Dann atme ein - halte den Atem 15 Sekunden, atme aus.

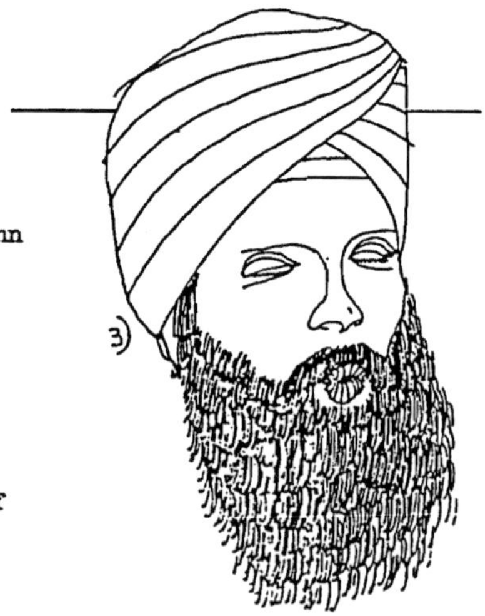

3) Beginne unmittelbar danach, durch die gespitzten Lippen ein- und durch die Nase auszuatmen. (3 Minuten). Dann atme ein - halte den Atem kurz an, atme aus.

4) Mache 2 Minuten lang kräftigen, regelmäßigen Feueratem. Dann atme tief ein - halte den Atem so lange Du kannst, konzentriere Dich ganz auf das "dritte Auge".

5) Meditiere bei normaler Atmung. Fühle, wie der Energiestrom durch den ganzen Körper geht.

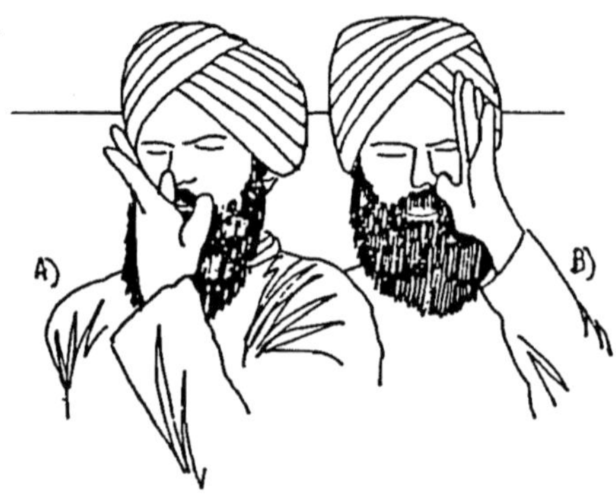

PRANAYAMA
Übungsreihe II

Sitze im Schneidersitz, die Hände in gyan mudra. Mache ein "U" mit der rechten Hand. Atme durch das linke Nasenloch ein, halte das rechte mit

dem Daumen zu (A). Atme durch das rechte Nasenloch aus und halte dabei das linke mit dem kleinen Finger zu (B). Denke SAT beim Einatmen und NAM beim Ausatmen. Beginne 10 Minuten lang tief und gleichmäßig zu atmen.
Dann atme ein, atme aus, atme abermals ein und atme vollständig aus. Halte den Atem ausgeatmet und spanne mul bandh an.

Kommentar:

I. Die erste Übung ist sehr gut zur Blutreinigung und Energiespende.

II. Die zweite ist für das seelische Gleichgewicht. Wenn Du morgens aufstehst und das Gefühl hast, "mit dem linken Fuß zuerst" aufgestanden zu sein, dann wird Dich diese Übung wieder ins Gleichgewicht bringen.

Anfänger-Übung I

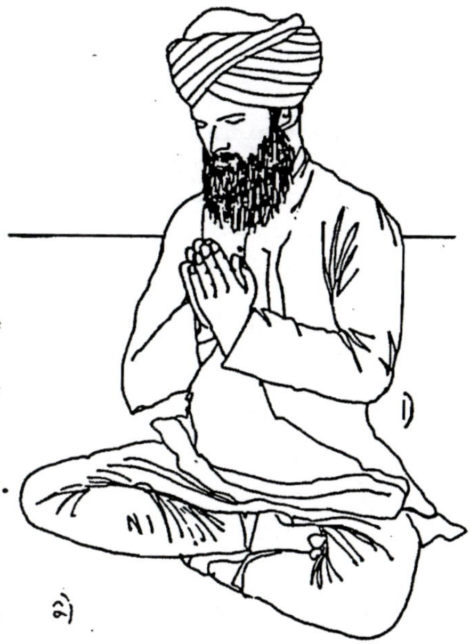

1) Sitze im Schneidersitz. Lege die Handflächen vor der Brust zusammen, die Finger zeigen nach oben. Schließe die Augen und konzentriere Dich auf das "dritte Auge". Lasse nur positive Gedanken zu. Nimm Dir vor, gesund, glücklich und heil zu sein.
Setze diese Übung 7 Minuten lang fort.

2) Lege Dich auf den Rücken. Strecke die Zehen nach vorn. Atme 5 Minuten lang und tief. Dann entspanne 2 Minuten.

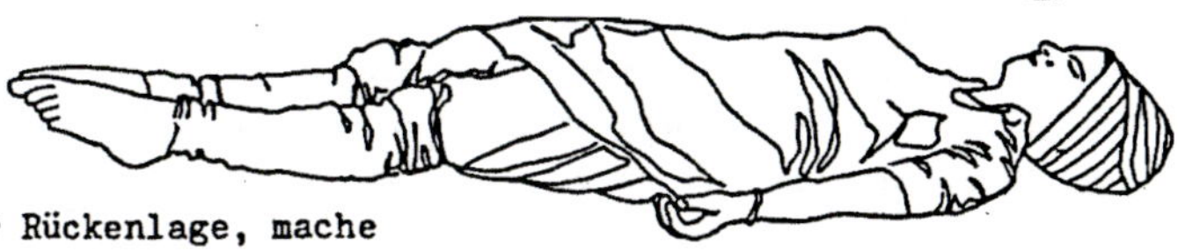

3) Bleibe in der Rückenlage, mache 1 Minute Feueratem, dann atme ein, halte den Atem 15 Sekunden. Atme 8mal lang und tief durch. Wiederhole diese Reihenfolge noch 3mal.

4) Entspanne vollständig 2 Minuten.

5) Liege auf dem Rücken. Strecke die Zehen nach vorn. Hebe beide Beine ca. 15 cm vom Boden und atme dabei tief ein. Halte die Stellung 15 Sekunden. Lege die Beine langsam wieder auf den Boden. Wiederhole diese Reihenfolge 5mal.

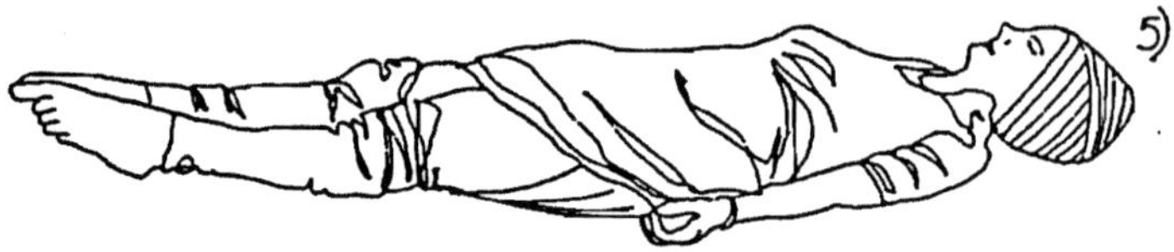

Kommentar:

Dies ist ein einfacher Übungssatz, den Anfänger leicht durchführen können. Das Atmen soll die Lungen und das Zwerchfell leicht dehnen und das Nabelzentrum anregen. Die Anregung dieser beiden Energiequellen erlaubt eine tiefe Entspannung. Diese Übungsreihe eignet sich ausgezeichnet zur Lösung der Spannungen eines normalen Alltags.

Anfänger-Übung II

1) Sitze auf der linken Ferse. Strecke das rechte Bein bis in die Zehen nach vorn. Beuge den Oberkörper vor und fasse mit beiden Händen die rechten Zehen; halte dabei die Wirbelsäule so gerade wie möglich und schaue die Zehen an. Bleibe 2 Minuten in dieser Stellung, dann mache 1 Minute Feueratem. Wechsle die Beine und wiederhole die Übung. Entspanne 1 Minute.

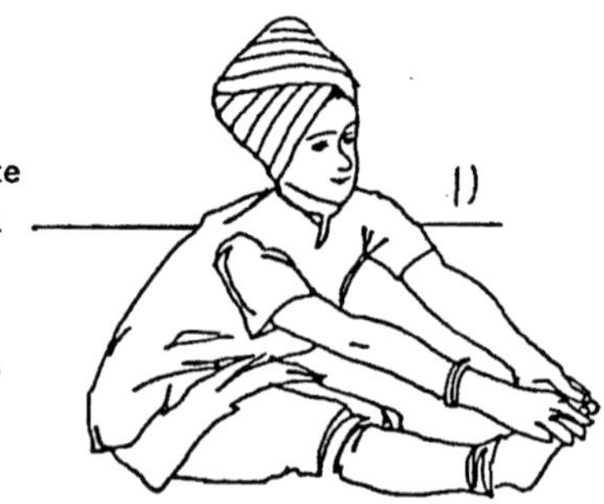

2) Liege auf dem Bauch. Greife die Fußgelenke und ziehe Dich zu einem Bogen hoch. Mache 2 Minuten Feueratem. Dann entspanne flach auf dem Boden.

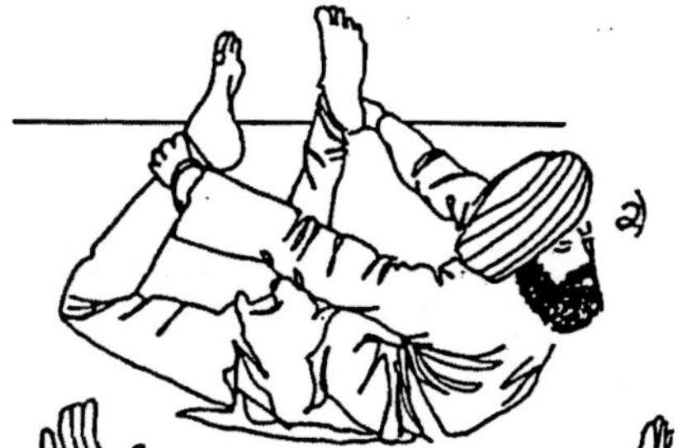

3) Setze Dich zwischen die Fersen (Zölibat-Haltung). Hebe die Arme 60° über die Horizontale, die Handinnenflächen zueinander gekehrt. Gehe mit dem Atmen auf und ab, erhebe Dich beim Einatmen auf die Knie und setze Dich beim Ausatmen wieder zwischen die Beine. Nach 1 Minute atme kräftig aus. Spanne mul bhand an. - Wiederhole das Ganze noch einmal.

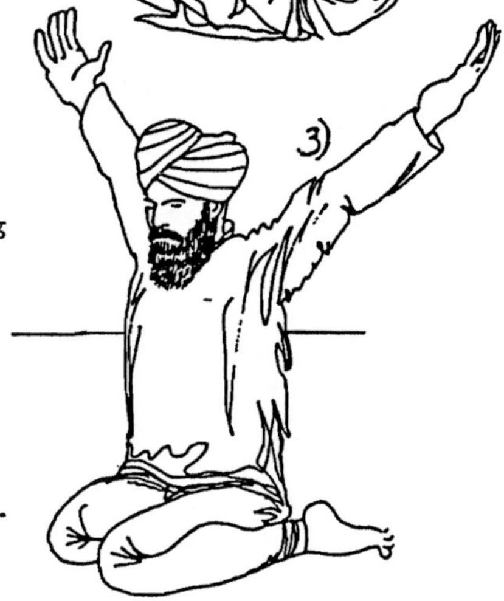

4) Stehe auf. Stelle Dich auf die Zehenspitzen. Strecke die Arme nach oben. Recke Dich so hoch es geht. Federe 5 Sekunden lang auf und ab. Setze Dich in den Schneidersitz. Versuche, langsam und ohne die Hände zu benutzen, aufzustehen. Wiederhole diese Übung noch 2 Minuten.

5) Sitze im Schneidersitz, die Hände in gyan mudra. Versenke Dich 5 Minuten lang.

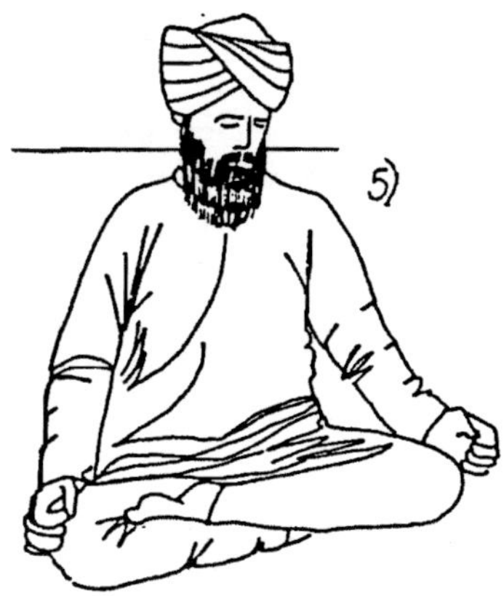

Kommentar:

Diese Übungsreihe setzt sexuelle Energie in meditative Energie um. Die Nerven in den Oberschenkeln werden gestärkt, die die sexuellen Potenzen regulieren. Die Übungen 1 und 2 geben die Kundalini-Energie zur Selbstheilung frei. Für eine weitere Vertiefung kann die Übungsserie 2 bis 3mal wiederholt werden, so daß man ins Schwitzen gerät.

Vorbereitungskriya für Lungen, Magnetfeld & tiefe Meditation

1) Sitze im Schneidersitz. Strecke die Arme gerade über den Kopf, mit den Handflächen zusammen. Wölbe die Wirbelsäule so weit hinauf und zurück wie möglich. Beginne, lang und tief zu atmen, während Du mit dem Mund pfeifst beim Ein- und Ausatmen. (5 Minuten). Dann entspanne.

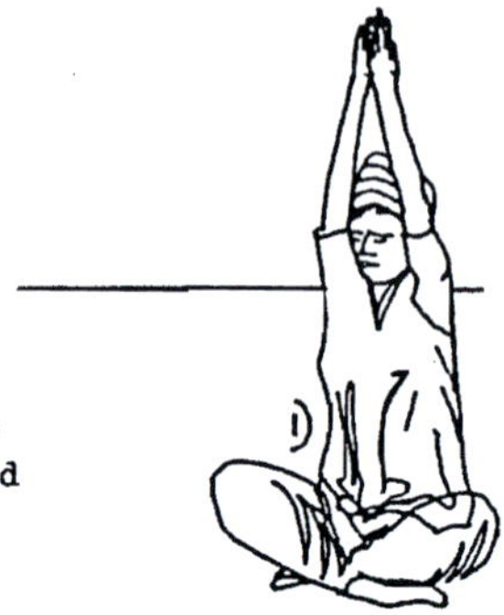

2) Strecke die Arme nach vorn aus, die Finger ineinander gefaltet, mit den Handflächen nach außen.(2A). Atme aus und bringe die Hände zur Brust (2B), atme ein und strecke die Arme wieder gerade aus.
Mache diese Übung 2 Minuten mit relativ schneller Bewegung. Dann atme ein, strecke die Arme gerade aus, Finger verschränkt, Handflächen nach außen (2A). Halte den Atem und bringe die Arme über den Kopf (2C). Bringe die Arme danach wieder zurück parallel zum Boden (2A). Atme aus und bringe die Hände zur Brust (2B). Atme ein und strecke die Arme wieder geradeaus (2A).
Wiederhole diese Reihenfolge für 2 Minuten.

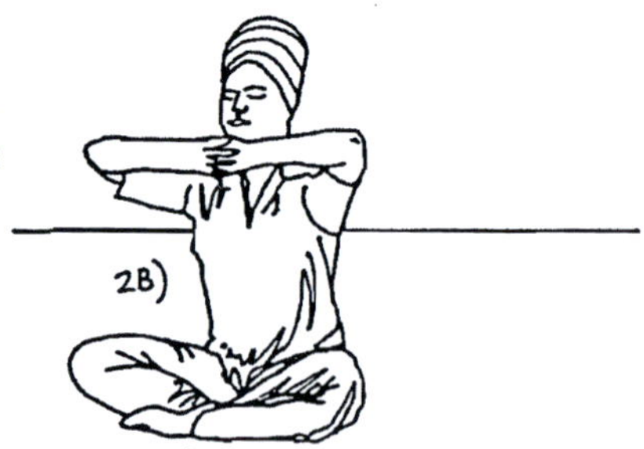

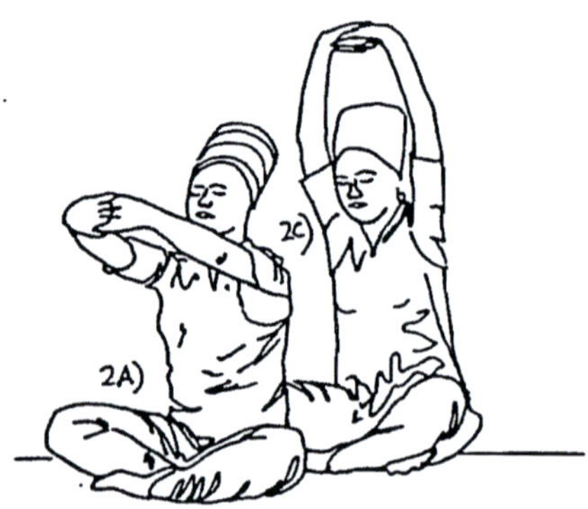

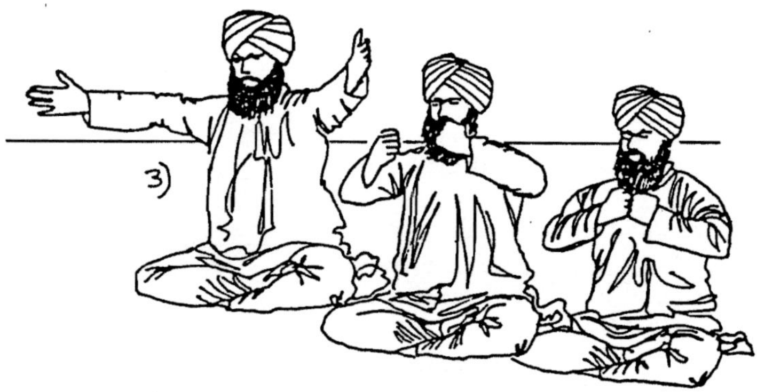

3) Strecke die Arme, ohne Pause, im Winkel von 60° zueinander. Atme ein und balle langsam die Fäuste. Halte den Atem und bringe die Fäuste mit Spannung zur Brust. Atme aus und lasse die Spannung gehen. Wiederhole 3 Minuten und behalte während der Übung einen ärgerlichen Gesichtsausdruck bei.

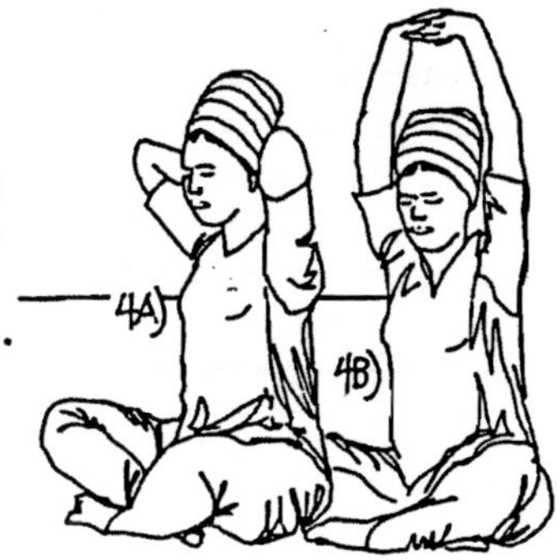

4) Bringe die Hände hinter den Nacken, die Finger ineinander verschränkt, Handflächen nach oben (4A) Atme ein und strecke die Arme über den Kopf (4B). Atme zum Nacken hinunter aus. (2 Minuten).

5) Strecke die Arme über den Kopf, Handflächen zusammen, Daumen gekreuzt. Atme ein und drehe Dich dabei nach links, atme aus und drehe Dich nach rechts. (2 Minuten).

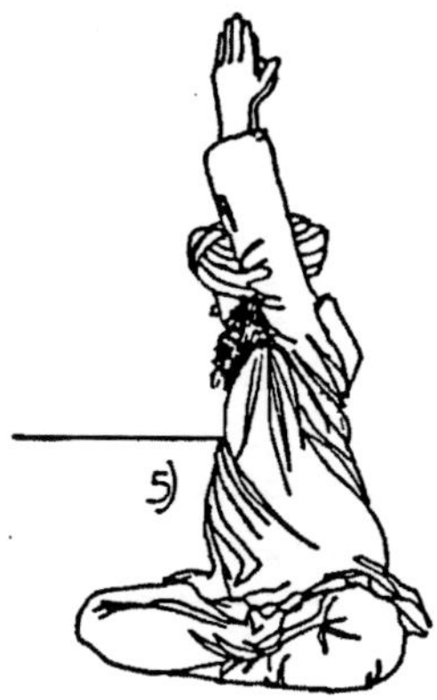

6) Verschränke die Finger vor der Brust, Handflächen nach unten (6A). Atme ein und bringe die Hände in Augenhöhe (6B). Beim Ausatmen bringe sie zurück in Brusthöhe (6A). (2 Minuten).

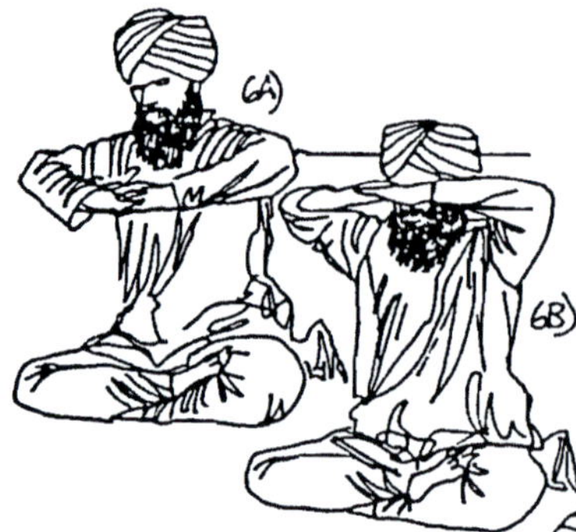

7) Lege die Hände auf die Schultern, Daumen nach hinten, Finger nach vorn (7). Atme ein und drehe Dich dabei nach links, atme aus und drehe Dich nach rechts. (2 Minuten).

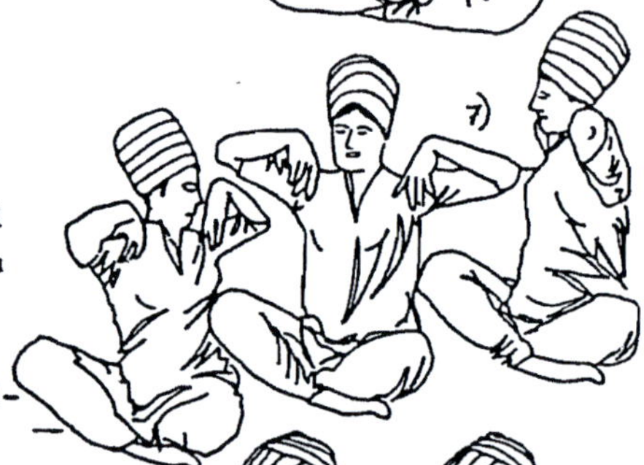

8) Sitze im Schneidersitz. Lege die Hände auf die Knie (8A). Atme ein und ziehe beide Schultern hoch (8B). Beim Ausatmen bringe die Schultern wieder herunter (8A). (2 Minuten). Dann biege in derselben Haltung die Wirbelsäule beim Einatmen nach vorn, beim Ausatmen zurück. Ebenfalls 2 Minuten.

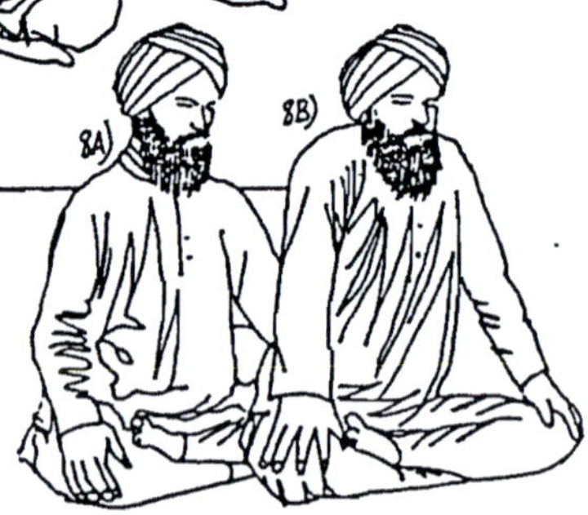

9) Rolle die Augen soweit wie möglich nach oben. Konzentriere Dich auf den obersten Punkt des Kopfes (Fontanellenpunkt). Meditiere 15 Minuten.

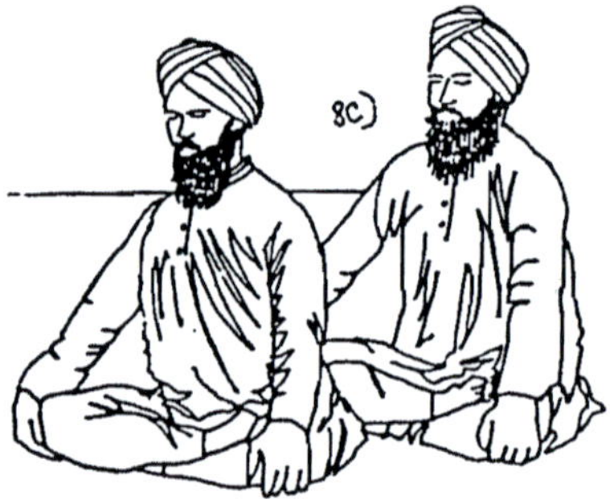

Kommentar:

Diese Kriya beginnt mit der Reinigung des Blutes und der Ausdehnung der Lungenkapazität. Dann wird der Kreislauf angeregt. Die Sekrete der Schild- und Nebenschilddrüse gelangen mit in den gesteigerten Kreislauf und das obere Magnetfeld des Körpers wird erweitert. Diese Kriya ist eine ausgezeichnete Vorbereitung für Anfänger, um tiefe Meditation zu lernen.

MEDITATION

Meditation

Kreative Meditation, Individuelle und universale Harmonie

von
Siri Singh Sahib Bhai Sahib Harbhajan Singh Khalsa Yogi Ji(Yogi Bhajan)

Ein großes Interesse an Meditation ist derzeit in Amerika, Westeuropa und vielen anderen Ländern weit verbreitet; aber ebenso weit verbreitet sind Unwissenheit und falsche Vorstellungen darüber. Ich möchte dieses Thema nun einmal gründlich behandeln. Unsere Aufgabe besteht darin, Euch in Universitäten ein umfassendes Wissen darüber zu vermitteln, damit Ihr wißt, wonach Ihr eigentlich sucht. Danach könnt Ihr dann Eure eigene individuelle Methode auswählen. Weiß irgendjemand, was Meditation überhaupt ist?

Antwort aus dem Publikum (AP): "Es ist so etwas wie Zur - Ruhe-Bringen des Geistes, ein Loslösen der Gedanken vom Alltag, damit sie ungehindert strömen können."

AP: "Es ist Konzentration."

S: "Das ist ein Teil davon. Sonst noch jemand?"

AP: "Es ist eine vollständige Entspannung von alltäglichen Aufregungen."

S: "Kommt, kommt, alle machen mit!"

AP: "Es ist eine neue Bewußtseinsebene, eine tiefergehende Bewußtseinsebene. Es ist nicht die gleiche Bewußtseinsstufe, auf der wir uns befinden, wenn wir unseren normalen Tätigkeiten nachgehen und uns mit alltäglichen Vorkomnnissen auseinandersetzen."

AP: "Es bedeutet, rezeptiv zu werden."

S: "Ihr habt alle einen Teilaspekt der Meditation genannt. Gebet bedeutet, daß der Geist vollkommen auf einen Punkt ausgerichtet ist und der Mensch mit der Unendlichkeit kommuniziert. Meditation bedeutet, daß das Bewußtsein vollkommen rein und rezeptiv wird und die Unendlichkeit mit dem Menschen kommuniziert. Das bedeutet Meditation. Bei der einen spricht der Einzelne zur Unendlichkeit, bei der anderen spricht die Unendlichkeit zum Einzelnen. Alle anderen Stufen sind Vorbereitungen zur Meditation.

Sicherhabt Ihr dieser Tage viel von transzendentaler Meditation, von integraler Meditation und von vielen anderen Meditationen gehört. Wenn Ihr Senfkörner verkaufen wollt, könnt Ihr sie "Gelbe Senfkörner" nennen, oder "Sun Valley Senfkörner" "Kalifornische Senfkörner"... Aber das Senfkorn ist immer noch ein Senfkorn. Der Meditation hat man viele verschiedene Namen gegeben. Ähnlich verhält es sich mit Yoga: die Methoden zur Aktivierung waren alle unterschiedlich; man gab Ihnen verschiedene Namen: Hatha Yoga, Raja Yoga, Bhakti Yoga, Shakti Yoga, Gyan und Karma Yoga - sie alle verfolgen das gleiche Ziel: sie wollen die schlafende Kraft der Unendlichkeit im Menschen aktivieren. Das ist alles! Es gibt aber einen kleinen Unterschied. Angenommen, man will nach San Francisco; man kann Straße 1 oder 5 nehmen, im Flugzeug, mit der Bahn oder im Lastwagen, oder auch per Anhalter fahren. Der Endzweck ist, San Francisco zu erreichen.

Zu Fuß schafft man es in 2Monaten, in 1 Monat oder in 20 Tagen; per Anhalter dauert es 2 Tage; per Eisenbahn dauert es 1 oder 2 Tage; per Auto dauert es 8 oder 10 Stunden; per Flugzeug 45 Minuten. Auf Straße 1 brauchst Du 10 Stunden, auf Straße 5 6 1/2 Stunden.

Es stimmt, der Mensch trägt eine unendliche Kraft in sich, die er durch die Yogamethoden erschließen kann. Viele dieser Yogamethoden sind hier vertreten, so wie es auch viele Reisemöglichkeiten gibt. Bei einer Methode braucht man 30 Jahre, bei der andern nur 30 Tage. Der Unterschied besteht nur in der erforderlichen Zeit und in der Methode.

Die beste Art der Meditation ist die kreative. Die Logik, die dahinter steht, ist, daß der Geist hauptsächlich auf den Intellekt eingestellt ist. Der Intellekt bringt Gedanken hervor und noch mehr Gedanken, die Deinem Gefühlsleben und Temperament entsprechen. Sie werden zu Wünschen und die Wünsche wiederum veranlassen den Körper, Kreativität hervorzubringen, die zur Erreichung des Gegenstandes oder Zieles führen. Diese Kreativität ist die fundamentale Triebkraft in unserem Leben.

Ich hatte einmal vor, ein Gebäude zu mieten. Meine Mitarbeiter sagten: "Nein, wir wollen eine feste Adresse haben. Wir wollen nicht mieten. Wir werden umziehen müssen, und später werden wir wieder umziehen müssen und so fort." Gott schickte uns jemanden, der dieses Grundstück auf der Preuss Road fand; also kaufte ich es. Nachdem wir es gekauft hatten, steckten wir alles hinein, was wir zu geben hatten; gemeinsam entwickelten wir ein Konzept und handelten danach. Unser ganzes Interesse galt nun der Frage: 'Was ist die beste Atmosphäre, was sind die besten Umstände und in welcher Weise sind sie schöpferisch?' Wir widmeten dem Projekt unsere ganze Energie in Ruhe und Gelassenheit; das Ergebnis ist dieses schöpferische Haus und die Atmosphäre, in der wir heute unterrichten.

Man kann ohne Meditation nicht leben. Vorstellung und Handlung vermischen sich ineinander, um so auf die Einstellung der Persönlichkeit zu wirken. Das bedeutet Meditation. Du stellst eine Verbindung her zwischen Deinem Handeln als Einzelner, der Du an Raum und Zeit gebunden bist und Deiner Vorstellungskraft. Die Frage ist, ob Du schöpferisch bist oder nicht. Das wirdden Verlauf Deines Lebens bestimmen. Wenn Du 20 Minuten still sitzt und in Dich gehst, ist das keine Meditation. Das ist ein Bemühen und ein Versuch, Dich auf eine Meditation vorzubereiten. Es ist eine Vorbereitung, aber kein abgeschlossener Vorgang. Meditation ist die schöpferische Kraft, die Deine Existenz mit der des Kosmos in Verbindung bringt. Es ist individuelle Harmonie in Beziehung zur Universalharmonie.

Wenn Du mit einer "lebenden Identität" (einer Wesenheit, die Identität durch das Gleichgewicht von Individuum und Kosmos gewonnen hat) in Kontakt kommst und dabei an die Unendlichkeit denkst - das ist Gott. Wenn Du einem guten Menschen begegnest und Erfüllung fühlst - das ist göttlich. Immer wenn Du einem lebenden Wesen begegnest, das Dir ermöglicht, Deinen Bewußtseinsstand zur Unendlichkeit hin auszuweiten, erlebst Du Gott. Gott ist kein Mensch. Die 3 Buchstaben von Gott (englisch G-C-D) vertreten das schöpferische (generating = G), das erhaltende (organizing = O) und das auflösende (destroying = D) Prinzip der Allmacht.Man nahm den ersten Buchstaben jedes dieser Wörter und schuf das Wort Gott (GOD). Die Hindus sprechen von Brahma, der das Leben gibt; von Vishnu, dem Gott, der erhält und Shiva, dem Gott, der zerstört, wieder auflöst. Die Hindus beten sie in Form von Gottheiten an. Wir haben das eine Wort Gott (God), was die gleiche Sache repräsentiert.

Alle Kirchen und Tempel, alle Synagogen und andere heiligen Stätten sind geheiligt, weil sich hier ganze Gemeinden versammeln und gemeinsam die Beziehung zur Unendlichkeit suchen. Deshalb sind sie alle wunderbar; sie haben alle keinen anderen Zweck. Sie sind Stätten schöpferischer Kräfte durch göttliche Meditation."

AP: "Ich werde verwirrt, wenn Sie sagen...."

S: "Bedenke zuerst, daß Du mit den Worten 'Ich bin verwirrt' eine Schwingung herstellst, die Dich wirklich verwirrt. Bediene Dich keiner negativen Worte. Das ist eine unschöpferische Meditation mittels einer schöpferischen Fähigkeit. Die folgenden drei Redensarten solltest Du nie gebrauchen: 'Ich bin verwirrt', 'Ich weiß nicht', 'Ich kann es nicht'.

In einer Person gibt es immer 2 parallel laufende Neigungen: Der Drang zum Selbstmord und der Drang zum Leben. Der höher entwickelte Geist wird durch das Streben nach

Leben motiviert und gibt sich nicht dem selbstzerstörerischen Trieb hin. Ich fühle, daß es mein Recht ist, zu leben, weil ich von der Unendlichkeit erschaffen wurde, die Schöpfer ist. Welches Bestreben die Oberhand behält, hängt davon ab, welches Du durch Deine Meditation und Worte selbst wählst.

Ohne schöpferische Meditation empfindet der Mensch seine Aufgabe und sein Leben als Bürde. Das Gesetz des Nichtverhaftetseins wird für einen Menschen nicht wirksam, wenn er nicht schöpferisch ist. Behalte dieses Gesetz. Was ich erkläre, ist das Geheimnis der Spiritualität. Schöpferische Meditation ist Meditation in einer Handlung, die Dich mit der Unendlichkeit verbindet.

Nichtverhaftetsein bedeutet nicht, daß Du mit einem Lendentuch bekleidet und dem Bettelnapf in der Hand umherziehst und Dich von der Welt lossagst. Nichtverhaftetsein erwächst aus schöpferischer Aktivität. Wenn Du nur einige Dinge schaffst, wirst Du Dich an sie gebunden fühlen. Wenn Du aber ständig schöpferisch tätig bist, wirst Du Dich frei fühlen. Du bist in viele Angelegenheiten verwickelt gewesen und hast Erfolg und Mißerfolg kennengelernt. Dies hat Dich in einen Zustand des Verhaftetseins gebracht, der Dich einengt. Gott hat den Menschen nicht so geschaffen, daß er sich Grenzen setzen soll. Der Mensch ist nicht geboren, um eingeschränkt zu sein. Tod und Leben bedeuten nichts für den, der jeden Augenblick seines Lebens glücklich, schöpferisch und voller Freude verbringt."

AP: "Kann man seinen eigenen Emotionen nicht verhaftet sein?"

S: "Warum sollte man den eigenen Emotionen nicht verhaftet sein? Du brauchst Dich ihrer nicht zu entledigen und Du brauchst sie auch nicht zu haben. Du kannst sie ganz einfach beobachten. Laß sie kommen und laß sie gehen. Was kommt, sollte gehen. Die Emotionen sind kein Beweis dafür, daß man am Leben ist. Um das herauszufinden, sollte man seine Nase beobachten. Wenn der Atem hereinkommt und wieder hinausgeht, dann bist Du noch am Leben.

Du willst fühlen, ich weiß. Aber hast Du jemals daran gedacht, daß Du schön bist, daß die ganze Welt Dir das sagen möchte? Wenn Du erst einmal eingesehen hast, daß Du unschätzbar bist, brauchst Du keine Wertschätzungen mehr zu machen. Wertung kommt vom Verhaftetsein. Wir drücken uns gegenseitig einen Stempel auf, weil wir ein begrenztes Selbst haben. Doch in Wahrheit ist jeder unschätzbar. Wo liegt die Begrenzung eines Menschen? Seine Begrenzung liegt in seinem Verhaftetsein. Der Mensch ist grundsätzlich unbegrenzt, weil seine Seele unbegrenzt ist. Der Mensch ist grundsätzlich unbegrenzt, weil sein Geist unbegrenzt ist. Diese Struktur ist begrenzt, aber unschätzbar. Niemand kann etwas derartiges produzieren. Schöpferische Meditation bedient sich dieser Struktur in Beziehung zum Kosmos.

Weißt Du, wie die Dinge auf dieser Erde vonstatten gehen? Die Wissenschaft wird vielleicht in 1000 Jahren herausfinden, daß der Klang des Lebens von der Sonne kommt. Jener Klang ist die Existenz des Atoms. Dann werden sie herausfinden, daß wir eine kleine Sonne in uns haben. Darum ist unsere Existenz auch die Existenz des Atoms, und wir können Einfluß auf das Universum ausüben, genauso, wie das Universum Einfluß auf uns ausübt. Jeder Mensch glaubt, er wisse alles; ohne zu wissen, was er weiß. Das ist das Geheimnis des Lebens. Wir alle wissen, wie erfolgreich wir sein können, ohne zu wissen, was Erfolg ist. Weiß irgendjemand, was Erfolg ist?"

AP: "Das Gegenteil von Mißerfolg."

S: "Das ist die richtige Antwort. Glaubt Ihr, daß Reichtümer Euch erfolgreich machen? Ich kann Euch die Telefonnummer von reichen Leuten geben, die viel Geld und Bequemlichkeiten haben. Alles, was sie sich wünschen, ist schlafen zu können. Falls Ihr glaubt, daß Macht Erfolg bedeutet, kann ich Euch auch Telefonnummern von mächtigen Leuten geben. Sie fühlen sich wie ein Gott, wenn sie Zeit zum Essen oder Entspannen finden. Es ist eine seltsame, eigenartige Welt. Ich habe alles, was ein normaler Amerikaner sich vorstellen kann, aber ich bin dennoch frei.

Wir sind so an Dinge gebunden! In der Regenzeit geraten wir aus der Fassung, als wären wir aus Papier und könnten jeden Augenblick aufweichen. Wenn es Sommer wird, kommen wir wieder durcheinander. Was würde passieren, wenn es keinen Sommer gäbe? Jemand sagte zu mir: "Oh, der Frühling kommt. Jetzt kommt auch der Heuschnupfen." In dem Augenblick, wo der Frühling kommt, denken die Leute an Heuschnupfen. Niemand denkt daran, wie schön es im Frühling ist, wenn alles in Blüte steht.

Wenn Dein Geist vollständig schöpferisch ist, wird Dir nichts passieren, was nicht seinen Zweck hätte. Nichts wird Dich an den Zyklus von Sorgen und Schmerzen binden. Erfolg wird zu einer unterbewußten Gewohnheit werden. Schöpferische Meditation ist, wenn der schöpferische Geist sich als Teil des Universums akzeptiert. Dann wird das ganze Universum ein Teil von Dir. Ein schöpferischer Geist weiß, daß er schöpferisch sein kann, wo immer er sich auch befindet. Wenn Du ein Teil des Universums wirst, wird das Universum ein Teil von Dir. Das ist schöpferische Meditation - von Minute zu Minute, von Augenblick zu Augenblick, von Wesen zu Wesen, von Ort zu Ort, von Atemzug zu Atemzug. Jeder Atemzug, der in Dich hineinströmt, strömt dem göttlichen Willen gehorchend und strömt wieder heraus, dem göttlichen Willen gehorchend. Also worüber machst Du Dir Sorgen?

Wer von Euch hat die Fähigkeit,

zu atmen? Was bedeutet Euch der Atem? - er bedeutet Leben. Er ist Leben. Leben ist ein bindu, ein Punkt. Er hat Vitalität und Energie bekommen, um sich in Länge und Breite im Bereich der Zeit bis zu einer gewissen Entfernung auszudehnen. Sein Strahlen hängt von seiner eigenen Schwingung ab. Wenn deine Schwingung universell ist, bist Du ein universeller Mensch geworden. Wenn sie national ist, bist Du ein nationaler Mensch. Wenn Du eine Stadt- Schwingung hast, bist Du ein Stadtmensch. Wenn Du klein bist, bist Du ein kleiner Mensch. Die Entscheidung liegt bei Dir. So weit reicht Deine Wahl. Wenn Du Deinen Geist wachsen läßt, wächst Du selber. Wenn Du Deinem Geist Grenzen setzt, bist Du selbst begrenzt.

Du hast keine Kontrolle über Dein Leben und der Geist gehorcht Dir nicht; aber es gibt doch etwas, was dem Geist gehorcht. Das ist die Art des Atmens. Der Geist weiß, daß wenn der Körper keinen Atem bekommt, er nichts mehr mit ihm zu tun haben wird. Wenn der Atem lang, tief und langsam ist, bleibt das Bewußtsein beständig und gesammelt. Geht er jedoch schwer, schnell und oberflächlich, ist das Bewußtsein unkonzentriert und schwirrt in alle Richtungen.

Normalerweise atmet man 15 mal in der Minute. Wenn man sich darauf trainieren kann, 8 mal in der Minute zu atmen, bringt man dadurch sein Gemüt und seine Projektionen unter Kontrolle. Dies ist die schöpferischste aller Meditationen. Erweitere Deinen Geist und werde bewußt Teil des ganzen kosmischen Geschehens. Werde schöpferisch, ungebunden und sorgenfrei; aber nicht sorglos. Mache Dir die Meditation zu eigen als goldenen Pfad zur Unendlichkeit, den man täglich neu und mit großer Beharrlichkeit beschreiten muß.

LAYA YOGA
Meditation

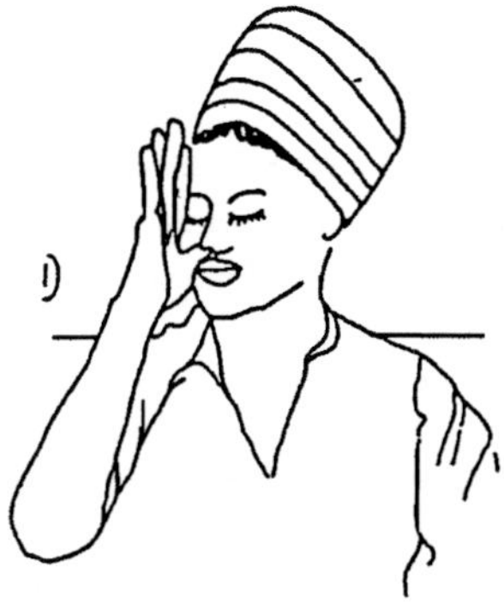

1) Sitze mit geradem Rücken im Schneidersitz. Mit dem rechten Daumen verschließe das rechte Nasenloch. Beginne, durch das linke Nasenloch zu atmen. Schliesse die Augen und dirigiere die Energie im Körper hinauf und hinunter, während Du 1o lange Atemzüge machst; danach mache das gleiche mit dem anderen Nasenloch. Wiederhole den Zyklus 2 Minuten lang.

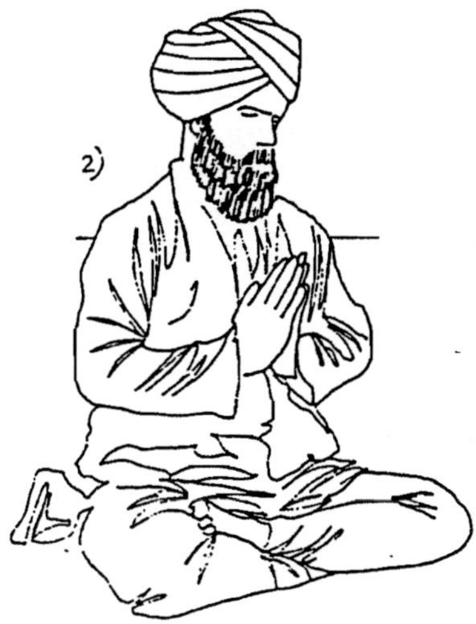

2) Lege die Handflächen aneinander und nimm die Hände vor der Brust zusammen - etwa in der Höhe des Herzens und ca. 7 1/2 cm über dem unteren Ende des Brustbeins. Drücke leicht gegen die Brust. Atme 2 Minuten lang und tief, dann 1 Minute Feueratem.

3) Strecke die Arme so über den Kopf, daß sie einen Winkel von 6o° miteinander bilden. Die Hände sind dabei in gyan muira. 2 Minuten langer tiefer Atem.

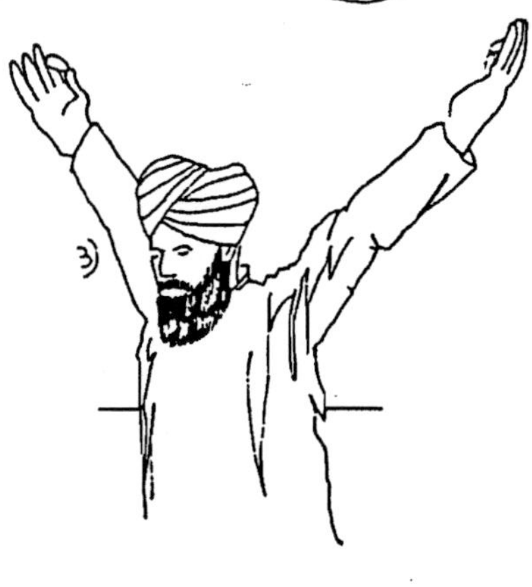

4) Behalte die Hände in gyan mudra, laß die Arme herunter und lege sie an den Handgelenken auf die Knie. Singe den 3 1/2-Zyklus "Dreh-Chant". Spanne mul bandh an. Mit dem Atem laß den Klangstrom an der Wirbelsäule entlang nach oben kreisen. Löse Dich und verliere Dich in dem Wirbel. Mache Dir ein Bild davon, wie der Klang von der Wurzel des Rückgrats bis zum Scheitel kreist. Gebrauche dabei das Adi Shakti Mantra EK ONG KAR-A, SAT-A NAM-A, SIRI WHA-A HE GURU. Bei EK zieh den Nabel ein. Bei "A" die Zwerchfellschleuse (Uddiyana bhand). Bei HE GURU laß die Schleuse los. (11 - 31 Minuten)

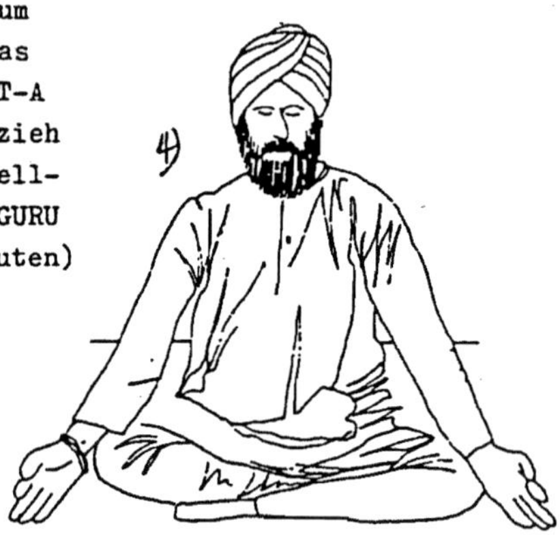

Kommentar:

In uns sind zwei Stimmen: eine ist die Stimme des Ego, die andere die Stimme der Seele. Rechtfertige Dich vor Gott, nicht vor anderen. Sei Dir immer dessen bewußt, daß es zwischen Dir und dem Schöpfer eine Bindung gibt.

Wenn Du es schaffst, Dich von jeder Negativität fernzuhalten, lebst Du wie Gott auf Erden. Durch diese Meditation kann man sich im Klangstrom verlieren. "Meditiere und erlebe Gott 4o Tage lang, und du wirst frei sein."

"SAT NAM" Meditation in sieben Lautfolgen

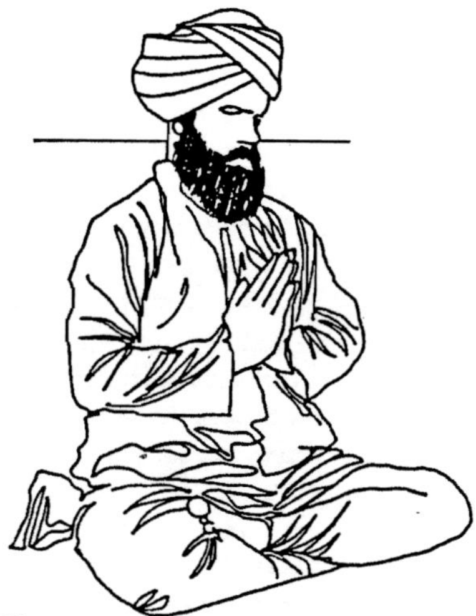

Sitze im Schneidersitz. Lege die Handflächen fest aneinander und so an die Brust, daß die Daumen die Mitte des Brustbeins berühren. Mit geschlossenen Augen richte Deine Konzentration auf das "dritte Auge" (den Punkt zwischen den Augenbrauen). Atme tief ein. Beim Ausatmen chante das Mantra nach dem "Siebener Gesetz" oder dem "Gesetz der Gezeiten". Laß SAT in 6 Schwingungen vibrieren und laß NAM die 7. sein.

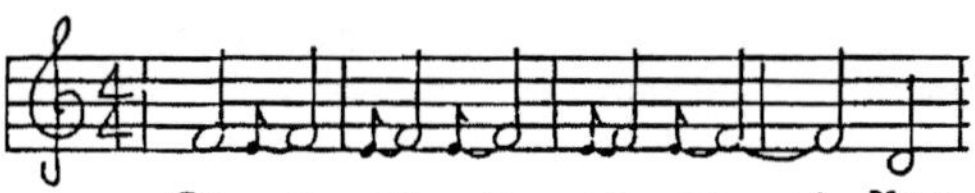

Bei jeder Schwingung schlängle den Ton durch die Chakras, angefangen am Steißbein. Bei NAM laß die Energie und den Ton von dem 7. Chakra am Scheitel durch die Aura ausstrahlen. Während der Ton die jeweilige Chakra durchdringt, zieh die entsprechende Stelle am Körper leicht an. Das erste Zentrum ist im Rectum, das 2. bei den Geschlechtsorganen, das 3. beim Nabel, das 4. beim Herzen, das 5. beim Hals, das 6. zwischen den Augenbrauen und das 7. am Scheitel. (15 Minuten lang).

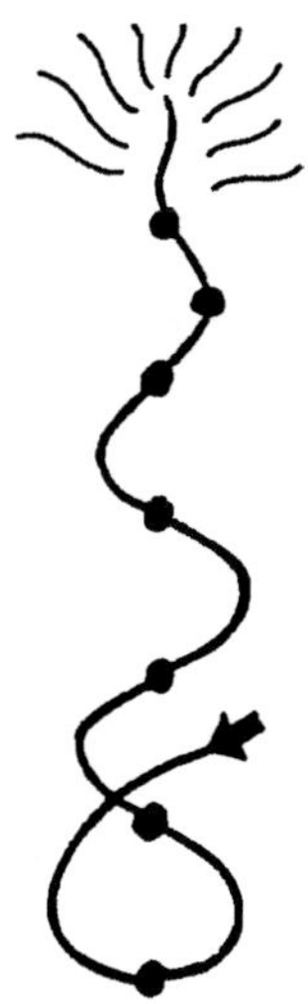

Kommentar:

Wenn Du die Meditationszeit allmählich verlängerst, bis zu 31 Minuten um 6 Sekunden pro Tag, wird der Geist dadurch geläutert, wie der Strand von den Wogen des Meeres reingespült wird.

Dies ist eine Bij (Saat) Mantra Meditation. Bij Mantras wie SAT NAM sind die einzigen Klänge, die im Unterbewußtsein das Schema der Verhaltensmuster neu ordnen können. Wir alle unterliegen Verhaltensmustern . Ohne diese könnten wir nicht leben und wirken, aber manchmal sind die Verhaltensmuster,die wir geschaffen haben, nicht erwünscht. Wir haben uns verändert, also wollen wir auch unsere Gewohnheiten ändern. Wenn wir den Klangstrom SAT NAM auf diese Weise zum vibrieren bringen, aktivieren wir die geistige Energie, die Gewohnheiten auslöscht und neu schafft. Folglich ist diese Meditation gut als Einführung in Kundalini Yoga geeignet. Sie öffnet den Geist für ein neues Erlebnis. Ein Schüler, der schon länger dabei ist, meditiert auch noch so, besonders um die Nachwirkungen der Hetze eines langen Arbeitstages zu überwinden und als Vorbereitung auf eine andere tiefe Meditation. Nachdem Du dieses Mantra gechantet hast, fühlst Du Dich beruhigt, entspannt und heiter. Stelle Dir vor ,daß Du die Vitalenergie die gesamte Länge des Beines entlang bis zum Rektum (Enddarm) ziehst. Lasse die Energie um die Öffnung des Afters kreisen. Atme tief ein - ziehe den After einwärts und laß ihn wieder locker. Fahre mit diesem rhythmischen Einwärtsziehen und Lockerlassen fort, dann atme aus.

Wiederhole den Zyklus: Atme ein und stell Dir vor, daß Du die Energie von den Zehenspitzen zum After ziehst. Ziehe den After jedesmal ein wenig höher.

RAJA YOGA Meditation mit MAHA BANDH

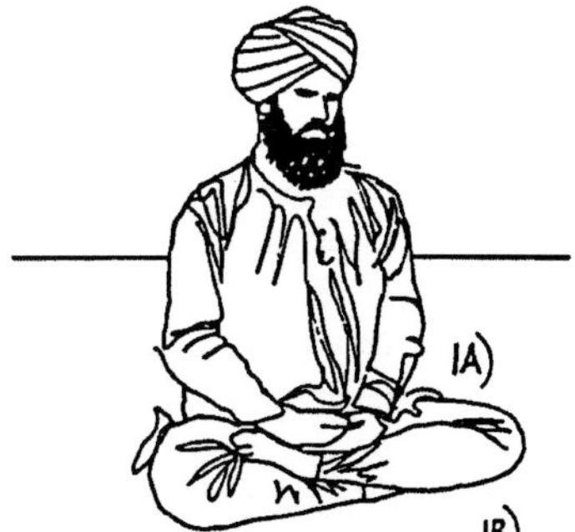

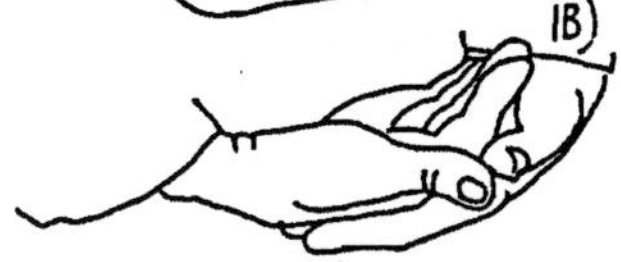

1) Sitze im Schneidersitz. Das Rückgrat muß vollkommen gerade sein. Lege beide Hände locker in den Schoß, die Handflächen nach oben (1A). Frauen legen die linke Hand in die Rechte, Männer umgekehrt (1B). Schließe die Augen und konzentriere Dich auf das "3. Auge". Jetzt richte Deine Aufmerksamkeit auf die Spitzen der großen Zehen.

2) Atme ein und ziehe Geschlechtsorgan und After an. Ziehe sie 5mal pro Atemzug zusammen und hoch.

3) Ziehe Nabel, Geschlechtsorgan und After 5mal pro Atemzug an; versuche das Rückgrat mit dem Nabelpunkt zu massieren. Ziehe das "untere Dreieck" jedesmal etwas höher, bis die Energie zum Zwerchfell hinaufgezogen ist.

4) Atme tief ein und konzentriere Dich auf die göttliche Kraft im Atem. Fühle, wie sie wie eine Rakete zum Zwerchfell schießt, wenn die Schleusen angezogen werden. Hebe die Brust an, damit sich das Zwerchfell heben kann. Atme aus.

5) Atme ein - zieh alle Schleusen und ziehe das Kinn ein zur Nackenschleuse (Jalandhara bhand); konzentriere Dich darauf, die Energie zum Nacken zu dirigieren. Dort wird Hitze entstehen.

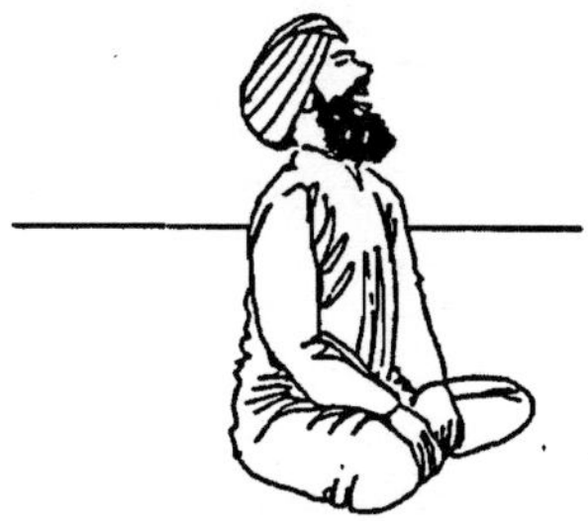

6) Atme ein, ziehe die Energie zum "3. Auge". Spanne alle unteren Schleusen an und drücke die Augen aufwärts. Atme aus.

7) Entspanne, meditiere auf das "dritte Auge"; gehe tief in Dich.

8) Meditiere auf das "dritte Auge" und chante melodisch aus der Tiefe des Rachens am oberen Gaumen:

LA-a-a-a-a-a-a-ah

Bilde einen anhaltenden Ton, immer einatmend, wenn es nötig ist Lausche dem Ton, als käme er aus der Unendlichkeit. Atme nach 5 Minuten tief ein Lehne den Kopf zurück und schaue in den Himmel. Laß den Atem mit einem Lachen heraus. Lache noch 30 Sekunden weiter. Entspanne.

Kommentar:

Teil 1 bis 6 sollten je 5 Minuten lang geübt werden. Teil 7, die Schlußmeditation, kann beliebig lang sein. Das LAAAAH kann bis zu 11 Minuten lang gechantet werden. Am besten ist es, diese Meditation auf täglich 1/2 Stunde bis 1 Stunde auszudehnen.
Raja Yoga ist ein Teil des Kundalini Yoga. In diesem traditionellen Bereich gibt es viele Meditationen. Diese erweckt den "Gott in Dir". Du brauchst Gott nicht zu suchen. Er ist schon in Dir als unendliche unbegrenzte Bewußtheit. Du mußt ihn nur erwecken.
Diese Meditation kann das 3. Auge "öffnen" und Dich eine Wirklichkeit erleben lassen, die man mit Worten nicht beschreiben kann. Raja Yoga bringt den Geist in direkte Verbindung mit der Seele oder dem Selbst. Es gibt keine automatische Steuerung des Geistes außer dem Willen. Allgemein gesehen bringt Kundalini Yoga den Körper in direkte Beziehung zur Seele, so daß der Geist keine andere Wahl hat, als dem Willen gemäß in die Unendlichkeit zu folgen.
Diese Serie bringt das Dich umgebende magnetische Feld in Verbindung mit dem universalen magnetischen Feld. Je bewußter Du Dich in die Meditation vertiefst, umso eine größere Ausdehnung wirst Du erleben. Diese Ausübung wirkt selbst-verändernd und lenkt Deine bewußte Energie.

KIRTAN KRIYA

Sitze mit gekreuzten Beinen und geradem Rücken. Meditiere auf Dein drittes Auge und erzeuge die 5 primären Laute oder Panj Shabad - S, T, N, M, A.- in ihrer originalen Wortform:

SA - Unendlichkeit, Kosmos, Anfang

TA - Leben, Existenz

NA - Tod

MA - Wiedergeburt

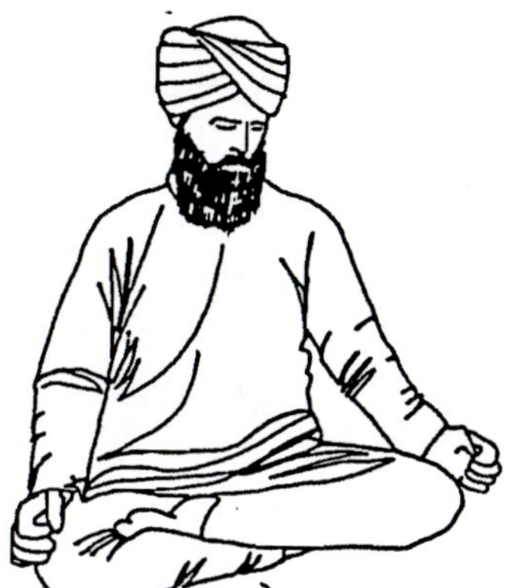
A)

Das ist der Kreislauf der Schöpfung. Aus der Unendlichkeit kommt das Leben und die individuelle Existenz. Aus dem Leben entsteht Tod oder Wandlung. Aus dem Tod entspringt die Wiedergeburt des Bewußtseins zu menschlichem Leben durch seine Anteilnahme und Verbundenheit. Dieser Klangstrom wird musikalisch wie folgt dargestellt:

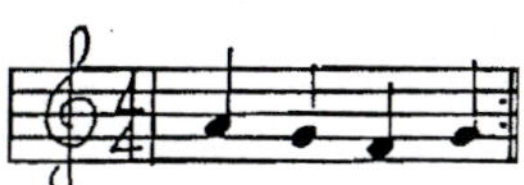

Jede Wiederholung des ganzen Mantras dauert 3 bis 4 Sekunden.

Während des Chantens liegen Deine Hände mit den Handflächen nach oben auf den Knien, wobei Du mit jeder Silbe eine Fingerspitze mit der Daumenspitze zusammendrückst.

Bei SA: Daumen und Zeigefinger
(Jupiter)

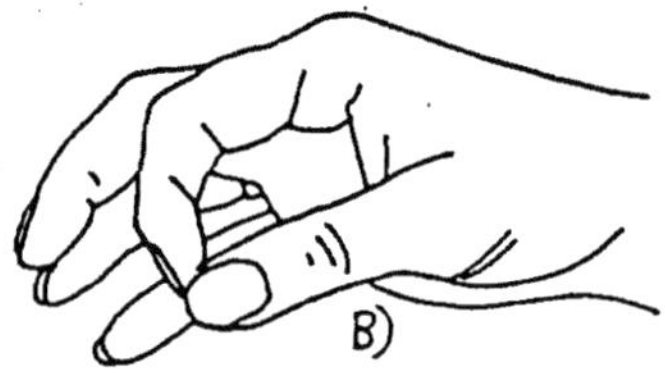

Bei TA: Daumen und Mittelfinger
(Saturn)

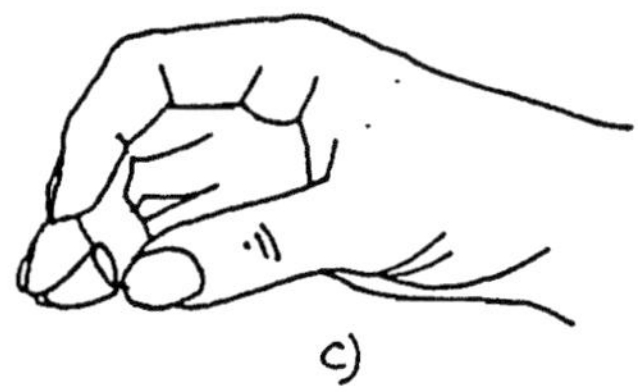

Bei NA: Daumen und Ringfinger
(Sonne)

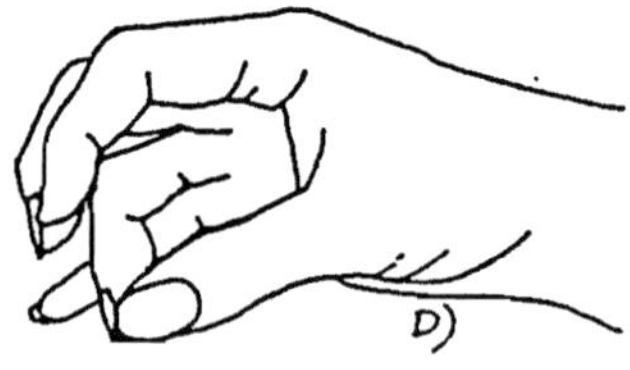

Bei MA: Daumen und kl. Finger
(Merkur)

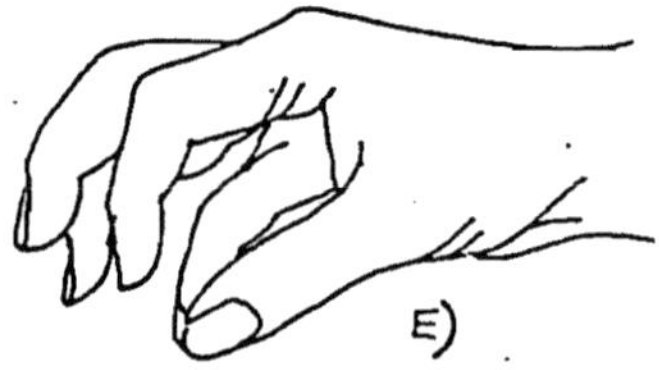

Dann beginne wieder mit dem ersten Finger. Chante in den drei möglichen Sprachformen des Bewußtseins:

Alltägl. Leben - normale oder
laute Sprache
Verliebte - Flüstern
Geistige Ebene - still in Gedanken

Beginne die Kriya in normaler Lautstärke für 5 Minuten, dann flüstere die nächsten 5 Minuten und verinnerliche den Klang noch weitere 10 Minuten. Flüstere wieder 5 Minuten und sprich die letzten 5 Minuten schließlich wieder in normaler Lautstärke. Atme ein und aus.

Um sicher wieder aus der Meditation herauszukommen, streck Deine Arme nach oben und zur Seite, zieh die Wirbelsäule gerade und mach ein paar tiefe Atemzüge. Entspanne.

Kommentar:

Jedesmal, wenn Du mit dem Daumen und einem anderen Finger einen Ring bildest, schließt sich eine Mudra und ihr Effekt "versiegelt" Dein Bewußtsein. Die Wirkungen sind wie folgt:

Stern	Symbol	Finger	Name	Wirkung
Jupiter	♃	1	Gyan Mudra	Wissen
Saturn	♄	2	Shuni Mudra	Geduld, Weisheit, Intelligenz
Sonne	☉	3	Surya Mudra	Lebenskraft, Vitalität
Merkur	☿	4	Bhudi Mudra	Kommunikationsfähigkeit

Die individuelle Psyche erfährt beim Chanten dieses Mantras das völlige geistige Gleichgewicht. Die elektrischen Polaritäten Deines Körpers verändern sich mit dem Zusammenschluß der verschiedenen Fingerkuppen. Zeige- und Ringfinger sind elektrisch negativ in Bezug zu den andern Fingern. Das bewirkt einen (Spannungs-) Ausgleich im elektromagnetischen Feld der Aura.

Wenn Du in der stillen Phase der Meditation unkontrollierbare Gedanken bekommst, fange wieder an zu flüstern, dann sprich laut, flüstere und zurück zur Stille. Mach das so oft wie Du es brauchst.

Die Ausübung dieser Meditation ist sowohl eine Wissenschaft als auch eine Kunst. Kunst auf die Weise, wie das Bewußtsein geformt wird und Sensibilität und allgemeines Verständnis gesteigert werden. Es ist eine Wissenschaft, weil die Ergebnisse dieser Techniken erwiesenermaßen in jedem Fall die gleichen sind. Meditationen haben feststehende Aktionen in Bezug auf ihre Reaktionen in der Psyche. Da sie aber sehr exakt und wirkungsvoll sind, kann es auch zu Schwierigkeiten kommen, wenn sie nicht korrekt ausgeführt werden.

Bei der Kirtan Kriya kann man unter Umständen Kopfschmerzen bekommen. Gewöhnlich ist eine schlechte Zirkulation des Prana im Sonnengeflecht dafür verantwortlich. Um dieses Problem zu vermeiden oder zu korrigieren, falls es schon geschehen ist, mußt Du bei den fünf primären Klängen auf die "L"-Form meditieren. Die "L"-Form bedeutet, daß Du bei der Meditation einen ständigen Zustrom von kosmischer Energie in Dein oberstes Chakra oder zehntes Tor, fühlst. Wenn die Energie in das höchste Chakra eintritt, vibriere dort die Konsonanten Sa, Ta, Na, Ma. Wenn Du zB. "SA" chantest, endet der Teil "A" im dritten Auge, projiziert auf die Unendlichkeit. Dieser Energiefluß folgt dem Pfad, der "Goldene Kordel" genannt wird - die Verbindung zwischen Hypophyse und Zirbeldrüse.

Das Chanten von SA-TA-NA-MA ist die ursprüngliche oder Kernform von SAT NAM. Es hat die Energie eines Atoms, weil wir den Kern (Bij) des Klanges SAT NAM spalten.

Dieses Mantra kann in jeder Position gechantet werden, wenn die folgenden Bedingungen erfüllt sind:

1. Die Wirbelsäule muß absolut gerade sein
2. Konzentration auf das dritte Auge
3. "L"-Form der Meditation
4. Vibriere das Panj Shabad in allen drei Sprachebenen
5. Gebrauche Deinen gesunden Yogi-Verstand ohne Fanatismus

Siri Singh Sahib sagte anläßlich der Wintersonnenwende 72, daß derjenige, der weiße Kleidung trägt und auf diesen Klang 2 1/2 Stunden täglich ein Jahr lang meditiert, das Unfaßbare erfaßt und das Unsichtbare sieht. Durch diese kontinuierliche Praxis erwacht das Bewußtsein zu der unendlichen Fähigkeit der Seele zu Opfer, Dienstbarkeit und Schöpferkraft.

Eine transzendentale Meditation: MAHA SHAKTI CHALNEE INDRA MUDRA

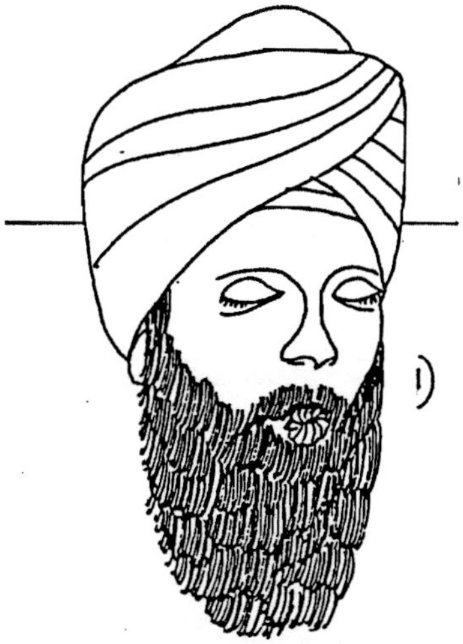

1)

1) Sitze im Schneidersitz. Atme mit einem tiefen Pfeifton durch den Mund ein, wobei die Lippen schnabelförmig zugespitzt sind. Atme durch die Nase aus. Projiziere den Ton 5 Min. lang auf das "dritte Auge" und lausche nur auf den reinen Pfeifton.
Dann fahre für weitere 2 Min. fort, in der Vorstellung während des Pfeifens "SAT" einzuatmen und "NAM" auszuatmen.

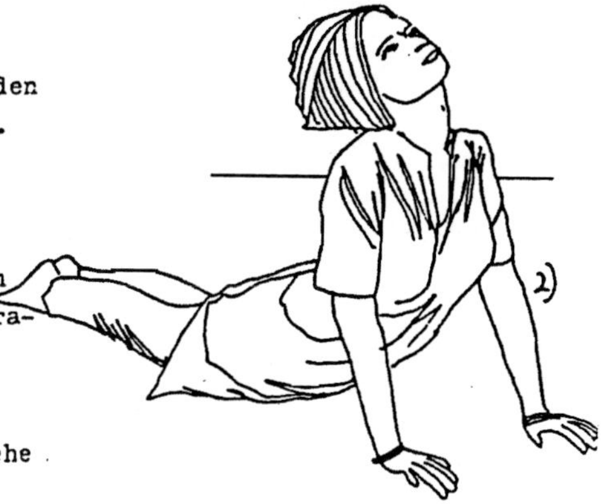

2)

2) Komme in Kobraposition: Beuge den Nacken zurück und schau nach oben. Fixiere den Blick auf einen Punkt über Dir an der Decke. Atme durch die Nase ein und pfeife durch den Mund aus für 3 bis 5 Min. Atme ein und entspanne langsam aus der Kobraposition heraus. (2 Min.)

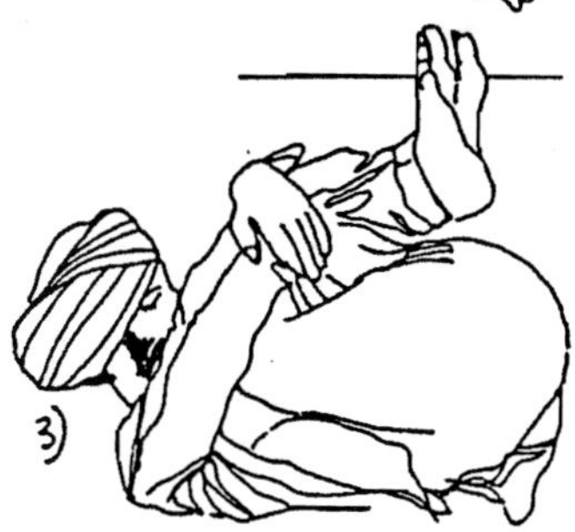

3)

3) Leg Dich auf den Rücken und ziehe die Knie zur Brust. Halte sie mit den Händen und Fingern über den Knien fest "verschnürt". Hebe den Kopf an und stecke die Nase zwischen die Knie. Töne mit geschlossenem Mund den Klang "HUNNNNNNNH."
Die Vibrationen werden in Nase und Kehle fühlbar sein. Fahre 3 Min. lang fort.

4) Entspanne auf dem Rücken mit auf dem Boden gekreuzten Beinen wie im Schneidersitz. Das erzeugt einen schwachen Druck auf das untere Rückgrat. Halte die Position für 5 Min.

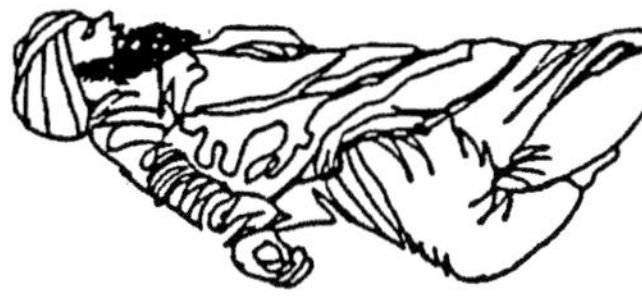

4)

5) Komme in den Schneidersitz, die Hände auf den Schultern mit den Daumen nach hinten und den Fingern nach vorn. Mache eine schwingende Drehbewegung von links nach rechts. Links einatmen und rechts ausatmen.(5A) Synchronisiere Atem und Bewegung für 1 Min. Dann setz Dich auf die Fersen und mach die Übung eine weitere Minute lang (5B).
Atme ein und halte kurz den Atem an.

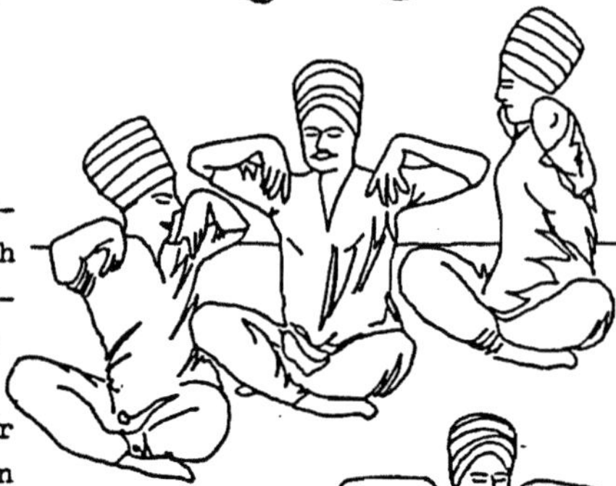

5A)

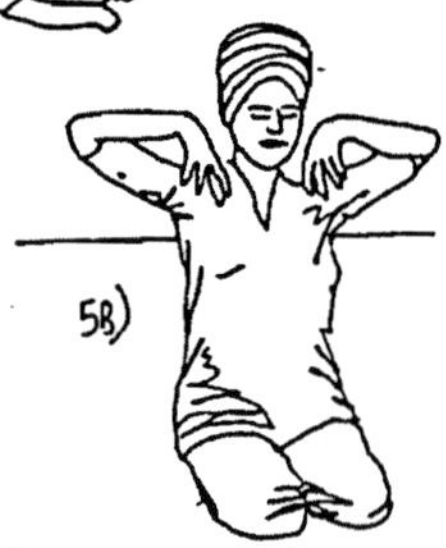

5B)

6) Immer noch auf den Fersen hockend beuge Dich nach vorn und lege die Stirn auf die Erde. Entspanne in dieser Position für 3 bis 5 Min. vollständig.

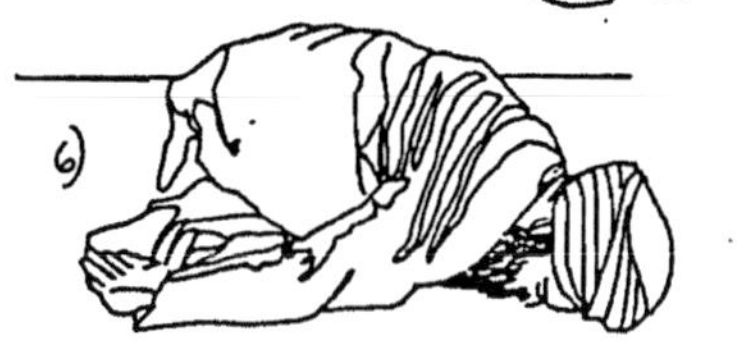

6)

Kommentar:

Dies ist eine wirklich transzendentale Meditation, wie sei in ursprünglicher Form vor Jahrhunderten gelehrt wurde. Wenn all die vielen Lehrer, die in die USA gekommen sind, um Studenten in die geheimen Mantras zu initiieren mit dem Anspruch einer transzendentalen Meditation, die unverwässerten Techniken wie diese Kriya vermitteln würden, dann könnten wir die Wissenschaft des Geistes sehr viel effektiver erforschen. Transzendentale Meditationen haben immer einen Atemrhythmus und eine Mudra (Handhaltung) in Verbindung mit dem Mantra.

In den Yogi-Schriften sind allein 6 Seiten über den Nutzen dieser einen Kriya geschrieben. Sie erlaubt Dir, Deine Sinne und Gedanken zu kontrollieren. Es gleicht die Lebensnerven von Prana und Apana derart aus, daß Deine Gesundheit verbessert und Deine Lungenkapazität vergrößert wird.

Sobald Deine Lungenkapazität im normalen Atmen größer als 0,7 l wird verändert sich Deine Persönlichkeit. Die Überkapazität sendet mit jedem Atemzug eine verstärkte Lebenskraft in das Nervensystem. Und starke Nerven geben Dir Geduld.

In dieser Übung erreicht der Körper ein perfektes Gleichgewicht im CO_2 und O_2 -Austausch. Der Druck auf die Zunge bringt die Schild- und Nebenschilddrüsen zum Sekretieren. Wenn Du Teil 1 auf 15 Min. ausdehnst, kannst Du möglicherweise Ohrenschmerzen bekommen und nach 31 Min. Schmerzen in der oberen Brusthälfte. Das sind Zeichen dafür, daß die Drüsen sekretieren und einen neuen Gleichgewichtszustand annehmen. Wenn Du getreulich jeden Tag für 31 Min. Teil 1 praktizierst, gefolgt von den restlichen Übungen, kann diese Kriya Deine Persönlichkeit, Deinen gesamten Lebensstil und sogar Dein Schicksal ändern.

Herzrhythmus-Meditation mit dreifacher Schleuse

Sitze im Schneider- oder Lotussitz, die Hände in gyan mudra. Die Hände ruhen mit den Handrücken auf den Knien. Der Druck bei der Berührung der Finger sollte gerade so stark sein, daß Du den Puls in den Daumenspitzen fühlen kannst.

Das Wesentliche an dieser Meditation ist, daß Du die 3-fache Schleuse entspannt, beständig und mit großer Aufmerksamkeit durchführst. Die 3-fache Schleuse ist

1) gyan mudra mit fühlbarem Pulsschlag

2) die Schneidezähne berühren einander an den Spitzen

3) die Zunge wird so weit wie möglich nach hinten gerollt und berührt den Gaumen.

Meditiere auf das "dritte Auge" und auf den beständigen Herzrhythmus. Halte die Wirbelsäule vollkommen gerade (11 Minuten). Falls Du Dich für diese Meditation entscheiden solltest, kannst Du jeden Tag ein paar Minuten dazulegen, bis Du es schaffst, 31 Minuten lang dabei aufmerksam zu sein.

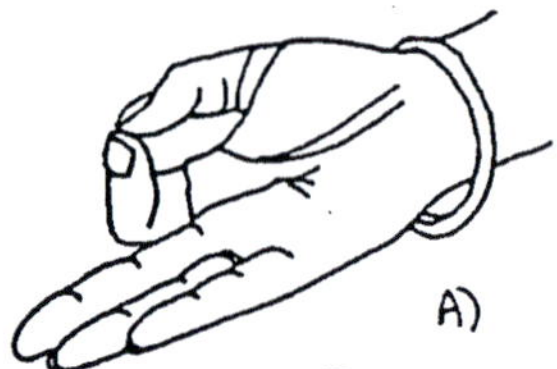

A)

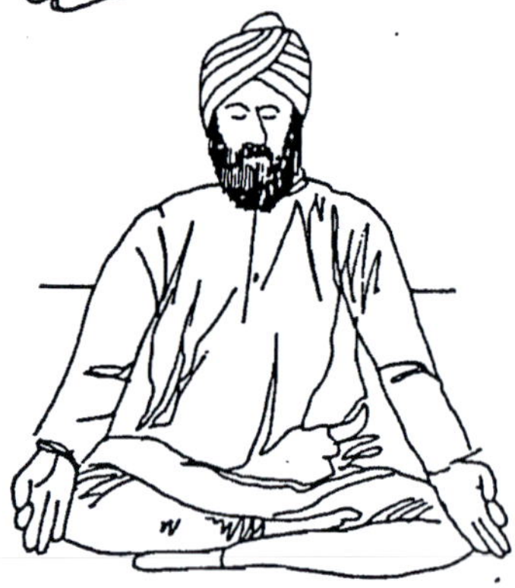

Kommentar:

Diese Meditation verleiht Dir Kenntnis über Vergangenheit, Gegenwart und Zukunft. Sie regt das Gehirn direkt an um neue Bereiche des Gehirns miteinander in Verbindung zu bringen und wirkt ausgleichend auf das Nervensystem. Wenn Deine Wirbelsäule dabei gerade ist, wird sich Dein ganzes Schicksal ändern und Dein Selbstbegriff erweitert werden.

LAYA Meditation über Ekstase

Sitze im Schneidersitz, halte die Arme ausgestreckt und lege die Hände in gyan mudra auf die Knie. Sitze sehr majestätisch, wie am Hofe eines Königs. Schließe die Augen, so daß die auf das Sehen verwandte Energie Dich nicht vom In-Dich-Sehen ablenkt. Chante dieses Laya Mantra und versenke Dich in einen göttlichen Klangstrom. Konzentriere Dich und nimm den Klang im Innern wahr.

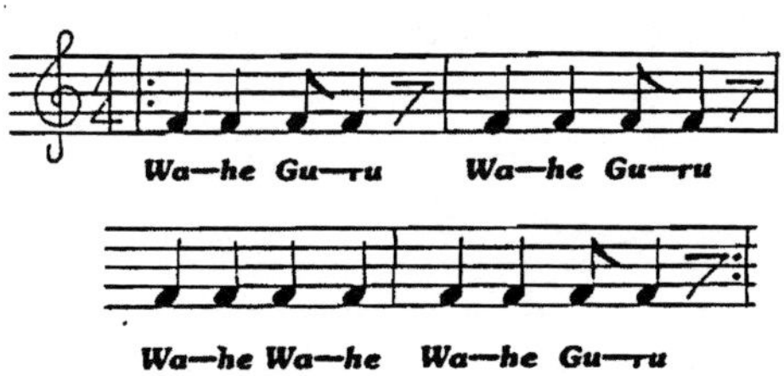
Wa—he Gu—ru Wa—he Gu—ru
Wa—he Wa—he Wa—he Gu—ru

Nach 11 Minuten atme tief ein und halte den kostbaren Atem. Konzentriere die Energie auf den Scheitel. Nach 3o Sekunden atme aus und entspanne.

Kommentar:

Eine grundlegende Motivierung, ein Instinkt im Menschen ist es, Glück zu suchen. Normalerweise suchen wir auf der ganzen Welt nach dem rechten Zeitpunkt, dem rechten Ort und dem rechten Partner, aber wir finden niemals alles gleichzeitig, noch bleibt es uns lange erhalten. Zeit, die große Schnitterin erntet unsere Nöte und die Früchte unserer Unsicherheit, aber alles, was wir wollen, ist glücklich sein.

Ein Zustand der Ekstase existiert die ganze Zeit in uns. Er wird von den Launen der äußeren Umstände und der Persönlichkeit nicht berührt. Er ist ein unerschöpflicher Born, der das Herz erquickt und uns Kraft verleiht, ein besseres Ich und eine bessere Welt zu schaffen. Diese Meditation verschafft Dir dieses Erlebnis.

Das Mantra ist ein dreifacher Klang. Im Verlauf der Meditation geleitet es Deinen Geist durch 3 Stadien. Das erste Stadium ist rhythmisch, und Dein Geist wird Gefallen an ihm finden, aber die alltäglichen Gedanken finden immer noch Zugang. Du willst nicht Deine ganze Energie auf Ekstase ausrichten. Im 2. Stadium wird dein selbstbewußter Geist Dich damit belohnen, Dich selbst zu fühlen. Dies geschieht, weil Du verwirrt darüber bist, daß Deine normalen Gedanken verschwinden. Im 3. Stadium willst Du diese Selbstbewußtheit loswerden und Dich unbewußt in Ekstase verlieren. Du wirst so ruhig, daß Du schlafen möchtest. Es ist die Auflösung eines Regentropfens in einem stillen, wunderbaren See. Du sinnst über alles nach, Du läuterst und erneuerst Dein gesamtes Wesen. Wenn Du dieses 3. Stadium überschreitest, kannst Du Ekstase erleben, die in Dir selbst ist; Du erlangst ein bewußtes Gleichgewicht und spielst mit der Unendlichkeit.

MAHA AGNI PRANYAMA

Sitze im Schneider- oder Lotussitz, lege die Handflächen aneinander und halte sie etwa in der Höhe des Herzens, 22-3o cm von der Brust entfernt (A). Atme ein und schwinge den Kopf von der rechten Schulter über die Brust zur linken Schulter (B + C). Beende das Schwingen damit, daß Du das Kinn einziehst und geradeaus nach vorn schaust (A). Konzentriere Dich auf das "3. Auge" und projiziere das folgende Mantra in vollkommenem Rhythmus:

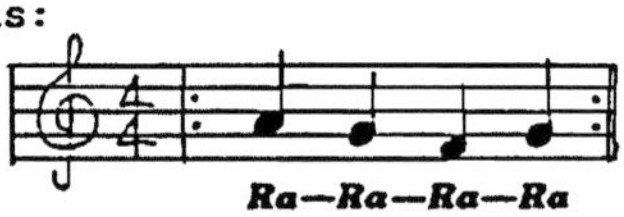

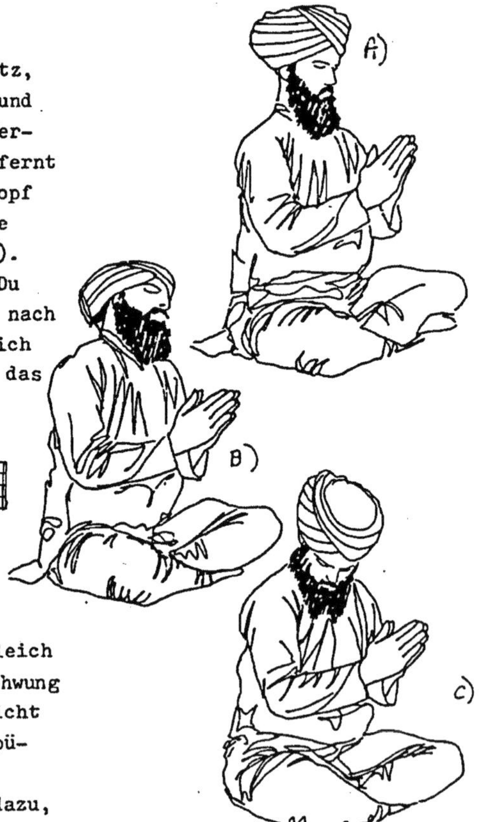

Ra—Ra—Ra—Ra
Ma—Ma—Ma—Ma
Ra—Ra—Ra—Ra
Ma—Ma—Ma—Ma
Sa—Ta—Na—Ma

Atme aus und schwinge den Kopf gleich mit dem Einatmen zurück. Dieser Schwung ist schnell und Du wirst ganz leicht ein Ziehen an der Schädelbasis spüren. (11 Minuten).
Mit der Zeit gib einige Minuten dazu, bis Du mit allmählicher Übung 31 Minuten schaffst.

Kommentar:
Diese Meditation kann die Gehirnsekretionen vollkommen neu ordnen. In Kundalini-Yoga unterteilt man die beiden Hälften des Gehirns in 5Hauptbereiche. Alle 2 1/2 Stunden übernimmt einer dieser Bereiche die Vorherrschaft. Bei dieser Kriya berühren sich die kleinen Finger von der Wurzel bis zur Spitze. Das stimuliert den Herzmeridian und bringt den 1. und 3. Gehirnbereich miteinander in Verbindung. Dies bringt Deine Wünsche mit dem in Übereinstimmung, was Du durch Handeln erreichst; auf diese Weise kannst du effektiver werden. Die Kopfbewegung übt einen Druck auf die Gehirndukte (Gänge bzw. Kanäle des Gehirns) aus und veranlaßt sie

dadurch, die Rückenmarksflüssigkeit in den Blutkreislauf zurückzutransportieren. Die Zirkulation in der Rückenmarksflüssigkeit und in den Meridianen wird häufig am unteren Ende des Nackens blockiert. Dies trifft besonders für diejenigen zu, die Drogen wie Marihuana genommen haben. Der Klang dieses Mantras durchläuft Deinen gesamten Lebensbereich. Bei RaRaRaRa-MaMaMaMa-RaRaRaRa-MaMaMaMa bewegst Du dich von Deinem innersten Wesen in die Dich umgebende geistige Sphäre. "Ra" ist die Sonne und "Ma" der Mond. Mit dem Bij Mantra "SaTa-NaMa" kehrst Du wieder zurück. Der Rhythmus ist von großer Bedeutung. Wenn Du die Zeit für das Mantra nicht in den richtigen Rhythmus bringen kannst, kann der Rhythmus der Zeit Dir nicht von Nutzen sein,
In dem Augenblick, indem Du den richtigen Zeitrhythmus im Gegensatz zum endlichen Bewußtsein reflektieren und hervorbringen kannst, hat die Unendlichkeit das Recht, Dir zu dienen. Am 4. und 11. Tag des Mondzyklus (Mondzyklus = Zyklus von Vollmond und Neumond. 11. Tag = 11 Tage nach Vollmond inkl. des Vollmondtages. 4. Tag= 4. Tag vor dem Vollmond oder der 11. Tag nach dem Neumond) wird ein besonderer Druck auf das Drüsensystem ausgeübt, der es veranlaßt, Sekrete abzusondern und sich zu reinigen. Damit Du dies zur körperlichen und geistigen Erneuerung nutzen kannst, praktiziere diese Meditation an jedem dieser Tage 1 Stunde lang. Die Kriya hat für Dich an diesen besonderen Tagen den optimalen Wert.

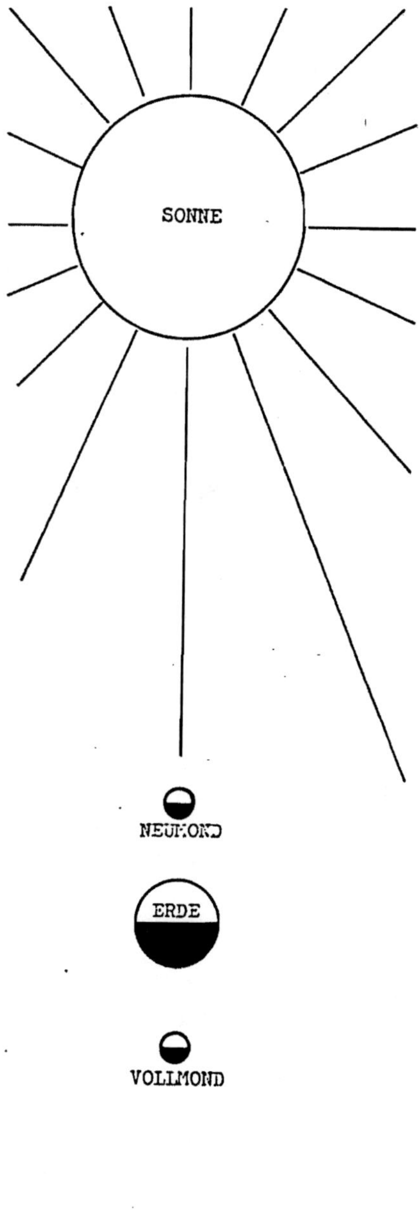

GURU GOBIND SINGH SHAKTI Mantra Meditation

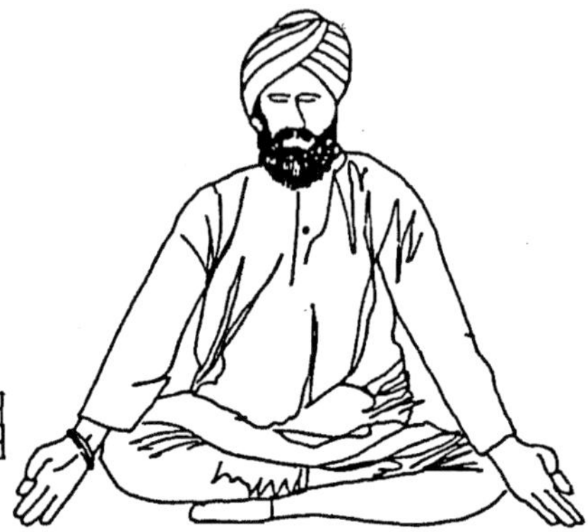

Sitze im Schneidersitz mit ausgestreckten Armen und die Hände in gyan mudra. Schließe die Augen, konzentriere Dich zwischen die Augenbrauen und chante 2 vollständige Zyklen dieses Mantras mit einem einzigen Atemzug:

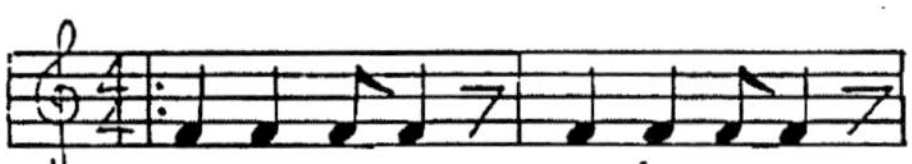

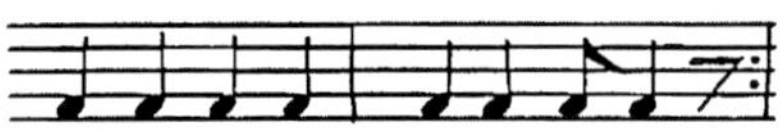

Nachdem Du diese 2 Zyklen gechantet hast, atme tief aber schnell ein und wiederhole. Ein vollständiger Atem sollte 12 Sekunden dauern. Übe 11 - 31 Minuten und konzentriere die Energie auf den Scheitelpunkt.

Kommentar:

Diese Meditation gehört zur Wissenschaft des Laya Yoga. Sie ist präzise und genau und ist nicht der private Besitz eines Einzelnen. Jene, die sie zu einem geheimgehaltenen Eigentum einiger weniger erklärt haben, erweisen der Menschheit einen schlechten Dienst zu einer Zeit, in der Menschen jede Technik zum Wachstum nötig haben. Laya Yoga ist eine Wissenschaft, bei der Atem, Rhythmus und Mantra koordiniert werden, um eine Änderung der Bewußtseinsstadien hervorzurufen. Jede Japa (Wiederholung des Mantras) schafft Tapa (psychische Hitze)! Wenn Du Atem und Klangvolumen genau ausführst, bringen sie die Hitze hervor, die das Karma verbrennt. Wissen kann nicht durch heimliches Flüstern in die Ohren der Schüler übertragen werden. Es muß eine offene bewußte Anstrengung erfolgen, um Deinem höheren Bewußtsein einen praktischen Ausdruck zu verleihen.

Das Verhältnis zwischen Deinem Leben in der Endlichkeit einerseits und der Unendlichkeit andererseits hängt vom Atemrhythmus ab. Indem diese Kriya den Atem kontrolliert, versetzt sie Dich in den Bewußtseinszustand der Ekstase und beruhigt die Nerven. Diese Ruhe kann auch Fieber senken.

Medizinische Meditation gegen Gewohnheiten

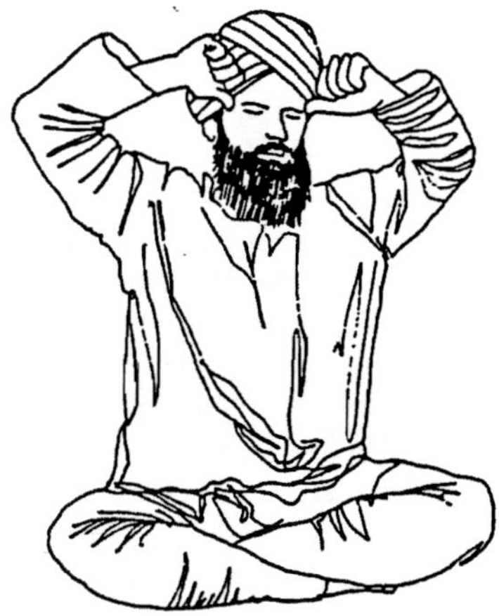

Sitze in bequemer Haltung. Richte die Wirbelsäule auf und achte darauf, daß die unteren 6 Wirbel etwas nach vorn gedrückt und so gehalten werden. Balle die Hände zu Fäusten und strecke die Daumen gerade aus. Lege die Daumen an die Schläfen und suche die Nische, in die die Daumen gerade hineinpassen. Es ist dies der untere und vordere Teil des Stirnknochens über der Schläfen-Keilbein-Furche.

Presse die hinteren Backenzähne fest zusammen und halte den Mund geschlossen. Bewege die Backenmuskeln, indem Du im Wechsel Druck auf die Backenzähne ausübst. Der Muskel wird sich im Rhythmus unter den Daumen bewegen. Spüre, wie er die Daumen "massiert" und drücke kräftig mit den Händen dagegen. Halte die Augen geschlossen und richte sie auf das "3. Auge" zwischen den Augenbrauen. Wiederhole im Stillen die 5 Ur-Töne Sa ta na ma an dieser Stelle. (5-7 Minuten). Mit einiger Übung kann man die Zeit auf 2o Minuten ausdehnen und später auf 31 Minuten.

Kommentar:

Diese Meditation zählt zu einer Reihe von Meditationen, die der medizinischen Welt der Zukunft wohlbekannt sein wird. Meditation wird angewandt werden, um alle möglichen geistigen und körperlichen Beschwerden zu beheben, aber es wird möglicherweise bis zu 5oo Jahre dauern, bis die neue medizinische Wissenschaft die Wirkungen dieser Art Meditation gut genug verstehen kann,um all ihre Parameter in meßbaren Werten anzugeben.

Der durch die Daumen verursachte Druck löst einen rhythmischen Reflexstrom zum Zentralhirn aus. Dieser Strom aktiviert den Bereich im Gehirn, der direkt unter dem Stamm der Zirbeldrüse liegt. Eine Unausgewogenheit in diesem Bereich macht Gewohnheiten und Süchte geistiger oder körperlicher Art scheinbar unüberwindbar.

In der modernen Zivilisation ist die Unausgewogenheit eine Epidemie geworden. Wenn wir nicht dem Rauchen, Essen, Trinken oder Drogen verfallen sind, dann sind wir unbewußt gewiß abhängig von Anerkennung, Ablehnung, Vorankommen, emotionaler Liebe etc. Sie alle führen uns zu Unsicherheit und neurotischer Verhaltensweise.

Die Unausgewogenheit in diesem Zirbeldrüsenbereich bringt auch die Ausstrahlung der Drüse selbst durcheinander. Diese pulsierende Ausstrahlung der Zirbeldrüse ist es, die die Hypophyse reguliert. Da die Hypophyse wiederum das übrige Drüsensystem reguliert, geraten der gesamte Organismus und der Geist aus dem Gleichgewicht. Diese Meditation korrigiert das Problem. Sie hat auf jeden eine ausgezeichnete Wirkung, insbesondere bei Rehabilitierungsbemühungen in Fällen von Drogenabhängigkeit, Geisteskrankheiten und Phobien.

TAPA YOG KARAM KRIYA

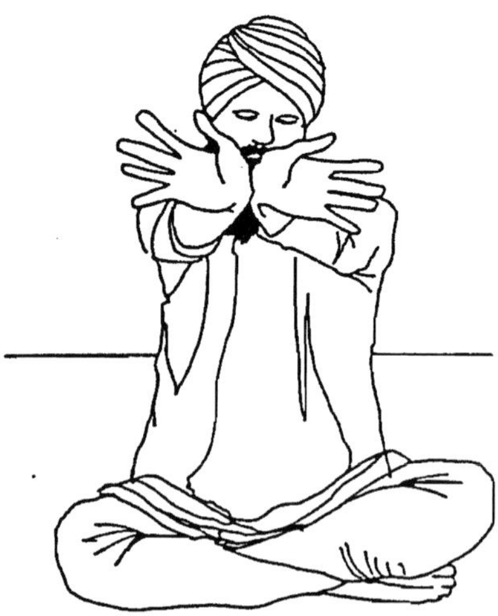

Sitze in Meditationshaltung. Strecke die Arme nach vorn, parallel zum Boden. Die Handflächen sind einander zugekehrt. Lege die Handgelenke aneinander. Dann biege die Hände soweit wie möglich zurück, als wolltest Du gegen eine Wand drücken. Die Augen sind leicht geöffnet und schauen auf die Nasenspitze. Beginne für 11 Minuten rhythmisch

Sat Nam Sat Nam Sat Nam Sat Nam
Sat Nam Sat Nam Wahe Guru

zu chanten.

<u>Kommentar</u>:

Wir können den Wert eines Menschen nicht verbessern, aber wir können ihn leiten. Wenn wir uns bewußt selbst dirigieren und nicht unterbewußten Gewohnheiten ausgeliefert sind, meistern wir unser Selbst. Aber die Überwindung alter Gewohnheiten und die Aneignung neuer setzt starke Nerven und große Willenskraft voraus. Diese Kriya entwickelt Willenskraft und die Fähigkeit, die Elemente Deiner Persönlichkeit zu verstehen. Du kannst wissen, was Du denkst und den Strom dieser Gedanken regulieren. Diese Kriya ist ausgezeichnet als Sadhana geeignet, wenn man Schwierigkeiten hat, Projekte zu vollenden und auszuführen, was man beabsichtigt.

Meditation für das untere Dreieck

Sitze im Schneidersitz. Achte darauf, daß Du ganz aufgerichtet, mit geradem Rücken, sitzt. Strecke den rechten Arm nach oben, so daß er das Ohr berührt. Strecke den linken Arm so aus, daß er einen Winkel von 60° mit einer horizontalen Linie bildet, die Handfläche nach unten. An beiden Händen lege die Daumen auf die Erhebung genau unter dem kleinen Finger. Halte die Augen leicht geöffnet. Schau hinunter auf die Oberlippe. Drücke die Ellbogen durch. Strecke die Arme von den Schultern aus. (11 Minuten).

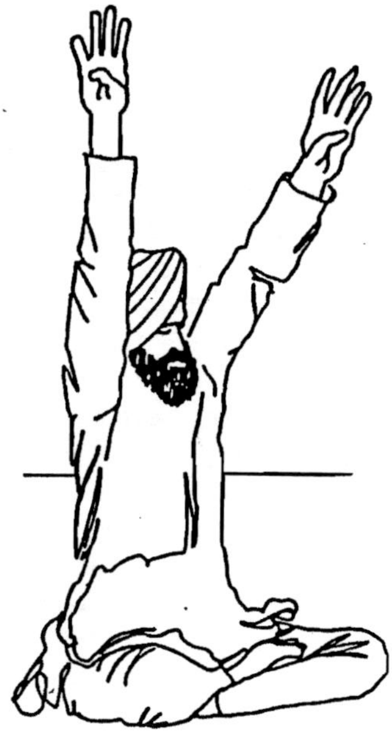

Kommentar:
Diese Meditation bringt Erleichterung bei Beschwerden aller Art in der unteren Rückengegend. Speziell bewirkt sie Heilung der Nieren und Nebennieren. Folglich trägt sie zur Regeneration der durch langanhaltenden Streß verlorengegangenen Energie bei. Diese Kriya wirkt auch sehr wohltuend auf das Herz. Obwohl keine bestimmte Art des Atmens vorgeschrieben ist, wird der Atem im Laufe der Übung automatisch immer länger und tiefer. Es ist unbedingt erforderlich, die Arme vollkommen still zu halten, will man die wohltuende Wirkung der Kriya verspüren.

Meditation für Brosa (Absolutes und tiefstes Vertrauen und geistig-seelischer Mut)

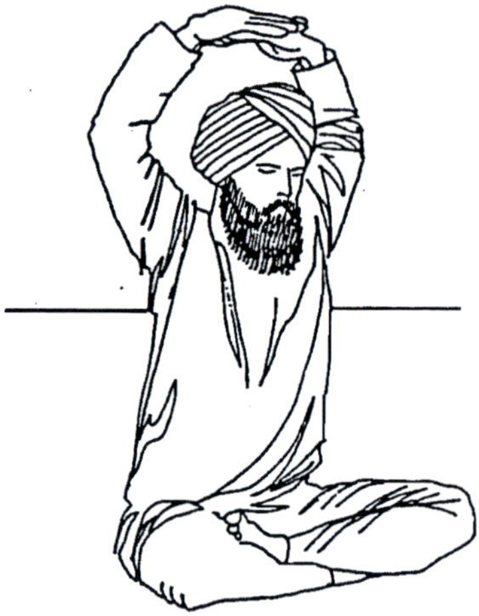

Sitze im Lotus- oder Schneidersitz. Hebe die Arme im Bogen über den Kopf, die Handflächen zeigen dabei nach unten. Der Mann legt die rechte Handfläche auf die linke Hand, die Frau legt die linke Handfläche auf die rechte Hand. Lege die Daumenspitzen aneinander, wobei die Daumen weggestreckt werden. Die Arme werden an den Ellbogen leicht gebogen. Laß die Augen ganz leicht offen und schaue hinab auf die Oberlippe.
Chante das Mantra WAHE GURU. Bilde die Laute sehr präzise mit Lippen und Zunge. Flüstre es , so daß das GURU beinahe unhörbar ist. Eine Wiederholung dauert etwa 2 1/2 Sekunden. (für 11 Minuten).

Kommentar:

Diese Kriya ist sehr wirksam und sollte respektiert werden. Zu Anfang sollte man höchstens 11 Minuten meditieren. Dann sollte man alle 15 Tage eine Minute dazugeben, bis man 31 Minuten erreicht hat. Die Auswirkungen sind weitreichend. Die Meditation stärkt das Vertrauen im Menschen.

Vertrauen ist die Grundlage für Glaube und ein Sich-Verpflichten, ebenso für Realitätssinn. Sie führt zu geistiger Erhabenheit, die dich aller Herausforderungen Herr werden läßt. Von dem 4. Chakra aus baut sie die Aura auf und bringt sie ins Gleichgewicht.

Meditation für menschliche Qualität

Sitze mit gekreuzten Beinen und halte das Rückgrat gerade. Bilde mit beiden Händen die Ravi Mudra: die Spitzen der Ringfinger berühren die Daumenspitzen. Strecke die Arme nach vorn, parallel zum Boden, die Handflächen nach unten. Spreize die Finger weit auseinander. Lege die Spitzen der Zeigefinger seitlich aneinander. Hebe die Arme leicht an, so daß die Fingernägel der Zeigefinger auf gleicher Höhe mit den Augen sind. Die Augen bleiben entspannt und offen. Schaue über die Spitzen der Zeigefinger zum Horizont. Bleibe in dieser Stellung vollkommen ruhig, höchstens 11 Minuten.

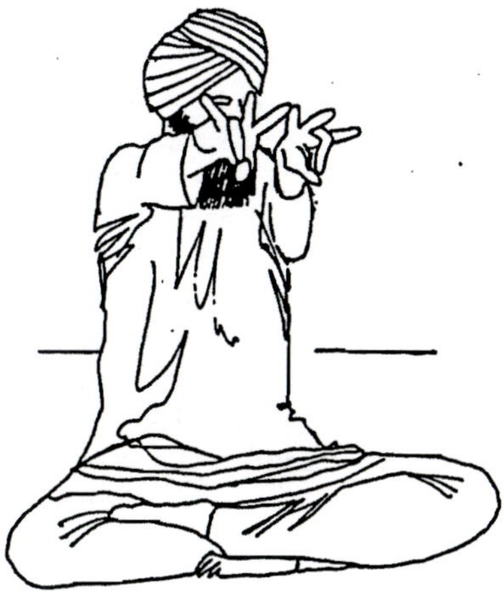

Kommentar:

Wir scheitern oftmals im Leben und in unserem Bemühen um Hingabe,weil wir nicht darauf trainiert sind, unsere guten menschlichen Eigenschaften zu nutzen. Diese Eigenschaften,wie Durchhaltevermögen, schöpferische Fähigkeit und Mitgefühl werden durch das 3.,4.und 5.Chakra reguliert.
Die 1.und 2.Chakras liegen unter, die 6.,7.und 8.Chakras über dem menschlichen Niveau.Also ist die Erfüllung des Potentials, das unserer Natur entspricht,nur in der Herzgegend möglich.Diese Meditation eröffnet die Macht des 4. Chakras. Sie wirkt ausgleichend und heilend auf das sympatische Nervensystem und auf das physische Herz.Sie verleiht Widerstandskraft gegen Verspannungen und Leistungsdruck. Ihr größter Nutzen liegt darin, daß wir durch sie unserer wahren menschlichen Natur und unseres Potentials gewahr werden.

WAHE GURU KRIYA
für ein ausgeglichenes Nervensystem

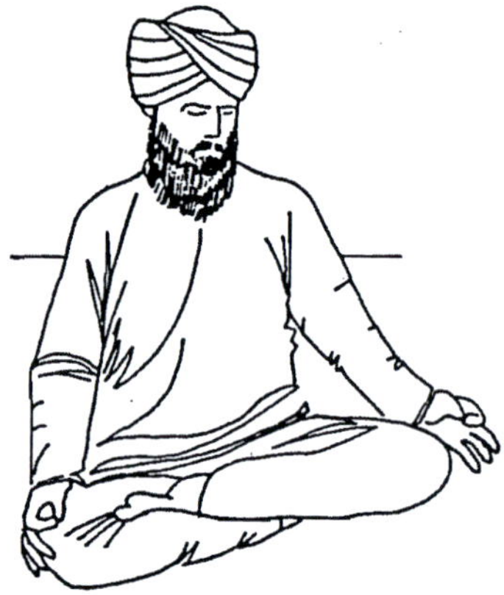

Sitze im Lotus- oder Schneidersitz. Lege die Hände in gyan mudra auf die Knie. Die Augen sind beinahe geschlossen. Atme mit 1o gleichlangen kurzen Atemzügen ("schnuppernd") ein. Mit jedem Atemzug bewege die Hände mechanisch (mit kleinen ruckartigen Bewegungen) 1/1o der Strecke in Richtung auf die Stirn. Während dieser Bewegung sind die Handflächen nach oben gerichtet und alle Finger ausgestreckt. Beim 1o. Atemzug liegen die Handflächen auf der Stirn und die Finger weisen nach oben. Beim Ausatmen lege die Fingerspitzen beider Hände aneinander und lasse die Hände langsam herunter. Auf der Höhe des Nabels lasse die Hände wieder auseinandergehen und bringe sie in gyan mudra in die Ausgangsposition zurück. Beim Einatmen chante im Stillen bei jedem der 1o Atemzüge "Wahe", beim Ausatmen chante im Stillen "Guru". (3 - 11 Minuten).

Kommentar:

Diese Kriya stärkt das Nervensystem in einem solchen Maße, daß nichts Dein seelisches Gleichgewicht erschüttern kann. Sie regt die Hypophyse an und erweitert Deine intuitive Erkenntnisfähigkeit; sie erhellt und schärft den Geist. Wenn Aura und Nerven geschwächt sind, fällt es Dir schwer, Deine Ideale zu verwirklichen. Diese Kriya hilft Dir unmittelbar, Dein Schicksal in die eigene Hand zu nehmen.
Zu Anfang mache die Übung nur wenige Minuten lang. Dann steigere sie allmählich bis zu 11 Minuten.

GURU RAM DAS:
Rhythmische Harmonie zur Glückseligkeit

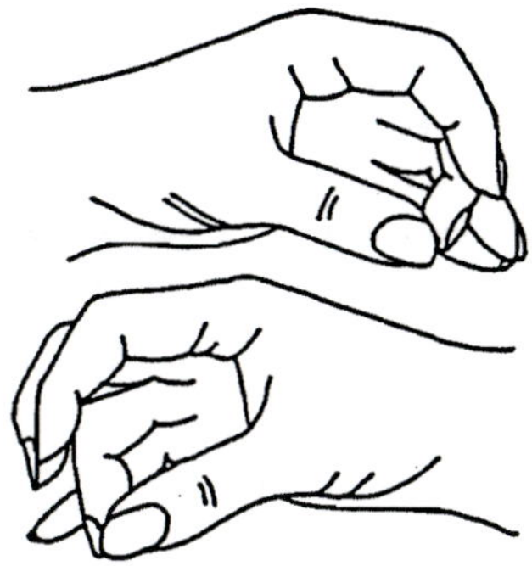

Sitze in friedvoller Meditationshaltung. Die Augen sind 1/16 geöffnet. Die Männer halten die linke Hand in Shuni Mudra (Daumen und Mittelfinger) und die rechte in Ravi Mudra (Daumen und Ringfinger). Für Frauen ist die Handhaltung umgekehrt. Lege die Hände auf die Knie. Chante mit sanfter monotoner Stimme:

Guru Guru Wahe Guru
Guru Ram Das Guru

Jede Wiederholung dauert etwa 8 bis 10 Sekunden. (11 bis 31 Minuten).

Kommentar:

Als Siri Singh Sahib dieses Mantra lehrte, sagte er, "daß es dem Selbst meditativen Frieden bringe. Es ist eine Maithuna. Es vibriert derartig, daß sogar Deine Lippen, Dein Gaumen, Deine Zunge und alles, was Dich umgibt, diese Vibrationen wahrnehmen. Es ist mein persönliches Mantra. Es wurde mir von Guru Ram Das in seiner astralen Erscheinungsform gegeben - nicht als ich herausgefordert wurde, sondern als Guru Ram Das herausgefordert wurde. Das Schöne an diesem Mantra ist, daß es erprobt wurde.

Als unser Leben in Gefahr war, sagte ich: 'Leute, chantet das weiter Wir werden immer beschützt sein'. Das gleiche gilt für heute. Und es wird auch in Zukunft so sein, in jedem Augenblick unseres Lebens. Man nennt diesen Zustand höchste Seligkeit der Bewußtheit.

Das Unmögliche wird rein, vereinfacht und tatsächlich möglich gemacht weil Dir die Maßstäbe für die wahren Werte gegeben wurden und weil Du Dich selbst, mit Seele und Geist, rechtschaffen für die Verwirklichung dieser Werte einsetzt. Dann offenbart Gott alles. Und deshalb chanten wir dieses einfache Mantra mit dieser Mudra".

BRAHM MUDRA MEDITATION

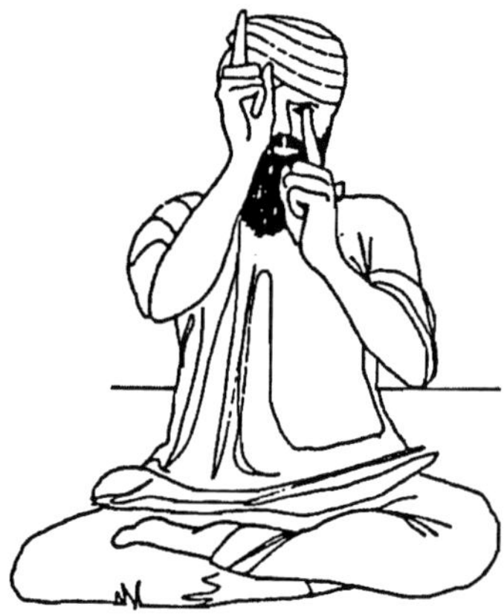

Sitze mit gerader Wirbelsäule. Balle beide Hände zu Fäusten. Die Daumen sind außerhalb der Fäuste, die Jupiter(Zeige-)finger weisen nach oben. Die Fäuste sind einander gegenüber, etwa 30-45 cm vom Gesicht entfernt. Die linke Hand ist etwas tiefer, die linke Zeigefingerspitze ist genau auf gleicher Höhe wie das unterste Glied des rechten Daumens. Die Hände gleichen 2 Schneckenmuscheln die auf Gott gerichtet sind. Die Augen sind geöffnet und schauen gerade und direkt auf die Hände und scheinbar durch sie hindurch. Halte den Nacken gerade. Meditiere im Stillen:
Ad Guree Namee, Jugad Guree Namee, Sat Guree Namee, Siri Guru Devee Namee
Nach 11 Minuten schließe die Augen und während Du diese Position beibehältst, chante das Mantra mit monotoner Stimme und mit einem einfachen, gemäßigten Rhythmus.

Kommentar:

Diese Mudra symbolisiert yin und yang, die auf Gott gerichtet sind. Sie ist eine Mudra, die uns ein Gefühl von unmittelbarem geistig-seelischem Auftrieb vermittelt. Alle vorausgegangenen Inkarnationen, die Gegenwart und die Zukunft werden auf Rechtschaffenheit ausgerichtet. Diese Mudra bewirkt eine Formveränderung im Geist. Während Du die Hände unentwegt anschaust, bilden sie scheinbar neue Muster. Diese Muster sind ein unerwartetes, "sonderbares" Mandala oder "Brahm Mandala".
Die Brahm Mudra ist eine Hilfe bei extremem Benehmen, überwältigenden Depressionen und unstetem Charakter. Auf der Stelle kann man glücklich werden, wenn man vorher unglücklich war.

Schlagwortverzeichnis

Adi Mantra 49
Adi Shakti Mantra 50ff
Ängste 71, 86
Anfänger-Kriya 173ff
Anhatha 47
Apana 58ff
Asana 37ff
Ashram 81
Ashtang Mantra 50
Atemregulierung 6
Atemserie 168f
Atemtechnik 35
Aufstehübungen 92f
Aura 4,30f,65f
Aura Stärkung,Kriya 130,144,148
Ausdauer,Kriya 138f
Ausscheidung,Kriya 120f,124ff
Bakri 47
Bärengriff 46
Bandha 56ff
Beständigkeitsübung,Kriya 137f
Bhagavad Gita 7
Bhakti Yoga 6
Bij Mantra 50,52
Bindu 183
Blutkreislauf,Kriya 141,148,176
Blutreinigung 171
Bogenposition 144,155
Bogenschützenposition 113
Brückenposition 163
Buddhi Mudra 45
Calcium-Mangel 95
Chakra 64ff
Chanten 102f
Dreiecksposition 130
Dreissig Grad-Neigung 43
Drüsenfunktionen,Kriya 454f
Ego-Entwicklung(eines Yogi) 80
Ehe 19
Einzelsadhana 102
Energiehülle (s. Aura)
Energiereserve, Kriya zur Aktivirung 155ff
Entgiftung 165
Entspannung (tiefe E.) 87f
Erfahrung 23
Feueratem 36
Fiebersenkung (s. Sitali Pranayam) 165
Froschposition 119, 135
Gebet 88f
Gebetsmudra 46
Gebundener Lotus 43
Gehirnhälften,Funktionen 90f, 153, 199
Gesundheit 4
Gewohnheiten 202
Giftstoffe Ausscheidung,Kriya 124ff
Gott 15, 178
Gruppenaura 81
Gruppenbewußtsein 2, 22
Gruppensadhana 2, 79ff
Gurpranam 116
(Siri) Guru Granth Sahib 2

Gur Mantra 54f
Guru Ram Das (Meditation) 205
Gyan Mudra 44
Gyan Yoga 7
"Hände im Schoß" (Mudra) 46
Halbe Heuschreckenposition 114
Halb-Lotus 42
Harday 47
Hatha Yoga 6, 25
Herzrhythmus-Meditation 197
Herzzentrum-Stärkung, Kriya 144ff
Heuschreckenposition 128
Hingabefähigkeit, Kriya 132f
"Holzbündelrollen" 157
Hukam 2
Ida 58f
Individuelles Bewußtsein 77f
Intuition 29
Jalandhara Bandh 56f, 62f
Japa 48
Jupiter 44
Kanth 47
Karma Yoga 7
Katze-Kuh-Position 117
Kenntnis über Vergangenheit...197
Kirtan 88
Kobraposition 149, 156, 164, 194
Kochen (als Medizin) 4
Konzentrationsvermögen, Kriya zur Stärkung (Surya Kriya) 159ff
Kopfbedeckung 104
Krähenhaltung 164
Krankheit 4, 18
Krankheiten, Abwehrübung 140f,148
Kreativität 178
Kriya 107ff
Kundalini (-energie) 5,9,26f,65f
Kundalini Lotusposition 134
Kundalini Yoga 9f, 25, 27f
Laya 78
Laya Meditation 198, 201
Laya Yoga 7f
Laya Yoga Meditation 184f
Lebensnerv Anregung,Kriya 118ff
Lotussitz 39
Lunge 35
Lungenkapazität 35f,167,174ff
Lymphdrüsensystem Reinigung 167
Magnetisches Feld 30
Magnetisches Feld,Kriya 140ff 144ff, 148, 174f
Maha Agni Pranayam 199f
Mahabandh 58, 63, 188
Mahan Tantrik 5, 8
Mala 48
Mantra 7f, 46f
Mantra Yoga 7f
Meditation 71, 87, 177, 178
Meditation,Vorbereitungskriya 174ff
Medizinische Meditation 202
Merkur 45
Meru 48
Mondenergie s. Apana 58ff
Mondzyklus 200
Morgensadhana 2
Mudra 44ff
Mulbandh 57, 60f, 110
Nabelzentrum-Stärkung, Kriya 133ff
Nabhi 47
Nackenschleuse (s. Jalandhara Bandh) 56f, 62f
Nadi 58
Nervenstärkung,Kriya 133ff, 148, 207
Nirgun-Mantra 54
Ojas 148, 153
Opferbereitschaft, Kriya 132f
Pandit 9
Panj Shabad (SA TA NA MA) 53
Periodisch unterteiltes Atmen 36f
Pflugposition 58f
Plattformposition 134
Porenreinigung 166

Prabhupati 74ff
Prana 6, 58ff
Pranayama Übungsserie I & II 170
Pratyahar 78
Radhana 72f
Raja Yoga 6
Raj Yoga Meditation 188
Ravi Mudra 206
Reinigung des Selbst (Kriya) 157ff
Reinigungsserie für Anfänger 122ff
Reinigungsübung (Atemübung) 167
Religion 22
Rückenbereich Stärkung, Kriya 133ff
Sadhana 1ff, 69ff
Sadhana, Ablauf 70
Sadhana, Aufgabe des Leiters 103
Sadhana, Berücksichtigung der Biorythmen 100
Sadhana, Berücksichtigung der Wochentage 94
Sadhana, Funktion der Mantras 86
Sadhana, geistige Einstellung 84f
Sadhana, Modelle 96ff
Sadhana als Metatherapie 90ff
Sadhana, praktischer Aufbau 82ff
Sadhana, psychische Umgebung 84
Sadhana, physische Vorbereitungen 82f, 85
Sadhana, räumliche Umgebung 105
Sadhana, Teilnahme bei Krankheit 101
Sadhana, Teilnahme der Kinder 104
Sadhana, Übungsdauer 100
Sadhu 1
Saruba Shakti Mantra 53f
Sat Kriya 109f, 116, 130, 137
Sat Nam Meditation 184 f
Saturn 45
Schlaf 94 ff
Schlaflosigkeit 94f
Schlafstörungen, Kriya 162ff
Schulterstand (Kerze) 116
Sexualenergie, Kriya zur Umwandlung 149, 173f, 148
Shuni Mudra 44f
Siddhasana 41
Sikh 10
Sirgun-Mantra 55
Sitali Pranayam 36, 165
Sonne 45
Sonnenenergie (s. Prana) 6, 58ff
Streckposition 122, 150
Sukasana (schneidersitz) 39f
Suriya Kriya 159ff
Surya (Ravi-) Mudra 45
Sushumna 58ff
Tantra 7
Tantrik Yoga 8
Tapa 48
Tiefer Atem 35f
Toleranzfähigkeit, Kriya 138ff
Transzendentale Meditation 194f
Uddiyana Bandh 57, 62
Unterbewußtsein 21
Unterleib, Kriya zur Stärkung 127f
Vajrasana 41, 166
Varuyas Kriya 148
Vatskar Kriya 124
Verdauungsschwierigkeiten,Kriya 133f
Venusgriff 45
Vitamin B 95
Wirbelsäule Beweglichkeit, Kriya 111, 113, 120
Wurzelschleuse (s. Mulbandh)
Yoga 12
Yoga, Historische Entw. 4ff
Yoga, Klassifizierung 6
Yoga als Wissenschaft 4
Yogamudra 166
Yogi 4
Zirbeldrüse 28
Zölibathaltung 173
Zwerchfellschleuse (s. Uddyana Bd.) 57, 62